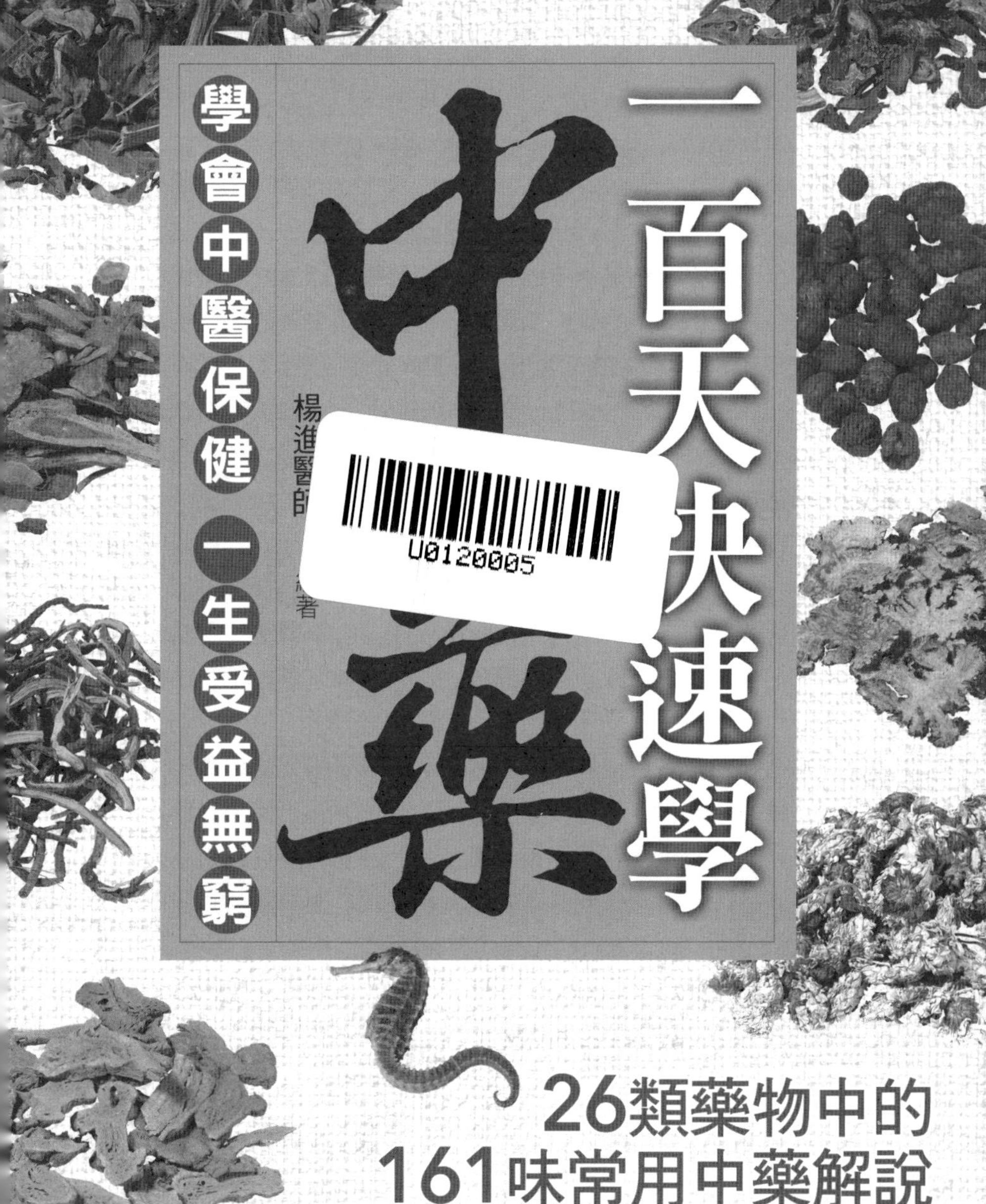

26類藥物中的 161味常用中藥解說

一本中醫藥愛好者的書，以「藥證相應」為原則，介紹中藥的解表、清熱、瀉下、祛濕、利水、溫裡、理氣、活血、止血、消食、化痰止咳平喘、安神、平肝、開竅、補益、收斂、驅蟲等常用中藥的功效。**本書詳盡介紹中藥用法用量等內容，於每藥之後附有藥性歌和若干簡便方，以便讓讀者掌握中藥的實際應用。**

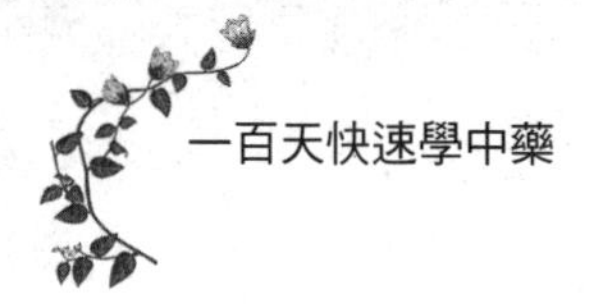

內容提要

《一百天學中藥》是一本面向廣大中醫藥愛好者介紹常用中藥的普及類圖書，以「藥證相應」為原則，著重介紹中藥的解表、清熱、瀉下、祛濕、利水、溫裡、理氣、活血、止血、消食、化痰止咳平喘、安神、平肝、開竅、補益、收斂、驅蟲等26類藥物中161味常用中藥的功效、品質、主治病症、用法用量等內容，每藥之後附有藥性歌和若干簡便方，以便理解和掌握中藥的實際應用。

為了貫徹叢書的統一性，本書採用每週學習5天，共14週學完的方法。

本系列叢書編排體例獨特、內容深入淺出、學習掌握容易、臨床實用易查，深受讀者的歡迎，反覆再版，大陸地區叢書銷量已超過40萬冊。

自20世紀末至21世紀初，國內外疾病出現了很大的變化，中醫藥在臨床應用的範圍和方法也發生了相應的改變。為了使讀者能及時地瞭解和掌握中醫藥相關的資訊和技術，我們邀請有關專家對本叢書進行了精心的修訂，基本保留原有的體例和格式，刪去陳舊和已不再常用的技術和內容，補充了新的相關病種和臨床治療方法。

我們希望本書能為弘揚中華文化，宣傳推廣中醫藥學，普及相關醫藥學知識發揮一定的作用，這是我們出版者最大的心願。

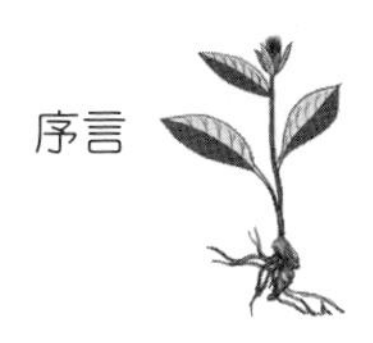

序言

◆ 編寫理念

為了進一步深入地學習中醫學，並進而掌握中醫學的內容，更好地把中醫學理論用於診治疾病，首先要對中醫治療疾病的主要武器—中藥有更深入的瞭解。為此，我們編寫了這本書，可與本系列書相配套，供對中醫藥學感興趣的讀者參考。透過本書的學習，除了可以掌握中藥學的理論知識和26類161味中藥的有關知識外， 還可進一步加深對《一百天學中藥》等系列書內容的理解。

◆ 內容安排

本書以臨床實用為目標，用較少篇幅介紹中藥學理論知識的同時，按藥物的作用不同，分別介紹解表、清熱、瀉下、祛濕、利水、溫裡、理氣、活血、止血、消食、化痰止咳平喘、安神、平肝、開竅、補益、收斂、驅蟲等26類161味常用中藥的功效、品質、主治病症、用法用量等，每藥後附有藥性歌，還附有若干簡便方，其中包括了一些日常可用的養生保健方、注意事項等，以便理解藥物的實際應用。另還安排有若干問題的每日練習，以幫助讀者消化每日所學的內容。

在編寫方法上，本書依然採用每日學一節，一週學5天，共學習100天（14週）的形式。

在學習方法上，要注意按書中編排順序逐週逐日學。在學習時，切忌三天打漁，兩天曬網。每日用在學習上的時間約在1小時，另外要抽些時間背誦藥性歌。由於中藥種類較多，本書中有許多中藥未做介紹，讀者可參閱其他一些中藥專著。

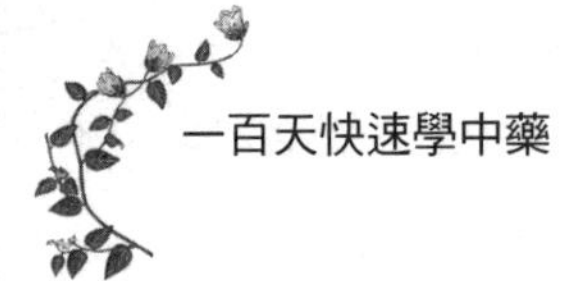

目錄

第四週

第五週

第六週

第七週

第八週

第九週

第十週

第一週

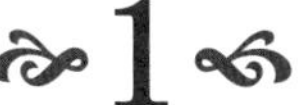

中藥基本理論知識

① 中藥和中藥學

中藥是指我國傳統中醫學所使用的藥物，這些藥物主要直接採用植物、動物、礦物等天然資源，是中醫用以防治疾病的主要武器。

有人說，中藥就是中國產的藥。這話並不確切，因為在中藥裡有不少藥是從國外進口的，古稱為「舶來品」，如砂仁、血竭、膨大海等，這些藥儘管不一定是中國生產的（其中有的中國也引種成功了，如砂仁等），但仍稱為中藥，另一方面，中國生產的各種抗生素、生物製品等藥，卻不稱為中藥，而稱為西藥。

人類在原始時代，在採集、獵取自然界的動植物作為食物的過程中，就逐步認識到這些食物對人體能發生有益的或有害的影響，這就是最早的藥物知識。我國有五千年的文明史，地大物博，人口眾多，在這麼長的歷史時期內，有這麼多的人在進行著爭取生存和防病治病的實踐，所累積起來的藥物知識是極其豐富的，在對藥物知識的廣泛而大量累積的基礎上，逐步上升為理論。在大約二千年前，以《黃帝內經》（包括《素問》和《靈樞》）、《神農本草經》（簡稱《本經》）的出現為標誌，形成了具有較為完整理論體系的中藥學。在

《黃帝內經》中主要是較為系統地闡述了有關中藥的理論和如何運用中藥的原則、大法，如藥物的四氣五味、藥物性味與五臟的關係、五臟有病時對藥物的選擇等。而在《神農本草經》中則具體介紹了365味中藥的性味、功用和主治病症。

中藥學是中醫學的主要基礎學科之一，它主要的內容是闡述中藥的來源、性質、加工、功用、主治等基本知識及中藥學的基本理論和用藥方法等。

中藥學及其著作在我國古代稱為「本草」，這是因為中藥裡草木類的藥物佔了大多數。我國歷代編寫刊印的本草著作極多，藥物的種類和內容也不斷地充實、增加。如在我國最早的中藥學專著《神農本草經》之後，不僅中藥學的理論不斷充實發展，中藥的品種數目也日趨增加。以歷代較著名的中藥著作來看，唐代的《新修本草》載藥844種、宋代的《證類本草》載藥1,558種、明代的《本草綱目》載藥1,892種，現代編的《中藥大辭典》載藥5,767種，而《中華本草》中載藥達8,980種。這一方面反映了我國中藥資源的豐富，另一方面也顯示了中藥的數量甚大，中藥學的內容極為豐富，同時也在提醒學習者，要學好中藥學並不是輕而易舉的。

② 如何學中藥學

要學習中藥學，應首先掌握中醫學的基本理論，如中醫的藏象、病因、病機、辨證綱領、治療原則和大法等。這是因為，中藥的理論是中醫理論的一個組成部分，所謂「理法方藥」是貫穿在一起的，如不瞭解中醫理論，就無法說明中藥的作用、主治，更無法指導中藥的運用。

就中藥學本身來說，學習的重點是有關中藥學的基本理論，以及常用藥物的藥性、功效、主治的主要病症。本書透過一百天的學習，要求能基本掌握臨床上最常用的173味中藥的藥性、功效、主治哪些疾病。在學習過程中，要注意把作用相似的藥物進行歸納、比較，瞭解它們之間的同與異。這樣不僅較容易記，而且也為在臨床時具體運用這些藥物打下基礎。為了幫助記憶，為每味藥編了「藥性歌」，如能背誦，更便於記住藥物的藥性、功效、主治。至於在本書內所列的「簡便方」，主要供理解藥物的作用和治療某些疾病參考之用，不必一一去記。「每日練習」所列的問題則是應在全面學習本節內容的基礎上認真去思考，或動筆做一下筆記，對於掌握本節的內容很有好處。

當然，要真正掌握中藥學的理論和知識，還需要親自把中藥用於治療各種疾病，當你用一味或幾味中藥治好了某一種疾病後，你對這一味或幾種中藥的功效和能治療什麼疾病就會有深刻的體會了。

③ 中藥的分類

中藥的分類有許多方法。在古代本草書籍中，有的是按藥性和作用分類，如《神農本草經》中把性質平和，有補益作用的藥列為上品，性質較猛烈，有攻伐作用的藥列為下品，其他則列為中品。有的是以藥物的來源分類，如《本草綱目》中把中藥按其來源分為水、火、土、金石、草、穀、菜、果、木、器、蟲、鱗、介、禽、獸、人等部。有的中藥書籍如《中藥的品質及其合理應用》把中藥按藥用部位分為根和根莖類、莖木類、皮類、葉類、全草類、花類、果實和種子類、動物類、礦物類等。而在近代和現代的中藥書籍中，往往按藥物的作用進行分類，如分為解表藥、清熱藥、瀉下藥、祛風濕藥、祛濕藥、溫裡藥、理氣藥、消食藥、驅蟲藥、理血藥、化痰止咳平喘藥、安神藥、平肝息風藥、開竅藥、補益藥、收斂藥、湧吐藥、外用藥等。這些分類方法各有優缺點：如按來源分類，不能體現其作用特點；如按作用分類，在學習時有助於記憶和相互比較，但一味藥的作用往往不止一個方面，如麻黄既可解表，又

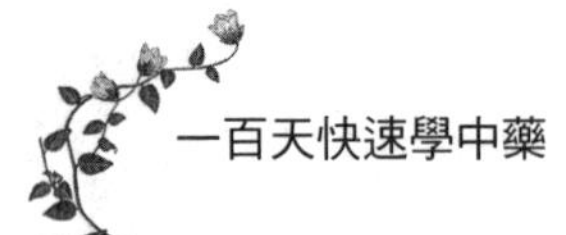

可平喘，按作用歸於一類，就不能很全面。本書採用按作用歸類的方法，在學習時要注意與其他類藥物中具有相似作用的藥物進行比較識記。

每日練習

1. 什麼是中藥？中藥學的主要內容是什麼？
2. 中藥是如何分類的？

2

中藥的藥性是指藥物的性能和功效，而對中藥藥性理論的闡述，則是運用中醫藥學特有的理論，從藥物所具有的性質、氣味、主要作用的臟腑等各個方面進行論述，也就是所謂的四氣五味、升降浮沉、歸經等理論。這一理論與其他的中醫基本理論是密切聯繫的，共同構成了中醫學的理論體系。

① 什麼是四氣五味

四氣五味又叫做「氣味」或「性味」。這是中醫用來說明中藥作用的基本理論，也是中藥藥性理論的核心。中醫學認為藥物能治病的原因，主要是因為不同的藥物具有不同的「氣」和「味」，而不同的「氣味」具有不同的治療作用，所以用藥物就可以對人體五臟六腑功能或器質上的各種病變，產生變化和治療作用。

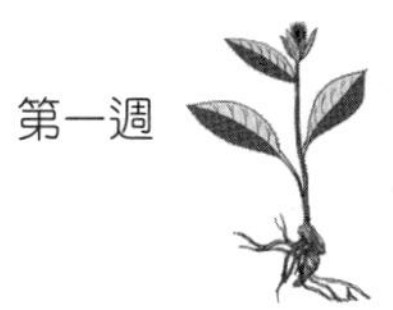

四氣

四氣又稱「四性」，是指藥物所具有的寒、熱、溫、涼四種性質。這是中醫對藥性認識的一個特點。所謂的寒、熱、溫、涼，當然不是指藥物本身的溫度，而是從藥物作用於人體後的反應所得出的一種藥性的概括。如某種藥在作用於人體後，人或能感到全身發熱，或能使原有的寒性症狀（諸如腹痛得暖則減，瀉下清水或瀉下物都是未消化的食物，口不渴，手足清冷，舌苔白潤，舌質較淡，脈沉細等）得到改善，那麼，這種藥的藥性就是溫性或熱性。例如附子、肉桂、乾薑、橘皮、生薑等，都具有溫熱之性。溫與熱僅是溫熱程度上的差別，熱甚於溫。如某種藥在作用於人體後，能使原有的熱性症狀（諸如熱勢壯盛，口渴欲飲冷水，煩躁不安，舌苔黃而燥，舌質紅，脈滑數等）得到改善，那麼，這種藥的藥性就是寒性或涼性。例如黃連、大黃、石膏、菊花、桑葉等，都具有寒涼之性，寒與涼也只是寒涼程度有所差別，寒甚於涼。

由此可見，中藥的寒、熱、溫、涼藥性主要是從藥物作用於人體後，或者說是用以治療疾病後所發生的效應而歸納出來的。在《神農本草經》中指出「療寒以熱藥，療熱以寒藥」，清楚地表明，中醫治病就是用藥性之偏來糾正人體陰陽氣血等生理活動所出現的偏頗，這是中醫治療疾病用藥的基本原則。從另一個角度來看，藥性的確定也正是透過藥物對人體陰陽氣血偏頗所產生不同作用的長期觀察所瞭解的，也就是能治寒證者為熱藥，能治熱證者為寒藥。可見，中醫學的藥性理論與中醫的病因病機、辨證治療理論是密切聯繫在一起的。

五味

五味，是指人對藥物各種味道的區別，包括了辛、甘、酸、苦、鹹等五種味。中醫學理論認為，食物或藥物所具有的味，對

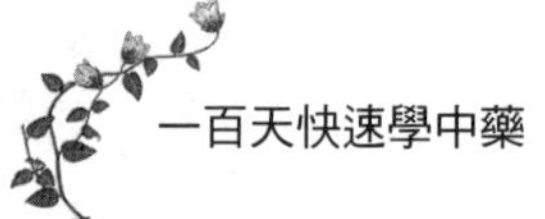

人體分別有不同的作用。如《素問》中就提到「辛散、酸收、甘緩、苦堅、鹹軟」，這是對五味作用於人體的最基本總結，在這個基礎上，與「四氣」學說一起，共同形成了中醫藥學闡述藥理作用的獨特理論。對於五味的具體作用，可以大致歸納為以下幾個方面。

A.**辛味能行和散**：散就是能疏散在表的病邪，行就是能疏通鬱滯的氣機和閉塞的經脈竅道。所以中藥裡治療表證的藥，如麻黃、桂枝、蘇葉、薄荷等都具有辛味，而理氣藥，如橘皮、木香、砂仁、香附等也都具有辛味。

B.**苦味能燥和泄**：燥就是能燥除濕邪，泄就是能外泄邪熱或下泄邪毒。所以中藥裡治療濕邪的藥，如厚朴、獨活等都有苦味，而清熱解毒或降火藥，如黃連、龍膽草、梔子、黃柏等都具有苦味。

C.**甘味能補能緩**：補就是能補益人體的陰、陽、氣、血，緩就是能緩和各種急迫的病症、緩和其他藥物的作用，也稱為緩急。所以多數補藥都有甘味，如甘草、蜂蜜、大棗等，而這些藥又往往作為緩急的藥使用。其他如能滋潤人體、潤腸通便、潤肺化痰的藥也多具有甘味。

D.**酸味能收澀**：收澀是指收斂津氣、固澀各種滑泄的作用，包括了止咳、止汗、止遺精、止遺尿、止瀉等，如五味子、烏梅、石榴皮等都具有酸味。

E.**鹹味能軟堅**：軟堅指軟化各種堅結、積聚，如對體內各種腫塊（包括多種良性和惡性腫瘤）、瘰鬁（淋巴結結核）、癭瘤（甲狀腺腫大）等病症的治療，多用鹹味藥，如牡蠣、昆布、海藻等。另外，治療腸內有乾結的燥屎而便秘者、外科病中的瘡瘍腫塊等常用鹹味藥，也是利用其軟堅的作用。

除了上述五味外，藥物還有澀味和淡味。澀味的主要作用是收斂，與酸味相似，而且澀味與酸味也往往同時存在，如金櫻子、石榴皮等。也有澀而不酸者，如龍骨、芡實、蓮子等。淡味

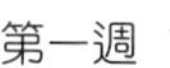
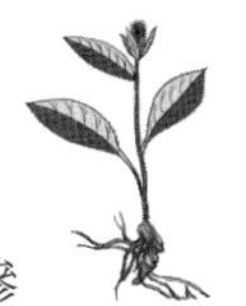

無明顯的味道，古人有「淡附於甘」之說。其主要作用是利水滲濕，如利水藥中的茯苓、豬苓等都是淡味。

當然，藥物的味是很複雜的，不同藥物的味是不同的，即使具有相似作用的藥物，也各有其特有的味。以同一種味來說，也各有淡濃的不同，另外，同一藥物也往往兼有幾種味，如同時有酸、甘，或辛、苦，或辛、甘等。而一味藥兼有幾種不同的味，也往往同時兼有幾種不同的作用。如具有酸甘味的藥，可在補益的同時兼有收斂的作用，如山茱萸。

在中藥學理論中，把藥物的作用歸於其所具有的味，這是古人在長期實踐中累積起來的寶貴經驗，其中多數是符合實際的。但也要看到，限於歷史條件，把藥物的味作為藥物作用的主要依據也有一定的片面性和局限性。在現代，對中藥作用的研究已表明，在中藥內所含的有效成分是很複雜的，而這些有效成分各具有不同的藥理作用。有效成分所具有的味，與作用之間有一定的聯繫，如補益藥內所含的各種糖類具有甘味，多種解表藥和理氣藥內所含的揮發油具有辛味，而許多清熱解毒藥含有的生物鹼具有苦味，一些收斂藥內含有的有機酸具有酸味等，但有些有效成分的味與其作用之間並沒有必然的聯繫。因而在中藥學內對藥物味的確定上，除了以所嘗到的味為根據外，有時還從藥物所具有的作用而推論其味，如白芍的酸味主要是根據其能斂陰、柔肝的作用推斷出來的，並不代表其真實的味是酸的。這樣一來，在中藥學中對藥物所確定的味，都能與其作用掛起鉤來，也就是說，從藥物的味，就可以知道其大概的作用，但是另一方面，有少數藥物的真正藥味與中藥學所說的也會有些不同。

四氣與五味的關係

每味藥在具有寒、熱、溫、涼之氣的同時，也還具有辛、甘、酸、苦、鹹之味，也就是必然有氣有味，對每味藥的藥性就要從其氣和味兩個方面結合起來認識。每味中藥在中藥書內都標明瞭其藥性的氣和味，以此作為論述其作用的依據。如黃連氣屬寒而味屬苦，所以它能清熱而燥濕泄降；厚朴氣屬溫而味辛、苦，所以它能溫中行氣而燥濕。

在中藥學裡，藥物的不同作用可以從其具有的不同氣味（或稱為性味）來加以區別。如同一種味的藥，其寒、熱、溫、涼的氣可以有所不同；而同一種氣的藥，其辛、甘、酸、苦、鹹的味又可以有所不同。這就是不同藥物之所以有不同作用的主要原因。如麻黃和薄荷都是辛味藥，都能解表發汗，但麻黃性溫，所以適用於治療風寒在表，而薄荷性涼，所以適用於治療風熱在表。又如黃連和生地黃都屬寒性藥，所以都能清熱，但黃連味苦，所以能清熱燥濕，適用於濕熱病症；生地黃則味甘，能養陰生津和涼血，適用於陰液不足、陰虛火旺、血熱等病症。當然，每味藥的作用有的偏重於氣，有的偏重於味，要根據具體情況進行分析。

每日練習

1. 四氣五味的概念是什麼？四氣和五味各具有哪些治療作用？
2. 四氣與五味間有何關係？

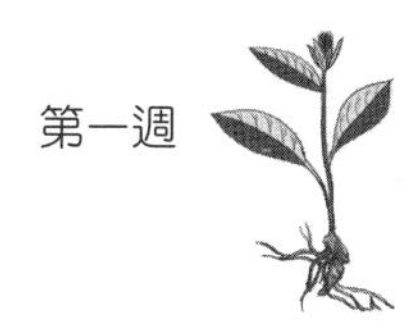

3

① 什麼是升降浮沉

升降浮沉是從藥物作用的不同趨向來說明藥性的一種理論。這一理論是對四氣五味理論的補充，對於更全面認識中藥的藥性和指導臨床用藥有重要的作用。

升降浮沉的含義

升浮是指藥物的作用向上向外，沉降是指藥物的作用向下向裡。人體的病變，從部位來說，有上、下、表、裡的不同；從病情的發展趨勢來說，有向裡發展、向外透發等不同。所以在治病時，應針對不同的病變部位和病機，採用相應的具有不同升降浮沉作用的藥物。《素問•至真要大論篇》中指出「高者抑之」「下者舉之」，就是這一治療指導思想的體現。具體來說，藥物的升降浮沉性質和作用體現在以下幾方面。

性質升的藥物，具有升提的作用，主要用以治療病勢下陷的病症。如黃芪、升麻等藥能升提中氣，所以可用以治療胃下垂、子宮下垂、久瀉脫肛等病症。

性質降的藥物，具有下降、鎮壓的作用，主要用以治療氣機上逆、邪火上升的病症。如代赭石具有降胃氣上逆、肺氣上逆的作用，可治療嘔吐、氣喘等病症；龍膽草具有降肝火的作用，可治療肝膽火熱上逆的病症。

性質浮的藥物，具有上浮、發散的作用，主要用以治療病位在表、在上的病症。如薄荷、蟬蛻等性上浮而發散，所以可用以治療病邪在表的表證和頭面部的病變。

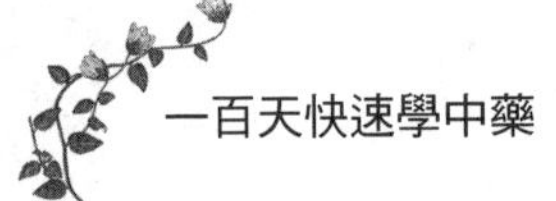

性質沉的藥物，具有下行、泄利的作用，主要用以治療病位在下、在裡的病症。如大黃能通大便，木通能利小便，都屬於性質沉的藥物。

可見，所謂藥物的升降浮沉是從其作用歸納出來的，也就是從這些藥物用於臨床後所產生的效果推斷而來的。如果離開了臨床作用，藥物的升降浮沉也就無法產生。用升降浮沉來歸納藥物的作用，對於指導臨床是有一定作用的。但藥物的作用是很複雜的，有少數中藥能同時兼具升浮或沉降的作用，如菊花既能發散在表的風熱之邪，又能清降肝火，浮萍既能發汗解在表之邪，又能利在裡之水而消腫等。對這些少數藥物的升降浮沉性質就要靈活看待。

影響升降浮沉的因素

中藥的升降浮沉性質與許多因素有關，其中首要的當然是由藥物本身所具有的性質，如藥物的氣味、質地等所決定的。一般地說，味辛、甘，性溫熱的藥物多具有升浮的性質；味苦、酸、鹹，性寒涼的藥物多具有沉降的性質。而花、葉及質地較輕的藥物，多屬升浮；種子和礦物、介殼之類質地較重的藥物，多屬沉降。然而，其中也有例外的。如在花類藥物中，旋覆花無升浮之性，反而能沉降；芫花不上升，而能瀉下。在種子類藥物中，牛蒡子不能沉降，反能升浮發散等。

另外，藥物所具有的升降浮沉性質，還能受炮製、配伍等多種因素的影響。如藥物用薑製後，每可具發散之性；用醋製後，每具有收斂之性；用酒製後，每具升浮之性。而當一味升浮之藥配伍於大隊沉降藥中，其升浮的作用就會受到制約，反之，如一味沉降之藥配伍於大隊升浮藥中，其沉降作用也會受到制約。

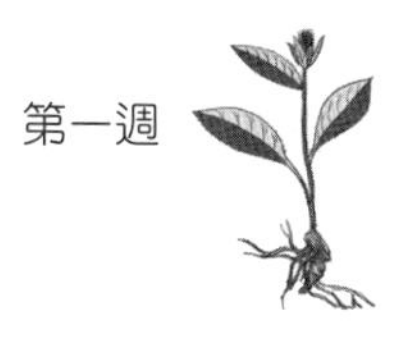

② 什麼是歸經

在中藥學藥性理論裡，還有歸經一說。所謂歸經，是指在臟腑經絡理論的指導下，把藥物的功效進行歸納，用以說明藥物對人體各個部分的治療作用具有一定的選擇性。中藥學理論認為，不同的藥物作用於人體後，會作用於不同的臟腑經絡，也就是歸到一定的臟腑經絡，所以稱為歸經。如同樣的清熱藥，有的可清胃熱，有的可清膽熱，有的可清肺熱，有的可清大腸熱等；同樣的補益藥，有的補心，有的補肺，有的補脾，有的補肝，有的補腎。要全面掌握歸經學說，除了要瞭解臟腑學說外，還要對經絡學說有一定的瞭解，特別對經絡在人體的循行路線有所瞭解。例如，有的藥能治療胸脇部疼痛，從經絡循行部位來說，因這一部位是肝膽經絡循行的部位，所以就把這些藥的作用歸於肝膽經。當然，歸經學說是從中藥作用於人體後所發生的效果而得出的一種理論。如果能真正掌握了藥物的作用、功效和主治病症，對其歸經也就不難瞭解了。

以上所討論的四氣五味、升降浮沉、歸經理論都是從不同的角度來論述藥物的藥性和作用，其中是以四氣五味為中心的，在學習時，重點也是要掌握四氣五味的內容，並把四氣五味與升降浮沉、歸經理論結合起來，進行綜合分析，以便全面理解。

每日練習

1. 中藥的四氣五味和升降浮沉性質之間有何聯繫？
2. 藥物歸經的實質是什麼？

4

① 中藥本身的品質

作為中醫藥愛好者，對中藥的品質是很關心的，也應具有一定的鑒定中藥品質的知識。而中藥本身的品質無疑是決定中藥效果的最重要因素。中藥經過市場，一般都由商業部門確定了規格等級，這是衡量藥物本身品質的主要標準。

藥品的規格

中藥的規格一般按以下的方法進行劃分。

一、是按加工淨度和方法劃分：如山藥，如帶有表皮者稱為「毛山藥」，而除去外皮，並經搓圓等加工而成的商品，稱為「光山藥」。其他如毛香附和光香附、遠志筒和遠志肉、生曬參和紅參等。

二、是按採收時間劃分：如三七在春季開花前採挖的，質地飽滿，品質較好，稱為「春七」；而在秋冬季結籽後採收的，體大質鬆，品質較次，稱為「冬七」。天麻中的「春麻」則在春季剛出苗時採收，質地輕而斷面中空，品質次；「冬麻」是在秋季採收，質地堅實而重，品質較好。

三、是按生長期劃分：如對連翹，按果實的老嫩分為「黃連翹」和「青連翹」兩種規格。薄荷第一次採割者，稱為「頭刀薄荷」；第二次採割者，稱為「二刀薄荷」。其中薄荷油的含量，在孕蕾期最高，而薄荷腦的含量，在盛花期最高。

四、是按產地劃分：如白芍按產地在浙江、安徽、四川的不同而分為「杭白芍」「亳白芍」「川白芍」等幾種。厚朴按產地

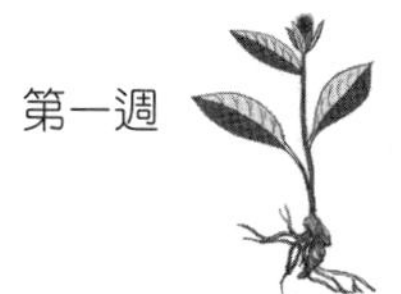

在四川、浙江溫州分為「川朴」和「溫朴」等。

五、是按部位和形態劃分：許多中藥的不同部位都能入藥，但其作用不盡相同，有的有很大的差別，甚至完全相反。如麻黃用莖葉或用根，前者可發汗，後者可止汗；當歸則根據藥用部位不同，分為「歸頭」「歸身」「歸尾」「全當歸」等，頭以活血見長，身以和血見長。

藥品的等級

對同一種規格或同一品名的藥材，又可分為若干個等級。一般以品質最好的為一等品，以後依次為二等、三等、四等……直到末等。確定中藥的等級有具體的標準，如三七的一等貨每500克在20頭之內；二等貨每500克在30頭以內等。

有的中藥不分規格和等級，統稱為「統貨」，主要是品質的好次差異不大的一些中藥，如益母草、枇杷葉、柏子仁等。

從中藥的規格、等級可以反映其品質外觀的好壞，但外觀品質與內在品質有時不一定吻合。如人參的外觀品質以根粗大為主要標準，但從其藥用效果上，根細者並不差於根粗者。

② 中藥的產地和採收

我國古代早就認識到中藥的產地不同，所產的中藥品質也會有所差異。許多中藥，因產於特殊的天時與地理條件之下，品質優異，治療疾病的效果特別好，這種中藥稱為「地道藥材」。這不僅為臨床實踐所證明，也為現代的實驗所證實，因中藥產地不同，其氣候、土壤、水質等自然條件各別，所以有效成分的含量和各成分的比例有所差別。

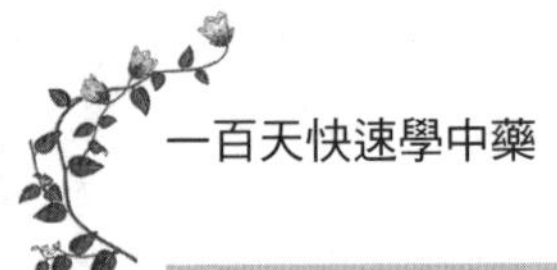

產地與地道藥材

較為有名的地道藥材，如四川產的黃連、附子、貝母、川芎等，雲南所產的三七等，甘肅所產的當歸、枸杞子等，內蒙古所產的甘草，吉林所產的人參，山西所產的黃芪、黨參等，河南所產的地黃、山藥、牛膝等，安徽所產的丹皮、木瓜等，浙江所產的浙貝母、玄參、延胡索，福建所產的澤瀉，廣東所產的藿香、陳皮，廣西所產的蛤蚧、肉桂，江西所產的枳實，江蘇所產的薄荷、夏枯草、太子參、蒼朮等。在臨床上一般都盡可能地選擇地道藥材，而且在處方上也往往註明了對產地的要求，如廣木香、川貝母、潞黨參等。當然，隨著國內外對中藥需求量的不斷增長，在發展地道藥材的同時，也要進行引種、馴化工作，特別有些從國外進口的藥材，在我國有許多已引種成功，如木香、肉豆蔻、馬錢子、丁香、肉桂、西洋參等，多數品質與地道藥材沒有明顯的差別。

中藥的採收

中藥的採收季節、時間、方法與其品質有很大的關係。以植物藥的採收季節來說，草麻黃的生物鹼在春天含量很低，而到夏天含量突然增高，在八九月份達到高峰，但以後又顯著下降。番瀉葉在生長90天時的嫩葉，有效成分含量最高；洋金花的總生物鹼含量在花謝時最高，所以在上午10時到下午2時採收最宜。採集中藥的最好時期，總是以含有效成分最多時為佳。如全草、莖、枝、葉類，一般在莖葉茂盛或開花時收採（少數植物的葉在秋季採，如桑葉、枇杷葉等）；用根或根莖的中藥，則多在早春抽苗之前，或秋末地上部分枯萎時採收（但也有少數根類藥在夏季莖葉就枯萎，所以在夏季採收，如太子參、延胡索、半夏等）。用樹皮者，以在夏秋之交採集為好，因這時皮肉養分多而易剝離；花類則宜在含苞待放或初放時採收為好，因這時花瓣不易脫落，

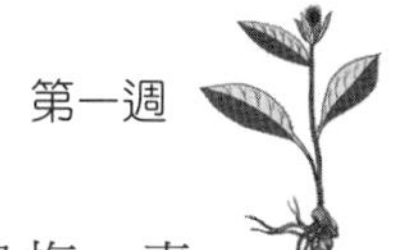

香氣易保留；果實和種子一般在成熟時採收（少數如烏梅、青皮、枳實等在未成熟時採收）。其他如動物類藥中的昆蟲，應掌握其孵化發育活動季節：取全蟲入藥的，在活動旺季捕捉；善於飛行者，宜在清晨露水未乾時捕捉；用卵鞘入藥的，應在蟲卵未孵化時採收，並立即把蟲卵蒸死。

③ 中藥的炮製

中藥的炮製就是在中醫理論的指導下，按照醫療、調劑、製劑、貯藏等需要，對藥材進行加工處理。這也是中藥的一個重要特色，炮製是否得法，對於藥物能否發揮最好的效果有直接的影響，所以應掌握一些有關的常識。

炮製的目的

中藥進行炮製主要有以下幾個目的。

一、是為了減少或消除藥物的不良作用。有的藥物具有毒性或副作用，如乳香、沒藥生用易導致噁心嘔吐，透過炒後就可以減少這種反應。

二、是為了改變藥物的某些特性，使其更適合病情。如生地黃性涼，能涼血，在製成熟地黃後，就變為溫性而能補血。生何首烏能潤腸通便，在製熟後，不再潤腸，而能滋補肝腎。

三、是為了提高療效。如延胡索在用醋炒後，可以提高止痛的作用。而地榆在炒炭後可以提高止血的效果等。

另外，藥物經過炮製後，還能變得潔淨，便於製劑和貯藏。

炮製的方法

中藥的炮製方法很多，這裡介紹一些常識。

整體而言，中藥的炮製有「修治」和「炮炙」兩大類，前者僅是對藥物進行修治整理，後者是對藥物進行特殊的處理。修治包括把藥物去除灰屑、泥土、雜物和其他非藥用部分，用水浸泡、漂洗，切成段、片、絲等不同規格，或把藥物粉碎成末。至於炮炙則有炒、炙、炮、煅、煨、蒸、煮等許多方法，還有把含油的種子去除油分而稱為製霜，及發酵、發芽等各種方法。在臨床上，要根據治療的需要，對許多中藥的炮製提出要求，並在處方上註明。如薑半夏、膽南星、醋柴胡等，都對炮製方法提出了具體要求。炮製是一門專門的技術，有專門的著作進行論述，並有許多操作方法，本書僅介紹一些初步的知識，能知其大概而已。

每日練習

1. 什麼是道地藥材？舉例說明藥物的採收與其品質的關係。
2. 中藥炮製的目的是什麼？有哪些主要的炮製方法？

5

① 中藥的用法

中藥是否應用得當，也是影響效果的重要因素之一。中藥的使用方法整體而言，有內服和外用兩大類。內服一般作煎劑，或製成丸、散、膏、酒等內服，而外用又有灸敷、洗浴、吹喉、點眼、溫熨、坐藥等各種方法。這些用法都要根據病情和治療

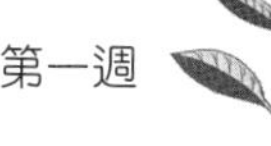

的需要來確定。如甘遂的有效成分不溶於水，而麝香、冰片等氣味芳香，在受熱後易揮發，所以都不宜入煎劑。一般地說，煎劑較適用於急性疾病，而丸散劑較適用於慢性疾病，所以有「湯者，蕩也；丸者，緩也」之說。另外，在藥物的服用上也有一些應注意之處。以下主要介紹中藥的煎制法和服用法。

A.煎藥法

煎劑，又稱為湯劑，是中醫目前最常用的一種給藥方法，但煎藥的方法是否合適，與治療效果有密切的關係。

煎藥的器皿以砂鍋為最好，如無砂鍋，也可用搪瓷燒鍋，但不宜用鋁鍋、鐵鍋之類，以免金屬與藥物發生反應而影響療效。

在煎藥之前，應把藥用冷水浸泡半小時，用水量以淹沒藥物或稍高為度。每劑藥一般煎二次，補藥也可煎三次。每次煎成藥汁250～300CC（CC）。

煎藥的火候有大火與小火之別：大火是指火力較猛、較急的火；小火則是較小的火。一般煎煮治療表證的藥，或其他氣味芳香的藥，宜用大火燒沸後，再用小火略煮片刻即可，以防揮發性有效成分的過分喪失；煎滋補藥則宜用小火久煎，以利於有效成分的煎出。

煎劑中有一些礦物、介殼類藥物，如生石膏、磁石、牡蠣、龍骨等，因質堅硬，有效成分不易煎出，多註明「先煎」，即先煎沸十多分鐘後，再把其他藥物放入煎。還有一些有毒藥物，也應先煎，以減少其毒性。

有一些藥物，因久煎後有效成分易喪失，如薄荷、砂仁、白豆蔻等，所以要註明「後下」，即在其他藥物煎好時加入，稍煎片刻即可。

有些細小、粉末狀及一些帶有茸毛的藥物，因在煎劑中易浮於液面，或使湯液黏稠，或茸毛對咽喉有刺激性，所以在處方上

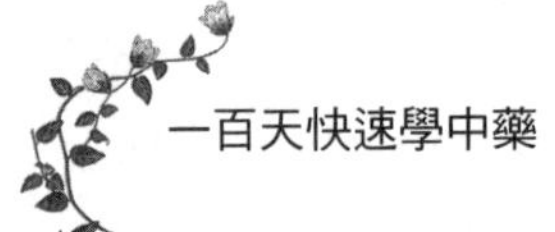

應註明「包煎」，即另用紗布包起再放在煎劑內煎煮。

另有一些較名貴的藥物，如人參、鹿茸等，為了充分利用，並避免與其他藥同煎而降低藥效，可單味放容器內隔水燉，稱為「另燉」，或單獨煎煮，稱為「另煎」。還有一些藥物因屬膠質，與其他藥物同煎易黏附他藥，或黏於鍋上，所以要註明「烊化」，即另用小碗放鍋中蒸化後調入已煎好的藥液裡，或放在煎好的藥液裡攪拌使烊化再服，如阿膠之類。

B.服藥法

各種內服的中藥劑型，都有一些使用的注意點。如煎劑一般一天服一劑，共二次，但如病情急重者，也可一天服兩劑，四至六小時服一次。服藥的時間：補益藥宜在食前服；對胃可能有刺激性者，宜在食後服；安神藥宜在睡前服；驅蟲藥宜在空腹時服；截瘧藥宜在瘧疾發作前二小時服等。如服藥不注意上述問題，勢必會影響到藥物的療效。

② 中藥的配伍

在應用中藥時，除了要熟悉每味藥物的性味、功效和主治病症外，還應注意使用藥物時的一些禁忌和有毒藥物的使用注意點，而在臨床上把不同藥物組方時，更應遵循藥物之間的配伍原則，這些都是直接關係到治療效果的重要問題。

所謂配伍，是指根據病情和藥物的作用，選擇兩種以上的藥物配合使用的方法，這是中醫用藥的一個重要特點。配伍是中醫臨床用藥的主要形式，也是組成方劑的基礎。中藥的配伍，既是長期以來許多醫家經驗的累積，也是運用中醫理論進行治療的具體方法。如能較好地掌握中藥的配伍，就可以在臨床上得心應手地運用中藥治療各種疾病。

配伍的作用

配伍具有多方面的作用，主要有以下幾點：一、是為了適應複雜的病情。臨床上患者的病情有的可能較單純，可以用一味藥來治療；但也有許多是複雜的，如有時表現為表裡同病，或數臟同病，或上下同病，或虛實並見，或寒熱錯雜，這時就不能單用一味藥物進行治療，而要把多味藥配合起來，這就需要配伍。二、是為了提高藥物的效果。幾味具有相同作用的藥物在同時使用後，往往可以提高療效。有時，對某一個病症，用具有不同作用的藥物，從幾個不同的角度進行治療，也可提高療效，這就要透過藥物的配伍。三、是為了減少藥物的副作用。有的藥物在治療疾病的同時，也會對人體有一定的副作用，有必要配合一些減輕這些副作用的藥物。

配伍的種類

對於中藥配伍的種類，早在《神農本草經》中就已提出了「七情」之說，即單行、相須、相使、相畏、相惡、相反、相殺。以上除了單行是單味藥外，其他都是指的藥物配伍關係。相須是指藥性和作用相似的藥物配合起來，可產生互補作用，以提高療效。如黃連、黃芩、黃柏配合運用，可提高清熱解毒的作用；荊芥與防風配合運用，可提高疏散表寒的作用等。相使是指在某味治療疾病的主藥與藥性不一定相同的其他藥配合使用，可提高療效的作用。如補氣的黃芪與疏表的防風配合，可提高黃芪的固表作用；清熱的石膏配合下行的牛膝，可產生引胃火下行的作用等。相畏是指一種藥物的作用或毒性、副作用會被另一種藥物減輕或消除。如傳統認為丁香畏鬱金，是指兩者同用後作用會減弱；半夏、膽南星都畏生薑，就是指它們的毒性能被生薑所減輕。相殺是指某種藥物的毒性或副作用會被另一種藥所減輕或消除，與相畏有相似之處。相惡是指兩種藥在同用後，會使原有的作用減弱或消除。如人參惡萊菔子，就是指人參在與萊菔子同用後，人參的作用會減弱。相反是指兩種藥同用後，會出現毒性或其他不好的副作用。如傳統認為甘草不能與甘遂同用。

配伍禁忌

在古代中藥書籍中，對於藥物的配伍禁忌有較多的記載，這都屬於前述的相畏和相惡。同時還有「十九畏」和「十八反」之說。「十九畏」是指兩味藥配伍在一起，作用會減弱，如硫黃與朴硝、水銀與砒霜、狼毒與密陀僧、巴豆與牽牛、丁香與鬱金、牙硝與三稜、川烏草烏與犀角、人參與五靈脂、官桂與赤石脂等在配合使用時，會減弱作用。「十八反」是指兩味配合後會產生毒性或副作用，如烏頭反半夏、瓜蔞、貝母、白蘞、白芨；甘草反海藻、大戟、甘遂、芫花；藜蘆反人參、沙參、丹參、玄參、苦參、細辛、芍藥。對於上述「畏」「反」，歷代的醫家有不同的看法，而且在古代的方劑中，「畏」「反」藥物同用的也有很多例子。現代對「十九畏」和「十八反」的研究，也缺乏確切的結論。但目前對這些「畏」和「反」的藥物，在配伍時還是慎重為好。

十八反歌

本草明言十八反，半蔞貝蘞及攻烏，
藻戟遂芫俱戰草，諸參辛芍叛藜蘆。

十九畏歌

硫黃原是火中精，朴硝一見便相爭。
水銀莫與砒霜見，狼毒最怕密陀僧。
巴豆性烈最為上，偏與牽牛不順情。

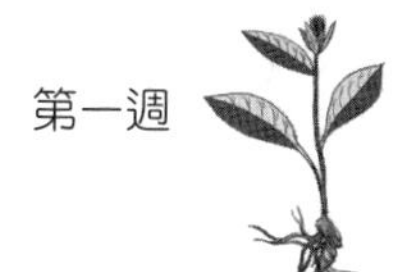

丁香莫與鬱金見，牙硝難合荊三稜。
川烏草烏不順犀，人參最怕五靈脂。
官桂善能調冷氣，若逢石脂便相欺。
大凡修合看順逆，炮爁炙煿莫相依。

妊娠用藥禁忌

婦女懷孕期間，使用藥物應更為慎重。現代研究提出，懷孕期間如使用藥物不當，可造成胎兒的畸形或引起流產。中藥一般來說對妊娠胎兒的影響較少，但其中有些藥物對胎兒可能會產生不利的作用，或可損傷胎兒，甚至引起流產。所以在運用時應予注意。古人對妊娠禁忌用藥總結了許多經驗，歸納起來大體有以下幾個方面。

一、是屬劇毒藥，對胎兒有毒害作用，並有墮胎的可能。如斑蝥、芫青、烏頭、馬錢子、蟾酥等。

二、是屬峻瀉藥，可導致流產。如巴豆、大黃、甘遂、大戟、芫花、牽牛子等。

三、是屬活血化瘀藥，可促進血行，加強子宮收縮而引起流產。如牛膝、水蛭、虻蟲、三稜、莪朮、桃仁等。

四、是屬辛香走竄藥，可興奮子宮而引起流產。如麝香等。

五、是屬辛熱藥，性質較峻猛，易影響胎兒，甚則造成流產。如附子、肉桂、乾薑等。

古人還提出了一些藥物在妊娠時不宜應用，如半夏、蟬蛻、薏苡仁、代赭石、皂角、通草、瞿麥、白茅根等。以上的妊娠禁忌用藥在使用時應予注意，但如孕婦患有嚴重疾病，必須用某種藥物時，也不是絕對不能用的，在《內經》上就有「有故無殞，亦無殞也」之說，即是認為如確有疾病，使用某藥時也不一定會造成不良的後果，只是使用時應慎重而已。另外，在這些妊娠禁忌藥中，也可能有些藥物不一定對妊娠有何不良影響，尚待做進一步的研究。

中藥的劑量

用藥治病，如何掌握劑量是十分重要的。特別在組成中藥方劑時，除了對藥物要有正確的選擇外，各藥的用量都要進行慎重考慮。古人謂處方的藥物用量是醫生的不傳之秘，也體現了掌握劑量對於提高療效、減少副作用的重要性。

中藥的劑量與化學藥品相比，具有兩個顯著的特點：一、是性質較平和，所以一般來說，在安全範圍內的用量幅度較大，有的藥劑量增加許多倍也不至於出現問題。二、是在中醫理論的指導下，根據病情、病人的體質、不同的用法等因素，同一味藥物的用量可以靈活掌握，特別是在用煎劑時，這一特點尤為突出。

目前中藥的劑量已採用公制，即重量以克（公克）為單位，容量以CC為單位。在與舊制折算時，按每兩為30克，每錢為3克計算。

確定中藥的劑量，主要是根據藥物的性質、配伍、用法、病情、病人體質、年齡等而定。如藥物性質較平和者，用量較大，劑量的範圍也較大；質地較重者，用量較大；新鮮的藥物，用量較大。反之則用量較小，特別是有毒的和作用較為猛烈的藥物，在用量上較為慎重，如古代有「麻黃不過三錢，細辛不過一錢」之說。同時，如藥物味數較少，或單用一味藥，其用量就大，如單用馬齒莧治療痢疾，其用量可達150克以上；如在方劑中是作為主藥而使用的，其用量就大。反之用量就小。如益母草用作治療腎炎水腫的主藥時，用量可達60克以上，而在一般方劑中只用10～15克。另外，用於煎劑中的用量要大一些，而用於丸散劑中的，用量要小一些。從病情來說，重病、急病的用藥量要大，如在搶救虛脫時，用人參可達20克以上，而在一般補益劑中，只用5克左右。從體質來說，身體壯實者的用量可以大一些。從年齡來

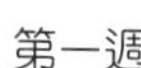
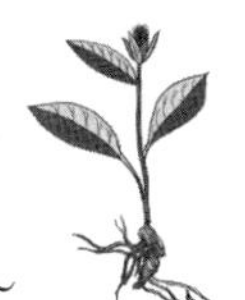

說，年幼者劑量要小一些，如未滿1歲者，可用成人量的1/4；1～3歲者，可用成人量的1/3；4～6歲者，可用成人量的1/2；7～10歲者，可用成人量的3/4；10歲以上者，用成人量。除此之外，劑量還與氣候、地區等因素有關。

由此可見，中藥的劑量在使用時是很靈活的，在以中藥文獻為依據的基礎上，結合自己的臨床實踐，不斷地摸索，以收到提高療效、減少副作用的效果。

每日練習

1. 中藥的煎製應注意哪些問題？
2. 中藥配伍的作用和種類是什麼？
3. 舉出與中藥使用劑量有關的因素。

第二週

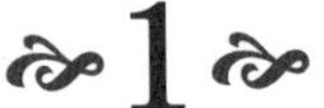

辛溫解表藥

① 表證與解表藥

所謂表證，是指外來的致病因素（即外邪）剛侵犯人體後所表現出來的一種病症，一般見於外感疾病的初起，以發熱、怕冷、頭痛、身體痠痛、苔薄白、脈浮等為主要表現。中醫學認為這類病症是病邪在肌表而引起的，所以稱為表證。而解表藥就是疏散外邪、解除表證的藥物。解表藥每具有一些共同的特點，如味多辛，質較輕，因而性質主上浮而升散，所以能發汗、透邪，使在表的病邪從外而散。在此同時，還可借助解表藥的發散作用，達到宣肺氣而平喘、透發麻疹、通利小便而消腫、散風止痛、消散癰腫等作用。所以解表藥除了用於治療表證外，還可用於治療咳喘、麻疹、水腫、肌肉關節疼痛、癰腫初起等病症。

由於在表病邪的性質有多種多樣，所以要選擇不同性質的解表藥。如針對風寒、風濕之邪在表的病症，就要選用性溫的解表藥，這類藥物味多辛，稱為辛溫解表藥；如屬於風熱在表的病症，就要選用性涼的解表藥，這類藥物味也多辛，稱為辛涼解表藥。在使用解表藥時，還應根據病情，配合其他藥物：如表證風熱較甚，可配合清熱解毒藥；風邪夾濕者，可配合祛濕藥；咳喘而痰多者，配合化痰藥；伴有胸悶、嘔吐者，配合行氣和胃藥。對於素體陰虛者，如發生表證，可配合滋陰藥；如素體陽氣不足者患有表證，可配合溫陽藥；如素體氣虛者發生表證，可配合補氣藥。

解表藥雖然一般性質較平和，所治療的病症也較輕，但如用之不當，也會發生不良的反應。如對藥物的選擇，除了要嚴格區別病症的寒熱屬性而選用溫涼不同的藥物外，還應注意不可濫用發汗力量峻嚴猛藥，特別是有汗者，不能再過於發汗。藥物的用量一般也不宜過大。在用發汗藥後，宜全身微微出汗，如無汗者，可喝熱水或熱粥湯，並蓋衣被以說明出汗。但切不可汗出過多，過度發汗不僅會耗傷陰液，還能消耗正氣。對於素體較虛，或平時易汗、出血較多者，在用解表藥時更應慎重。

解表藥多數氣味芳香，含揮發性成分較多，所以入煎劑時不能久煎，以免影響藥效。

② 麻黃

麻黃為麻黃科多年生草本植物草麻黃、中麻黃或木賊麻黃的草質莖。辛微苦，溫。主產於我國北方，以產於山西、甘肅、陝西、青海等地者品質為佳，稱西麻黃。麻黃藥材以乾燥、莖粗、淡綠色、內心充實、味苦澀者為佳。

功效

藥性歌

麻黃辛溫，解表發汗，利水消腫，宣肺平喘。

能發汗散寒、宣肺平喘、利水消腫。用於風寒感冒，胸悶咳喘，風水水腫等病症。現代藥理研究報告麻黃含有多種麻黃鹼及揮發油，具有發汗、鬆弛支氣管平滑肌、收縮血管、興奮中樞、升高血壓、利尿、抗炎、抗過敏、抗流感病毒等多種作用。

主治病症

麻黃是治療風寒感冒的代表藥物，主治風寒濕鬱閉於肌表的病症。其主要表現為無汗、惡寒發熱、水腫而喘。無汗，即皮膚乾燥，不易出汗，同時伴有惡寒、關節痛等；水腫的程度不一，有一身悉腫者，有僅虛浮身重者，也有面色黃暗，肌肉鬆浮，有水腫傾向者。麻黃是治療多種實證氣喘的主藥，其所治之喘也可與惡寒無汗、水腫同時出現，可同時伴有鼻塞、流清涕。麻黃的主要適應病症如下。

（1）風寒表實證：外感風寒而引起惡寒無汗且肌肉、關節痛者，多稱為風寒表實證。如感受風寒，涉水飲冷，或長期在陰冷潮濕的環境下生活或工作，可以導致風寒濕之邪侵襲肌表，出現無汗惡寒，關節疼痛，或肌肉痠痛，身體沉重，精神困頓。其舌苔多白潤，脈象多緩而有力。患者常常到了溫暖的地方，或經熱浴以後，或運動汗出以後，症狀可略為減輕。此時可以考慮使用麻黃。根據不同情況，麻黃常配伍桂枝、乾薑、附子等藥物，臨床上多用於治療感冒、流行性感冒等。因本品有散寒止痛作用，所以關節炎、肌肉痛、坐骨神經痛等疾病也常有可使用麻黃的適應證。

（2）咳喘：為咳嗽與氣喘並見。咳而痰液清稀，喘而喉中呼哧有聲，聽診兩肺常滿布哮鳴音。同時伴有胸悶、鼻塞、無汗、惡寒、精神萎靡等證。但也有因咳喘而身上微微有汗出者，不過量不多，不是汗出淋漓。如果喘促不休，大汗淋漓，脈象數而無力，那就不適宜用麻黃治療。使用麻黃的咳喘多見於支氣管炎、哮喘、肺炎、花粉症等，此時多用麻黃與杏仁、甘草等配伍。在感受風寒而引起肺氣失宣的咳嗽時，每見有咽喉作癢，咯痰不多，此時也可用麻黃配伍杏仁、枇杷葉、桔梗等，以驅風寒宣肺

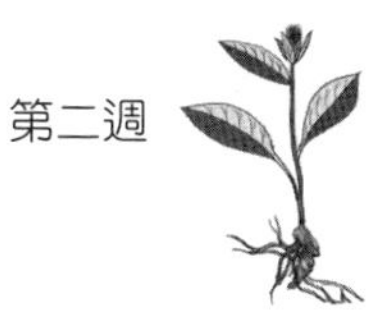

氣而止咳。

（3）水腫：其水腫呈突發性，多為全身性，伴有身體困重，小便短少。急慢性腎炎、血管神經性水腫多見此證。如伴有咽痛、皮膚感染者，麻黃可配伍石膏、連翹、金銀花等以清熱解毒。如有煩躁，口渴而微汗出者，可配伍石膏、杏仁、甘草等以清熱利水；如水腫時間較長，面容呆板、全身困重、無汗惡寒、口渴、脈沉者，多屬陽虛有寒，可配伍附子、白朮、茯苓等以溫陽利水。

用法用量

麻黃生用發汗作用較強，用於治療風寒束表，無汗惡寒的傷寒表實證。麻黃用蜂蜜拌炒者稱蜜炙麻黃，發汗作用較弱，適用於體虛或老人、小兒者，並作用偏於平喘止咳。入煎劑多用3～10克，入散劑酌減。

簡便方

（1）麻黃湯（《傷寒論》）：麻黃、桂枝各6克，杏仁10克，甘草3克，水煎服。主治無汗而喘或無汗身痛、脈浮有力者。可用於表現為風寒表證的流行性感冒、關節炎、支氣管哮喘等。

（2）三拗湯（《和劑局方》）：麻黃6克，杏仁10克，甘草3克。主治鼻塞、惡寒頭痛、無汗而喘滿者。多用於各種表現為風寒犯肺的氣喘病症。

（3）麻黃杏仁石膏甘草湯（《傷寒論》）：麻黃6克，杏仁10克，石膏15克，甘草3克，水煎服。主治喘而微汗出、脈浮數者。現代多用於治療各種支氣管肺炎。

（4）小青龍湯（《傷寒論》）：麻黃5克，甘草3克，細辛6克，乾薑、五味子、桂枝、半夏、芍藥各10克，水煎服。治療寒飲內停而咳喘，吐清稀痰涎者。現代多用於治療表現為寒飲伏肺

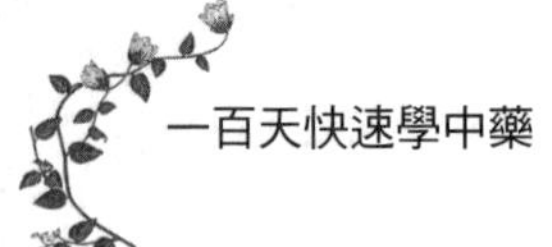

的慢性支氣管炎等。

注意事項

麻黃發汗作用較強，故用量不宜過大，體虛易汗及虛喘者忌用。因麻黃有升高血壓及加快心律的作用，故高血壓、心臟病患者特別是心律快者應慎用。臨床使用麻黃，應注意鑒別患者的體質，一般地說，適宜用麻黃的患者面色黃暗，皮膚乾燥且較粗糙，肌肉鬆浮，具水腫傾向。惡寒喜熱，易於著涼，著涼後多肌肉痠痛，無汗發熱；易於鼻塞、氣喘；易於水腫，小便少，口渴而飲水不多；身體沉重，反應不敏感；舌體較胖，苔白較潤，脈浮較為有力。如屬於面色白、消瘦、易於汗出、心動過速者，均應注意慎重使用。

③ 桂枝

桂枝為樟科植物肉桂的嫩枝，性溫，味辛、甘，係原藥材經水稍泡，燜潤至透，切段或切片晾乾入藥者。以幼嫩枝條細而均勻，色棕紅，香氣濃鬱者為佳，稱桂枝尖。

功效

藥性歌

桂枝辛甘，解表散寒，平沖降逆，主治自汗。

能疏表解肌、溫通經脈、通陽化氣、平沖降氣。用於風寒感冒、寒氣阻滯經絡、陽氣運行不暢、氣機上逆等病症。現代藥理研究報告桂枝的主要成分為揮發油，其中主要成分為桂皮醛、桂皮酸等。桂皮油具有中樞性及末梢性的血管擴張作用，促進血液循環，使血液流向體表，有利於發汗和解熱。桂皮醛有輕度鎮痛、鎮靜作

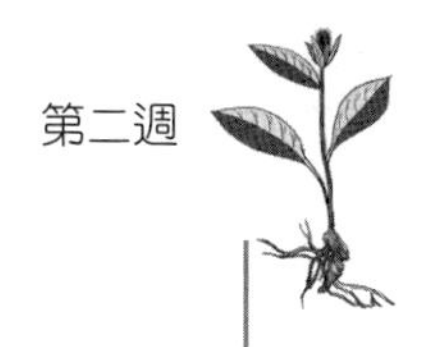

用。此外，桂枝還有抗驚厥、抗過敏、健胃等作用。

主治病症

桂枝是解表溫陽散寒的主要藥物，除可用於風寒類表證外，還廣泛用於陽虛寒盛的病症。其陽虛主要是表陽虛、心陽虛，多表現為自汗惡風、關節痛、動悸、氣上沖等。

（1）外感風寒表證：本品具辛散之性，可驅散表寒，治療各種風寒表證。如表現為自汗出、惡風、脈浮緩，屬風寒表虛證，多與白芍、生薑、大棗配伍；如惡寒、無汗、脈浮緊，屬風寒表實證，多與麻黃配伍。

（2）沖逆證：《傷寒論》稱之為「氣上沖」。所謂氣上沖，是一種患者的自我感覺，其表現有二：一是有上沖感。即氣從少腹上沖胸，病人的咽喉、胸膺、腹部有氣窒感、脹痛感、甚至氣喘。二是有搏動感。自覺心悸，按壓後舒適；或病人全身出現搏動感或感覺到明顯的臍腹部的跳動感，即所謂臍築。伴有脈浮緩虛，自汗惡風等，脈浮緩虛，脈形較大，但缺乏底力，患者常感心動悸，但脈不數，有時相反較慢。有些患者並無氣上沖的主訴，而以自汗惡風為主訴，天氣並不熱，也未服用發汗藥物，但時時汗出，而汗出又惡風畏寒。沖逆證多見於心血管疾病、各種神經症患者。常配甘草、大棗、白芍、龍骨、牡蠣等。

（3）自汗：指氣溫不高，未進行劇烈運動，也未服用發汗藥物，而自動出汗者。同時多伴有怕風畏冷、關節痛、動悸感。故常常是出汗而仍需用厚衣被，而用厚衣被後又覺煩熱。此證多見於自主神經功能失調症、心血管疾病、感冒、關節炎、過敏性疾患及產後等。臨床上可配合黃芪、煅牡蠣、白芍等。

（4）痛證：如腹痛、關節痛、腰腿痛、月經痛等。腹痛多為陣發性，伴有氣上沖、動悸等證。關節痛、腰腿痛多有惡寒、自汗，遇風冷更劇等證；女子月經痛多有血色暗、關節痛或少腹發

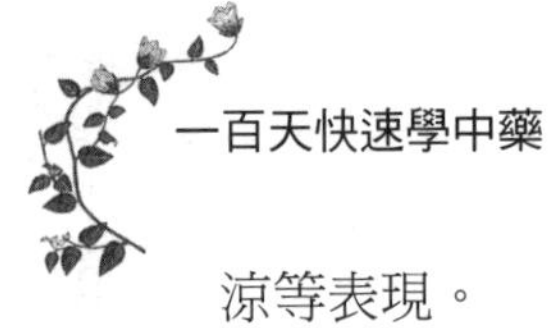

涼等表現。

用法用量

5～12克，水煎服。

簡便方

（1）桂枝甘草湯（《傷寒論》）：桂枝10克，甘草5克。主治心下悸，欲得按、氣上沖者。現代可用治療低血壓、心臟病、神經衰弱症有上述表現者。

（2）桂枝湯（《傷寒論》）：桂枝、芍藥各10克，甘草5克，生薑3片，大棗10枚。主治發熱、頭痛、自汗、惡風、鼻鳴、身痛、脈浮緩，或伴有腹痛、氣上沖諸證。現代臨床上多用於出汗異常、虛人感冒、心血管系統疾病、皮膚病、神經系統疾病、骨傷科疾病、過敏性疾病等。

（3）桂枝加附子湯（《傷寒論》）：桂枝10克，芍藥12克，甘草5克，生薑3片，大棗12枚，附子10克。主治汗出、惡寒、關節痛者。現代臨床上多用於感冒、過敏性鼻炎、神經痛、關節炎等病症。

（4）桂枝加龍骨牡蠣湯（《金匱要略》）：桂枝10克，芍藥12克，甘草5克，生薑3片，大棗12枚，龍骨15克，牡蠣20克。主治氣上沖而失精、自汗盜汗、虛喘、脈芤動者。可用於治療神經衰弱症、佝僂病等病症。

（5） 桂苓五味甘草湯（《金匱要略》）：桂枝10克，茯苓15克，五味子10克，甘草5克。主治氣上沖而咳喘、眩冒、自汗出者。現代用於治療支氣管哮喘、肺氣腫、神經衰弱等病症。

注意事項

桂枝適應證相當廣泛，在臨床上用桂枝時，應重視對患者體

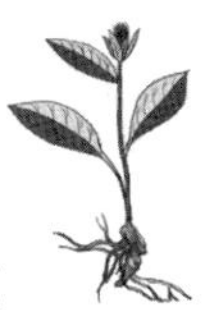

質狀態的識別：患者膚色白而缺乏紅光，紋理較細，濕潤而不乾燥，體型多偏瘦者；其人脈浮易得，脈形較大，脈率不數；舌質淡紅或暗淡，舌體較柔軟，舌面濕潤，舌苔薄白。這是使用桂枝的重要指徵，如舌紅而堅老者，舌苔厚膩者，則桂枝一般不宜使用。本品辛溫，易傷陰動血，所以凡是有內熱而陰傷較甚者，或血熱而出血者，均慎用桂枝。

④ 紫蘇葉

紫蘇葉為唇形科一年生草本植物紫蘇的乾燥嫩枝及葉。性溫，味辛，係原藥材帶葉嫩枝經加工切碎曬乾入藥。夏天的紫蘇葉大、色紫、厚嫩，尤其在晴天所採收者，易乾燥，香氣濃，品質較好。

功效

能發表散寒，理氣和胃，並能解魚蟹毒。用於風寒感冒，發熱惡寒而兼見胸悶，或脾胃氣滯，嘔吐、腹瀉者。紫蘇葉含揮發油，主要為紫蘇醛、左旋檸檬烯等。紫蘇葉煎劑及浸劑口服對家兔有微弱的解熱作用，能促進消化液分泌及胃腸蠕動。

藥性歌

蘇葉辛溫，解表散寒，和中止嘔，吐瀉可安。

主治病症

紫蘇葉既能發表散寒，又能理氣和胃，故最適用於外感風寒內有氣滯者。

（1）風寒表證：特別是先有飲食不調，或情緒不穩定，再感受風寒者更適用，可出現惡寒無汗、頭痛身熱、噁心嘔吐、腹脹便溏、咳嗽吐痰、舌苔白膩等證，此時可用紫蘇葉與杏仁、防風、厚朴、半夏、生薑等配方，以取微汗出即解。此證多見於感冒、氣管炎、胃腸炎等。

（2）氣逆嘔吐：或為妊娠惡阻，或為氣滯嘔吐，多伴有胸悶、腹脹、食欲不振、舌苔膩等證，可與半夏、厚朴、生薑等配伍。如有嘔吐頻頻、心煩、口苦、舌苔黃膩者，可用紫蘇葉與黃連配伍，少量頻服。

本品可解魚蟹毒，如食魚蟹中毒而發生吐瀉、腹痛者，可用本品煎服。本品還可煎水外敷洗治療陰囊濕疹；或用鮮葉外擦疣體，治療尋常疣。

用法用量

本品生用，多入煎劑，用6～12克。

簡便方

（1）半夏厚朴湯（《金匱要略》）：紫蘇梗、半夏、茯苓、生薑各10克，厚朴6克。主治咽喉部異物感、胸悶腹脹、咳嗽。可用於消化道疾病、神經症、氣管炎見有上述表現者。

（2）連蘇飲（《濕熱病篇》）：紫蘇葉6克，黃連5克，水煎頻服。主治嘔吐不止，心煩、心下痞者。現代臨床上用於妊娠惡阻、消化道疾病。

注意事項

使用紫蘇以舌上有薄白苔或膩苔者為宜，如果舌光紅無苔，雖有嘔吐腹脹，也應當慎用。

每日練習

1. 麻黃有哪些作用，分別用於哪些病症？
2. 紫蘇葉的功效和適應病症與桂枝比較有何異同？

2

① 生薑

生薑為薑科多年生草本植物薑的新鮮根莖。性溫，味辛。藥材係夏季採集的鮮品，用水洗淨泥土，臨用時切片入藥。以形充實，質鮮無爛者為佳。

功效

能發表散寒，溫中止嘔，化痰，解毒。用於風寒感冒，中寒腹痛，嘔吐，並能解魚蟹毒。生薑含有揮發油、薑辣素等，能增強血液循環，刺激胃液分泌，興奮腸管，促進消化。

藥性歌

生薑止嘔，風寒能散，舌苔白滑，識別要點。

主治病症

（1）風寒表證：受涼以後，惡寒無汗，腹脹嘔吐，口吐清涎，小便清長，舌苔白厚。此時可用生薑單味煎湯或加紅糖熱服，然後覆被靜臥，不久即感周身微微發熱，隨後汗出，風寒即解。生薑單用以外，尚可配合麻黃、桂枝、附子等辛溫藥物入

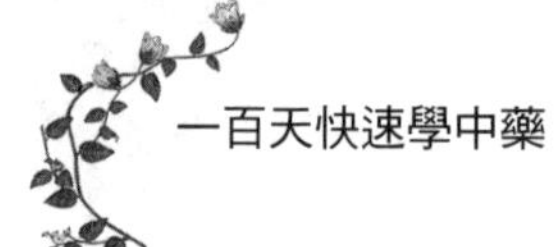

煎。

（2）嘔吐：生薑主治噁心嘔吐而口內多涎、口不乾渴者，故舌面必有白膩苔或白滑苔，這是識別要點。臨床上生薑所治病症也有口渴者，但其渴不多飲，舌質不紅而舌上有膩苔。如嘔吐甚劇，或聞中藥味易噁心作嘔，湯藥難以下嚥者，可先用生薑汁滴舌，或以生薑片擦舌面，然後徐徐服用湯藥，每可避免服藥後嘔吐。本品還能解魚蟹、半夏、天南星及多種菌蕈之毒，可用本品煎服或搗汁沖服。

用法用量

生薑一般生用，如經煨烤至熟，稱煨薑，其辛散作用較緩而專於溫中止吐，主要用於嘔吐、腹痛的治療。鮮生薑搗爛絞取其汁，便於急用、餵服、鼻飼。生薑皮多用於水腫脹滿。本品入煎劑用3～12克，如絞汁服，每次用3～10滴。

簡便方

（1）小半夏湯（《金匱要略》）：生薑3片，半夏12克。主治噁心、嘔吐、吐涎沫而不渴者。現代多用於治療妊娠嘔吐、神經性嘔吐，內耳眩暈等。

（2）橘皮湯（《金匱要略》）：生薑3片，橘皮10克，水煎服。主治呃逆、噯氣、噁心者。現代多用於治療妊娠嘔吐、呃逆。

（3）薑棗湯（經驗方）：生薑5片，大棗10枚，水煎趁熱服。主治受風寒後惡寒、無汗、噁心、食欲不振而不渴者。可用於感冒、消化道疾病見上述表現者。

（4）治感冒方：生薑5片，紫蘇葉30克，水煎服。治療感受風寒後發熱、惡寒、頭痛者。

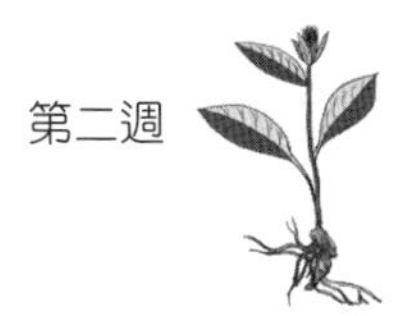

注意事項

生薑辛溫，適用於寒證，而寒證多表現為口內多清涎，而且不乾渴。所以對於舌質乾紅、口渴喜冷飲者，一般不使用生薑。

② 荊芥

荊芥為唇形科一年生草本植物荊芥的帶花穗的地上部分。性溫，味辛。藥材系揀去雜質，用水略泡後切段曬乾入藥，以氣味芳香，身乾，莖細勻，穗多而密，色綠者為佳。

功效

能散風解表，透疹止癢，止血。用於外感風寒，風疹瘙癢，或麻疹透發不暢，瘡瘍初起有表證者。本品含有揮發油，煎劑口服能使汗腺分泌旺盛，皮膚血液循環增強，有微弱的解熱作用，並有抗過敏及解痙作用。荊芥炭能縮短出血與凝血時間。

藥性歌

荊芥味辛，頭目能清，祛風止癢，炭能止血。

主治病症

（1）外感表證：本品能祛散風邪，且藥性平和，不論是風寒表證，還是風熱表證都能使用。對於表證而見頭昏頭痛者尤宜，其頭昏為昏糊不清，頭痛則多在前額及兩顳，患者多伴有惡風、發熱、目癢目赤、鼻塞打噎、咽癢咽痛等症。其舌苔多薄白。此證多見於感冒、鼻炎、上呼吸道感染、血管緊張性頭痛等病。如屬於風熱性質，可配合金銀花、連翹等；如屬於風寒性質，可配合防風、羌活、蘇葉等。

（2）皮膚瘙癢：尤其適用於皮膚出現紅色的小丘疹，而且瘙

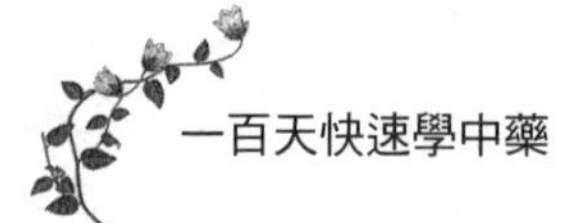

癢者。有報導用荊芥末均勻地撒在患處，然後用手掌來回反覆地揉搓，摩擦至患部發生熱感為度，治療急慢性蕁麻疹及一切皮膚搔癢症，輕者1～2次，重者2～4次即奏效。入煎劑內服則多配蟬蛻、薄荷、地膚子等同用。

本品也可用於瘡瘍初起或痢疾初起見有惡寒發熱表證者，每與防風、白芷等配合。

用法用量

本品一般生用，如荊芥經炒至焦黑色入藥者，名荊芥炭，用於衄血、便血、崩漏等出血病症。入煎劑用10～15克。

簡便方

（1）荊防湯（經驗方）：荊芥、防風各10克，水煎服。主治外感風邪後頭昏頭痛、皮膚搔癢，身體拘緊、肌肉痠痛者。可用於蕁麻疹、皮膚搔癢症、感冒、神經痛等。

（2）荊薄湯（經驗方）：荊芥10克，薄荷5克，水煎服。主治感受風熱之邪後，發熱，頭昏頭痛，目癢目赤，發熱汗出不透者。可用於感冒、上呼吸道感染。

（3）荊槐散（《仁齋直指》）：荊芥、槐花各10克，水煎服。主治牙齦出血、鼻衄。可用於治療牙周炎、鼻出血及某些出血性疾病。

注意事項

荊芥為發汗藥，適用荊芥者的體質大多較好，肌肉堅緊，舌質紅。如果患者平日經常自汗惡風，或惡寒、舌質淡者皆當忌用。因本品具辛散之性，所以表虛自汗，或陰虛火熱上沖而頭痛者不宜服。

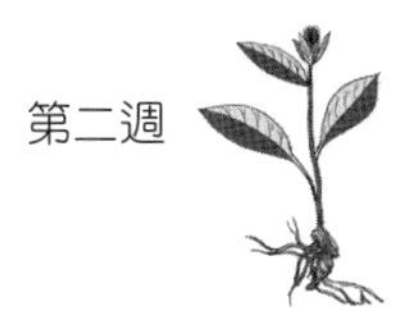

③ 防風

防風為傘形科多年生草本植物防風的根。因本品能防禦風邪的入侵，故以其功效作為藥名。性溫，味辛、甘。防風藥材系經水浸泡，潤透切片曬乾入藥者。本品產東北者品質最佳，稱為關防風，其枝粗性糯，體軟而輕，肉厚而滋潤，故又有軟防風之稱。以條粗壯，斷面皮部色淺棕，木部淺黃色，香氣濃者為佳。產於河北、山西者名西防風，山東產者為青防風，品質稍次。而產於四川者稱為川防風，產於雲南者稱為雲防風，品質較差。

功效

藥性歌

防風辛溫，善祛風寒，能治頭痛，亦可止汗。

能祛風勝濕解表，解痙止痛。用於感冒頭痛，風濕痹痛，風疹瘙癢，破傷風等病症。本品含有揮發油、甘露醇、酚類物質、多糖及有機酸等。藥理實驗證明防風煎劑及浸劑對人工發熱家兔有解熱作用。防風乙醇浸劑有鎮痛及抗炎作用。大劑量多次灌胃能抗小鼠的電休克，提示防風可能有某些抗癲癇作用。

主治病症

（1）風寒表證：本品性溫而善祛風邪，所以對風寒表證較為適用。每與荊芥、羌活等配合。

（2）風濕痹痛：主要表現為全身肌肉痠痛，關節拘急，在上肢則伸舉無力，肩背牽強，常與葛根、川芎等同用；在下肢則步履困難，常與獨活、當歸、赤芍同用。患者常伴有惡風、自汗等證。

（3）自汗：常伴有頭昏鼻塞、身體困重、活動不靈活，甚至肌肉痠痛，常與黃芪、白朮配伍，方如玉屏風散。

（4）頭痛：頭痛多為重壓樣、緊箍樣，伴有頭暈，項背強急感。此證多見於緊張性頭痛、高血壓、頸椎病等病症。防風常與葛根、川芎、黃芪、白芍、白芷等同用。

用法用量

本品一般生用，如治療體虛久病之證，也可用炒防風，以減少其燥性，作用較為平和。入煎劑用6～12克。

簡便方

（1）防芷湯（《普濟方》）：防風、白芷各10克。主治頭痛不可忍者。

（2）玉屏風散（《丹溪心法》）：防風、白朮各10克，黃芪15克。主治自汗、易於感冒鼻塞者。可用於慢性鼻炎、過敏性鼻炎及平時易於感冒者。

（3）二防湯（經驗方）：防風10克，防己12克。主治關節疼痛、水腫。可用於治療變形性關節炎、風濕病。

（4）神朮湯（《陰證略例》）：防風、製蒼朮各30克，炒甘草15克。製粗末，加生薑3片，蔥白5根，水煎服。治療內傷生冷，外感風寒而無汗者。

注意事項

防風雖被前人稱為「風藥中的潤劑」，但畢竟是辛溫藥，適用於體型較胖，面色較暗者，若陰血虧虛而形瘦骨立，舌紅無苔者，則雖有關節疼痛，不可使用防風。又陰虛肝風頭痛，內熱盜汗，也不適宜用防風。

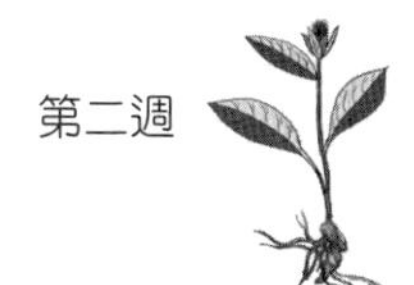

每日練習

生薑、荊芥、防風的功效與主治病症有何異同？

3

① 羌活

羌活為傘形科多年生植物羌活或寬葉羌活乾燥根莖及根。性溫，味辛、苦。原藥材經揀淨雜質，洗淨潤透切片晾乾入藥。羌活的品種較多，但均以條粗壯、斷面質緊密，朱砂點多、香氣濃鬱者為佳。

功效

能解表散寒、除濕止痛。用於風寒感冒，頭痛、身痛，風濕痹痛，肩背痠痛等病症。本品含有揮發油、生物鹼、有機酸等。有解熱鎮痛作用，能增加汗腺分泌。

藥性歌

羌活辛溫，解表發汗，身痛能除，寒濕得散。

主治病症

（1）感受風寒而夾濕之證：感受風寒濕之邪，可見惡寒無汗，頭項強痛，關節疼痛酸困，舌苔白膩，常與防風、獨活、蒼朮同用。

（2）肌肉關節疼痛：本品適宜用於外邪所致的頭痛連及項背或上肢疼痛者，患者多伴惡寒無汗、舌苔白膩，酌情可配附子、

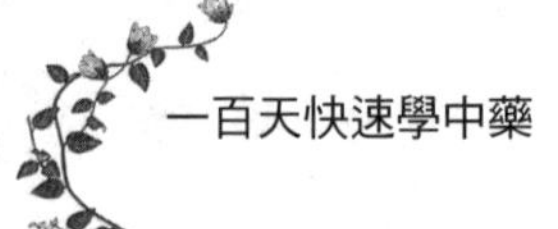

白朮、蒼朮、乾薑等。

用法用量

本品一般生用，入煎劑用3～10克。

簡便方

（1）九味羌活湯（《此事難知》）：羌活、防風、生地黃、黃芩各10克，蒼朮、川芎、白芷各8克，細辛、甘草各3克，水煎服。治療外感風寒濕邪，症見惡寒發熱，無汗頭痛，肢體痠疼，口苦微渴，舌苔白，脈浮者。

（2）薑黃湯（經驗方）：羌活、薑黃各10克，水煎服。主治肩背及上肢關節疼痛，伸舉不利。可用於治療肩關節週圍炎、頸椎病、落枕等病症。

（3）感冒退熱方（上海中醫藥大學龍華醫院驗方）：羌活12克，板藍根、蒲公英各30克，水煎服。主治感冒發熱，扁桃體炎。

（4）薑附湯（《濟生方》）：羌活、附子、白朮各10克，甘草6克，水煎服。主治風濕相搏，身體煩疼，掣痛不可屈伸，或身微腫不仁。可用於治療關節炎、坐骨神經痛。

注意事項

羌活為辛溫藥，故適宜於寒濕證，證見惡寒無汗、舌淡苔白膩，脈象浮緊而不數，其人必肌肉厚實而面色暗。如身熱煩躁，汗出尿黃或平素血虛者，則當慎用。本品解表之力較強，但其性燥，易助熱傷陰，若屬邪熱在表的表證不可貿然投用。

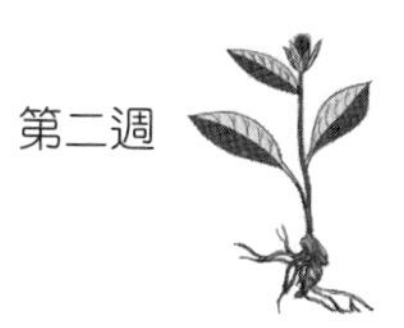

② 白芷

白芷為傘形科多年生草本植物白芷、川白芷、杭白芷的根。性溫，味辛。原藥材經揀去雜質，洗淨浸泡潤透，切片晾乾入藥。白芷原植物品種較多，各地不一，以條長皮細，粗壯挺直，體重，粉性足，香氣濃鬱者為佳。有一種產於東北和內蒙古地區的庫頁白芷因含有毒素，不入藥用。

功效

藥性歌

白芷辛散，善治鼻淵，通竅止痛，消癰止帶。

能散風除濕，通竅止痛，消腫排膿。本品用於感冒頭痛，眉稜骨痛，鼻塞，鼻淵，牙痛，白帶，瘡瘍腫痛等病症。本品含有揮發油及香豆精類化合物。白芷有鎮痛作用。藥理研究發現，小量白芷毒素可興奮呼吸中樞、血管運動中樞和迷走神經，可見呼吸增強，血壓上升及脈搏變慢。

主治病症

（1）風寒或風濕表證：本品性溫，能祛風止痛，所以用於風寒或風濕引起的表證，特別是頭痛在頭額及眉稜骨處較明顯者，較為適用。常配合羌活、防風等。

（2）鼻淵：鼻淵是一種以鼻塞、鼻癢打嚏、流清涕、頭痛，且反覆發作為主要表現的疾病。其頭痛多局限於額、眼眶及上頜部，急慢性鼻炎、副鼻竇炎多見此證。白芷有改善鼻腔的通氣功能、止痛作用，常與蒼耳子、辛夷、細辛等同用。

（3）癰腫初期：此時癰腫紅腫熱痛，可與大黃、連翹、金銀花等同用，也可研末用醋調後外敷。

（4）婦女白帶：因本品性燥能祛濕，所以可用於治療婦女白帶。如屬寒濕性，多與白朮、烏賊骨等配合；如屬濕熱性，多與黃柏、椿根白皮配合。

用法用量

本品一般生用，入煎劑用3～6克。或入丸散。

簡便方

（1）白芷細辛吹鼻散（《種福堂公選良方》）：白芷、細辛、石膏、乳香、沒藥（去油）各等分，吹入鼻中，左痛吹右，右痛吹左。治療偏頭痛。

（2）鼻淵方（《瘍醫大全》）：辛夷、白芷、防風各2.4克，蒼耳子3.6克，川芎1.5克，細辛2.1克，甘草0.9克，水煎服。治療鼻淵，可用於治療急慢性鼻炎、鼻竇炎。

（3）芷黃飲（《經驗方》）：白芷、大黃各等分，為末，用米湯送服，每次6克。主治癰疽腫赤。

（4）通祕散（《楊氏家藏方》）：白芷研細末，每次服6克，加蜂蜜少許，溫米飲調下，連服2次。治大便秘結。

注意事項

白芷辛溫，其禁忌證與羌活、防風大致相似。

③ 辛夷

辛夷為木蘭科植物望春玉蘭、玉蘭或武當玉蘭等的花蕾。性溫，味辛。原藥材經揀淨枝梗雜質搗碎入藥。有特殊香氣，味

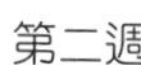

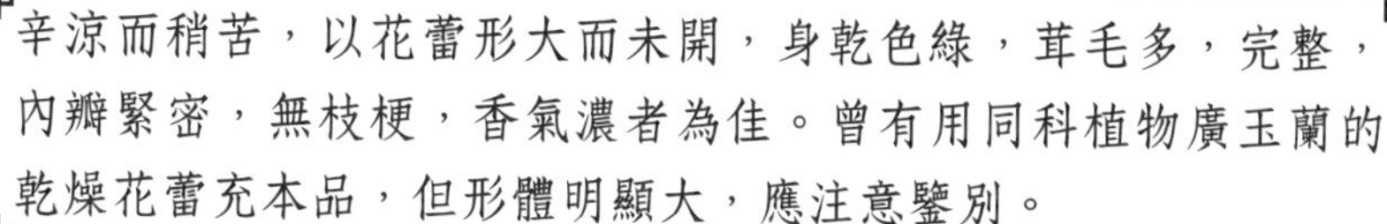

辛涼而稍苦，以花蕾形大而未開，身乾色綠，茸毛多，完整，內瓣緊密，無枝梗，香氣濃者為佳。曾有用同科植物廣玉蘭的乾燥花蕾充本品，但形體明顯大，應注意鑒別。

藥性歌

辛夷通竅，鼻病要藥，鼻塞流涕，必不可少。

功效

能散風寒、通鼻竅。用於外感風寒，頭痛鼻塞，鼻淵頭痛等病症。所含揮發油有收縮鼻黏膜血管和抗組胺等作用。

主治病症

辛夷為治療鼻病的主要藥物。如鼻塞流清涕，不聞香臭屬風寒者，常配合白芷、防風、蒼耳子、川芎、細辛等。如鼻淵鼻流濁涕，色黃而臭，證屬風熱者，多配合蒼耳子、黃芩、石膏等。現代有把本品製成油劑、乳劑滴入鼻腔內，或研末吹鼻，或製成油膏外用等，治療上述疾病。

用法用量

本品一般生用。入煎劑用3～10克。外用適量。

簡便方

芎藭散（《證治準繩》）：辛夷10克，川芎6克，細辛5克。水煎服。主治鼻塞不通，現代多用以治療急慢性鼻炎、過敏性鼻炎、花粉症。

注意事項

辛夷花有細毛，為防止刺激咽喉，宜用紗布包後入煎。

每日練習

1. 羌活、白芷、辛夷均為辛溫解表藥，其功效和主治病症有何異同？

2. 解表藥中可治療頭痛的藥物在主治的頭痛病症上有何不同之處？

4
辛涼解表藥

① 香薷

香薷為唇形科多年生草本植物海州香薷的帶花全草。性微溫，味辛。原藥材經揀去雜質用水噴潤後，除去殘根切段曬乾入藥。以質嫩、身乾，莖淡紫色，葉綠色，花穗多，香氣濃烈者為佳。

功效

能發汗解表，祛暑化濕，利水消腫。用於夏季感受寒邪又受暑濕而致發熱、惡寒、頭痛、無汗以及腹痛、吐瀉，水腫，小便不利等病

藥性歌

香薷解暑，多配厚朴，欲治水腫，常配白朮。

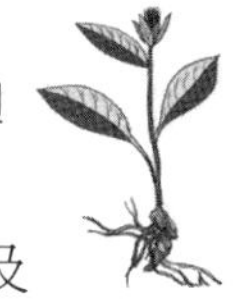

症。本品含有揮發油，有發汗解熱作用，並可刺激消化腺分泌及胃腸蠕動，在經腎臟排泄時，因其對腎血管之刺激而使腎小球充血，濾過壓增大而有利尿作用。

主治病症

（1）夏天感寒：夏天內蘊暑濕而又乘涼飲冷過度，以致惡寒發熱，頭痛無汗，腹痛吐瀉等，香薷常配厚朴、金銀花、扁豆花等。

（2）水腫：水腫突發，頭面部尤為明顯，小便少，無汗或少汗，常配白朮。

（3）本品也能外用，如用香薷煎湯漱口，可除口臭。

用法用量

本品一般生用，入煎劑用3～10克。

簡便方

（1）新加香薷散（《溫病條辨》）：香薷10克，金銀花、連翹、扁豆花各12克，厚朴6克，水煎服。主治夏季發熱，微惡寒、無汗，頭痛，心煩面赤、腹脹、吐瀉、舌紅苔白者。現代多用於感冒、中暑、胃腸炎。

（2）香薷朮丸（《僧深集方》）：香薷10克，白朮12克，水煎服。主治遍身皆腫。可用於急性腎炎、特發性水腫。

注意事項

香薷辛溫發汗，對夏天受涼感寒者有效，如因在高溫下作業致高熱、煩躁、口渴、大汗者，則不是本品的主治病症。不要因為香薷有解暑作用而泛治夏天所有的疾病。

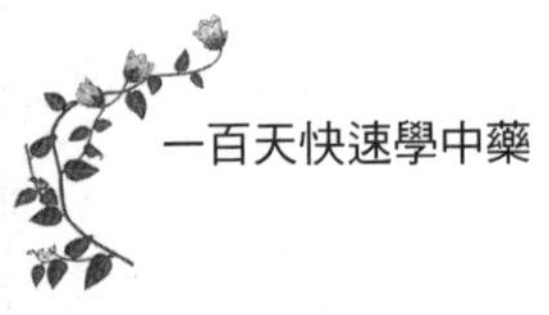

② 薄荷

薄荷為唇形科多年生草本植物薄荷的乾燥莖葉。性涼，味辛。原藥材經揀去雜質，除去殘根，先將葉抖下，然後將莖噴水潤透後切段曬乾，再與葉和勻入藥。江蘇產的薄荷氣味清洌，品質最好。以葉多，芳香氣濃者為佳。

功效

藥性歌

薄荷辛涼，祛風散熱，清利頭目，透疹最良。

能散風熱、清頭目、利咽喉。用於風熱感冒和風溫初起，頭痛目赤，喉痛，口瘡，風疹，麻疹和胸脇脹悶等病症。本品含有揮發油，其主要成分為薄荷醇、薄荷酮等，對皮膚有刺激作用。透過皮膚神經末梢感受器，先產生冷的感覺，隨後有輕微刺灼感，且可緩慢透入皮內，引起局部血流的增加，而發揮消炎鎮痛作用。薄荷酮還能促進呼吸道黏液的分泌，緩解局部炎症反應。

主治病症

（1）風熱表證：感受風熱病邪後出現風熱表證，主要表現為發熱，微惡風寒，頭痛，目癢目赤，咽紅、鼻塞流涕，苔薄白，脈數，舌邊尖紅，或有皮膚瘙癢等。對上述病症常與荊芥、桔梗、連翹、金銀花、甘草等同用。

（2）頭痛、咽喉痛：對感受風熱而引起的頭痛，咽喉乾燥、紅痛者，用薄荷可緩解症狀，多配合桔梗、牛蒡子、白僵蠶、甘草等同用。

（3）皮膚瘙癢：多為遍身紅疹，或起風團，伴有惡風、汗出不透、頭昏者，配蟬蛻、荊芥。

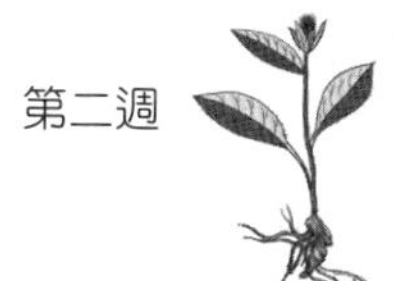

用法用量

本品應生用，入煎劑用3～6克。本品不宜久煎，一般應後下。

簡便方

（1）雞蘇散（《傷寒直格》）：薄荷5克，滑石12克，甘草2克，水煎服。能疏風祛暑，主治暑濕證兼見微惡風寒，頭痛頭脹，咳嗽不爽者。可用於夏天感冒、胃腸炎、泌尿道感染等病症因感受暑濕而發熱、汗出不透，小便不利而赤者。

（2）薄蟬煎（經驗方）：薄荷、蟬蛻各6克，水煎服。主治蕁麻疹、夏季皮炎而皮膚瘙癢。

注意事項

薄荷有發汗作用，故平時陽虛自汗者不宜使用。

③ 蟬蛻

蟬蛻為蟬科昆蟲黑蚱或蚱蟬羽化時脫落的蛻殼。又名蟬退、蟬衣。性涼，味甘、鹹。原藥材經洗淨曬乾入藥。以體輕、色金黃透光，無泥沙雜質者為佳。

功效

藥性歌

蟬蛻性涼，風熱能清，目赤身癢，夜啼失音。

能散風熱，透疹，息風定痙，明目退翳。用於外感風熱所致的發熱，頭痛，痲疹初起疹出不暢，肝經風熱所致目赤、目翳、多淚，小

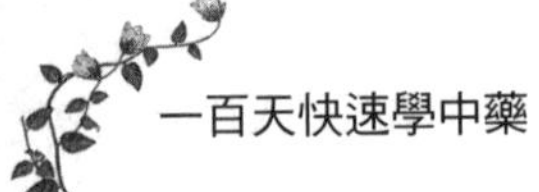

兒夜啼及痙厥等病症。實驗提示，本品可延長破傷風實驗兔的存活時間；減少因番木鱉鹼（馬前子）引起的小鼠驚厥死亡，有中樞鎮靜、解熱等作用。

主治病症

（1）風熱表證：因本品性涼而質輕，所以可涼散風熱，用於外感風熱所引起的表證，多與薄荷、牛蒡子、菊花等配合。

（2）失音：突然聲音嘶啞，多伴有咽痛、咳嗽、頭痛，證屬風熱者，蟬蛻多配伍薄荷、桔梗、甘草等。

（3）目赤翳障：視物模糊、目赤目癢、目中生翳障，證屬風熱者，配菊花、木賊草等。

（4）小兒驚厥：多配合鉤藤、蜈蚣、全蠍等。亦治小兒夜啼和破傷風，有止痙作用。治破傷風也可用本品研細末外摻於瘡口。

（5）皮膚搔癢：配薄荷、白蒺藜、防風、荊芥等。

（6）疹透不暢：用於麻疹初起疹透不暢者，用本品可說明透疹，多與葛根、牛蒡子等配合。

用法用量

本品一般生用，入煎劑用3～10克。用於治療破傷風時用量較大，可用15～30克研末服，每日2次。以前習慣去頭足用，近來研究雖然抗驚厥的作用其身的效果比較好，但頭足的退熱作用較強，所以一般不必去頭足。

簡便方

（1）辛涼解表法（《時病論》）：蟬蛻3克，薄荷、前胡、牛蒡子各4.5克，淡豆豉12克，瓜蔞殼6克，水煎服。治療風溫初起，風熱新感，冬溫襲肺，咳嗽。

（2）止啼煎（經驗方）：蟬蛻、薄荷各5克，鉤藤10克，水煎服。主治小兒夜啼。

注意事項

本品孕婦慎用，凡出疹因虛而不得透發者，不宜用本品。

每日練習

1. 掌握香薷的功效和主治病症。
2. 薄荷與蟬蛻在作用和主治病症方面有何異同？

5

① 菊花

菊花為菊科多年生草本植物菊的頭狀花序。性涼，味甘，微苦。本品有白菊花、滁菊花、貢菊花、杭菊花、懷菊花、川菊花、野菊花等許多品種，總以身乾，花朵完整，不散瓣，顏色新鮮，舌狀花呈類白色或黃色，質柔潤，氣清香，少梗葉者為佳。

功效

藥性歌

菊花甘涼，祛風為良，目赤頭痛，平肝力強。

能散風清熱，平肝明目。主要用於風熱感冒，頭痛眩暈，目赤腫痛，視物昏花等病症。本品含多種

揮發油和菊苷、大波斯菊苷、木犀草素-7-素葡萄糖苷、刺槐苷、膽鹼、水蘇鹼等成分。其水煎醇沉

製劑對離體動物能擴張冠狀動脈，使心肌收縮力增強。在體外對多種致病菌有抑制作用。

主治病症

（1）風熱表證：本品清輕，善散風熱之邪，所以在風熱外感初起發熱、惡寒，咽喉疼痛，咳嗽時多用，每配合桑葉、薄荷、金銀花等同用。

（2）目疾眩暈：本品既能清肝經風熱，又能平肝陽，所以對風熱外感或肝熱所引起的目赤腫痛或眩暈等疾較為適用。如屬外感風熱，多配合桑葉、白蒺藜等；如屬肝熱者，多配合決明子、夏枯草等。如肝腎陰虛而致目澀、目眩者，多配合鉤藤、石決明、熟地、枸杞子等。

現代有用本品治療高血壓、冠心病等。

用法用量

本品一般生用。其中白菊花藥性平和，養肝明目作用較好；黃菊花藥性苦重，善疏散風熱；野菊花性味苦寒，清熱解毒之力較強，多用於瘡瘍腫痛之證。入煎劑用5～9克。

簡便方

（1）菊花散（《聖濟總錄》）：菊花（焙）、排風子（又名鬼目，有清熱明目作用，焙）、甘草（炮）各30克，共研為細末，在睡前用溫水調服5克。治療熱毒上攻頭面引起的目赤頭眩，眼花面腫。

（2）桑菊飲（《溫病條辨》）：桑葉7.5克，菊花3克，杏仁6克，連翹4.5克，薄荷2.4克，桔梗6克，甘草2.4克，蘆根6克，水煎

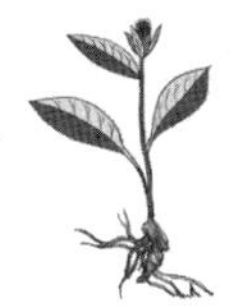

服，每日服3次。治療風熱犯於肺衛，咳嗽，身熱不甚，微渴者。

（3）菊睛丸（《局方》）：甘菊花120克，巴戟天（去心）30克，肉蓯蓉（酒浸，去皮，炒，切，焙）60克，枸杞子90克，共為細末，用煉蜜為丸，如梧桐子大，每服30～50丸，用溫酒或鹽湯食前送服。治療肝腎不足，眼目昏暗。

注意事項

本品雖為治療風熱表證的主要藥物，但本身的發散作用甚弱，每要與其他的疏散風熱或清熱解毒藥物配合。另外，本品在製成浸膏片服用後，個別患者會發生腹痛或腹瀉，如大劑量長期服用，會影響胃腸功能。

② 葛根

葛根為豆科多年生蔓生草本植物葛的根，又名粉葛根。性平，味甘、辛。原藥材經揀去雜質，洗淨水浸潤透，及時切片曬乾者入藥。以粉白色，體重，纖維性弱，塊肥質硬，切面粗糙，充滿粉狀者為佳。

功效

能解肌退熱，升陽止瀉，生津止渴，透疹。用於外感頭痛，項強，口渴，消渴，痲疹透發不暢，痢疾，泄瀉，高血壓，頸椎病等。

藥性歌

葛根甘平，退熱生津，止渴舒項，解肌最良。

本品含有黃酮苷、葛根素等，能擴張腦血管及心血管，降低血糖，並有較強的解熱作用。

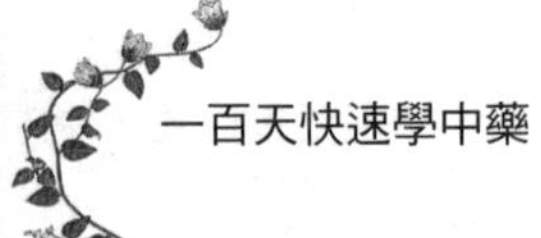

主治病症

（1）項背強痛：指頭後部至後背部的肌肉拘急強痛，有時範圍可達到腰部。同時多伴頭痛頭昏等證。此證多見於高血壓、頸椎病、腦動脈供血不足、糖尿病、心血管病、慢性消化道疾病等。根據不同兼雜證，葛根多配黃芪、白朮、川芎、芍藥、黃連、黃芩等同用。

（2）外感發熱：本品性輕清上升，且能退熱，所以對外感所致的表證，見發熱惡寒，頭痛肢楚，口渴鼻乾者經常使用，尤其對頭痛涉及頭後者更為適宜。每配合柴胡、蘇葉等同用。

（3）消渴：是一種以口渴為主要見症的疾病，表現為渴感強烈，雖飲水多而不解渴。葛根所治的消渴，除渴感外，還可伴有項背強痛、下痢。此渴，並不是體內的津液不足，而是陽氣不升的緣故，用葛根主要取其升陽，陽氣上升，津液上達，其渴可止。多配伍黃芪、白朮、麥冬、天花粉、地黃、蒼朮、山藥等。

（4）下痢：即大便泄瀉，葛根所治的泄瀉，有屬濕熱下痢者，伴腹痛，下痢或泄瀉黃水，肛門灼熱，多配黃芩、黃連、生甘草。如大便比較稀，較少，臭穢，腹脹腹痛不明顯，泄瀉呈慢性化屬脾虛泄瀉者，多配人參、白朮、茯苓、山藥等。

用法用量

本品生用則升陽、生津、解肌作用較強；如煨熟後稱為煨葛根，能鼓舞胃氣，適用於脾胃虛弱，大便泄瀉者。本品可入煎劑，用10～15克。如用治療內臟下垂諸證，用量可達30～60克。

簡便方

（1）葛根湯（《傷寒論》）：葛根12克，麻黃、桂枝、生薑、芍藥各6克，甘草4克，大棗6個，水煎服。治療風寒犯表發熱，惡風，無汗，項背強而拘急者。

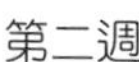
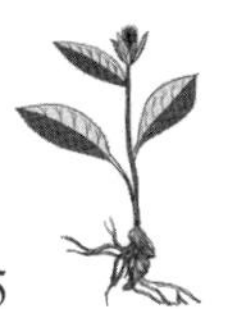

（2）葛根黃芩黃連湯（《傷寒論》）：葛根20克，甘草5克，黃芩10克，黃連6克，水煎服。治療腸熱下痢或泄瀉，大便呈黃色稀水而肛門灼熱者。

注意事項

葛根雖為甘平之品，但性稍偏涼而有升提作用，所以對脾胃虛寒及易嘔吐者應慎用。如斑疹已入營血分，不可再用升提之品，葛根也在忌用之例。

③ 柴胡

柴胡為傘形科多年生草本植物柴胡或狹葉柴胡的根莖或全草，又名茈胡。性涼，味苦。柴胡的種類較多，目前常用的主要分北柴胡、南柴胡及竹葉柴胡三類。前兩者用根，後者用全草。北柴胡的根圓柱形至圓錐形，外表淺棕色至土棕色，質較堅韌，不易折斷，氣微香，味淡。南柴胡的乾燥根較細，呈圓柱形或圓錐形，少有分枝，通常彎曲，外面黃棕色或土棕色，質較輕軟，性脆，易折斷，氣微香，有些帶有油腥味，味淡。竹葉柴胡為帶根的全草，根同南柴胡，莖葉灰綠色至淡綠色，莖質脆，易折斷，葉較柔軟。三者之中以北柴胡的品質最好。

功效

藥性歌

柴胡苦涼，退熱效良，疏肝解鬱，升舉清陽。

能和解退熱、疏肝解鬱，升提中氣。用於治療感冒，寒熱往來，瘧疾，胸脇脹痛，月經不調，子宮脫垂、脫肛等病症。含有揮發油、甾醇、皂苷等。藥理研究報告柴胡有解熱、鎮靜、鎮痛、鎮痙、

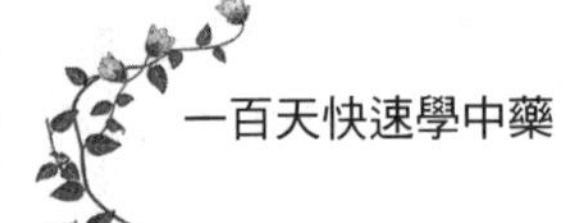

鎮咳、利膽、保肝、鬆弛膽道括約肌、提高胃pH值、抑制胃液分泌、增強體液免疫與細胞免疫功能、抗過敏等多種作用。

主治病症

（1）胸脇苦滿：主要指胸脇部滿悶感、脹痛感、氣塞不暢感，此外，女性的乳房脹痛、結塊，膽囊痛、肋間神經痛等均歸屬於此。膽道疾病、胃腸疾病、精神神經疾病以及泌尿生殖系疾病多見此證。此證多為肝氣不舒，氣機鬱結所致，柴胡有疏肝解鬱的功能，可以緩解和解除這些胸脇部的症狀。經常配伍的藥物有芍藥、枳實、甘草、川芎、青皮、橘皮等。

（2）外感發熱及寒熱往來：本品性升散，對於風熱或風寒等外邪所致的表證均可應用。在治療風寒時，多配合羌活、獨活、川芎、蘇葉等，在感受風熱之邪時，可配葛根、金銀花、連翹等。特別是如見到有寒熱往來者，尤多用之配伍黃芩。寒熱往來是體溫的弛張變化引起了患者自覺發熱與惡寒交替發生，多伴目口苦、胸脇不適，多見於急性感染性疾患。

（3）清氣下陷：指因中氣不足而引起的倦怠乏力，久瀉甚至脫肛，婦女子宮下垂及其他內臟下垂的病症。臨床上每與升麻、黃芪等配合使用。

用法用量

本品生用則祛除半表半裡之邪、退熱作用較強；如用於疏肝解鬱，除可生用外，還可用醋炒，以酸能入肝；如用於肝氣不舒所致的氣滯血瘀、婦女月經不暢，可用鱉血炒，以增加清肝退熱、養血活瘀之力。如入煎劑，用5～10克。如用於解熱，量可稍增。如用於疏肝解鬱，量較小。如用於升舉陽氣，只用2～3克即可。近有把本品製成注射液，對治療多種疾病引起的發熱、咳嗽、頭痛等症狀有較好的療效。

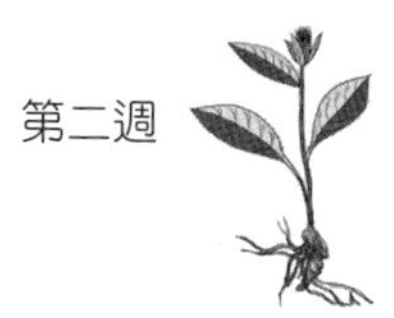

簡便方

（1）小柴胡湯（《傷寒論》）：柴胡、黃芩、人參各10克，半夏9克，炙甘草、生薑各6克，大棗5個，水煎服。治療往來寒熱，胸脇苦滿，心煩多嘔者。

（2）正柴胡飲（《景嶽全書》）：柴胡6克，防風3克，陳皮4.5克，芍藥6克，甘草3克，生薑3片，水煎服。治療外感風寒，發熱惡寒，頭痛身痛者。

（3）柴胡疏肝飲（《醫醫偶錄》）：柴胡、陳皮各3.6克，赤芍、枳殼、醋炒香附各3克，炙甘草1.5克，水煎服。治療肝氣鬱結而致脇痛、胸悶時歎息。

注意事項

柴胡性發散，易耗傷陰液，所以陰液虧虛者不宜用。又因其性升舉，肝陽上亢者忌用。

每日練習

1. 菊花與蟬蛻、薄荷在解表方面的作用有何相似之處？
2. 葛根、柴胡的作用和主治病症有何異同？

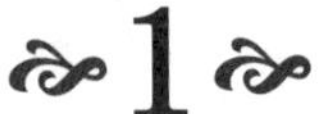

清熱瀉火藥

① 熱證與清熱藥的種類

熱證是在疾病過程中，人體的陽氣不正常地亢進而出現的一類病症。其除了可出現發熱外，還有口渴、面部紅赤、尿黃、舌紅苔黃、脈數等各種熱象。對熱證的治療，無疑應用寒涼性質的藥物。但熱證的類型甚多，大體有表熱、裡熱之分，而治療表熱證的藥物在解表藥中已做了介紹，因而以下所討論的清熱藥主要是針對裡熱證的，也就是說，能清泄裡熱的藥物稱為清熱藥。

而在裡熱證中又有五臟之熱、六腑之熱、氣分熱、血分熱、實熱、虛熱等不同，其治療用藥各異。根據清熱藥作用的不同，又可分為：清熱瀉火、清熱解毒、清熱涼血、清虛熱等幾類。①所謂清熱瀉火藥，是指能泄熱外達或直折火熱之邪的藥物，其性質多苦寒，也有少數辛寒、甘寒之品。其清熱力量較強，主要用於外感溫熱病中邪熱亢盛於內外或而致高熱煩躁者。其中有的苦寒藥物還具有燥濕的作用，可用於濕熱性質的病症，如濕溫病、痢疾、泄瀉、黃疸、濕疹等。②所謂清熱解毒藥，是指能清解熱毒的藥物，主要治療溫熱病邪毒熾盛所出現的高熱心煩，或癰腫瘡瘍，咽喉腫痛，瀉痢等病症。③

所謂清熱涼血藥，是針對溫熱病發展到營血分證後所出現的高熱不退、發斑出血、神昏譫語，或內傷雜病中因血熱妄行而出現的各種出血病症。其中有部分藥物具甘寒之性，能兼養陰，所以對伴有陰虛者也能適用。④所謂清除虛熱藥，是指能治療陰虛發熱病症的藥物，主要用於熱性病後期或慢性病日久陰液大傷所出現的骨蒸潮熱，夜熱早涼，五心發熱之證。

但有些藥物能兼具數種功效，如黃連既是清熱瀉火藥，又是清熱解毒藥，青蒿既能清虛熱，又能清實熱等。上述的分類只是為了便於學習而做的歸類。

在應用清熱藥時，應注意以下幾點：一、是應根據邪熱的表裡虛實不同，並明確病變的部位而選用相應的藥物。二、是要辨明兼證而進行適當的配伍：如兼有神昏竅閉者，應配合開竅藥；如兼有動風抽搐者，應配伍平肝息風藥；如屬氣營（或血）兩燔者，應氣營（或血）兩清；如兼有陰傷，當配合養陰之品等。三、是對有熱者應分析其發熱之原因，不可只知見熱治熱，而應注意消除發熱的原因。如因陽明腑實而發熱者，應及時攻下腸腑實積；如因食滯而致發熱者，應立足於消化食滯；如瘀血鬱滯而發熱者，應注意袪除瘀血。四、是應注意清熱藥具寒涼之性，用之不當易傷脾胃陽氣，所以不能濫用、過用。對於素體陽氣不足或陰液虧虛者，在使用清熱藥時尤應慎重。因有些清熱藥不僅能損傷陽氣，還能化燥而傷陰。

② 石膏

石膏為硫酸鹽類礦石，主含含水硫酸鈣。性大寒，味辛、甘。原藥材經去淨雜質，洗淨泥土，碾碎成小塊入藥。以塊大，色白，半透明，縱斷面如絲者為佳。

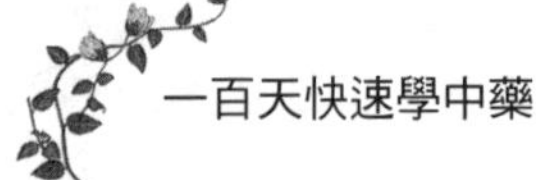

功效

能清泄邪熱、止渴除煩。用於外感熱性病高熱煩渴，肺熱喘咳，或胃火亢盛，頭痛、牙痛等病症。天然石膏的初步分析，其懸浮液含有矽酸、硫酸鈣、氫氧化鋁；溶液含有硫酸鈣、硫酸鐵、硫酸鎂等。石膏的水煎溶液對家兔等的實驗性發熱有退熱作用。

藥性歌

石膏辛寒，善止煩渴，其脈洪大，其身大熱。

主治病症

（1）肺胃實熱：表現為身大熱、大汗出、大渴、脈洪大者。其身熱不惡寒反惡熱，且皮膚濕潤，時時汗出；大渴，為渴感強烈，並能大量喝水，甚至渴喜冷飲，而不是渴而不欲飲水，或雖飲不多且喜熱飲。其脈滑數、浮大、洪大。此證多見於溫熱病、出血性疾病、代謝病、中暑等疾病。如用於溫熱病中的高熱、煩躁，石膏常與知母同用。如皮下出血，或口鼻出血見身熱者，配知母、生地、阿膠同用。糖尿病中見大渴者，可與知母、人參、玄參同用。

（2）肺熱咳喘：對因肺熱而咳喘者，多用石膏配合麻黃治汗出而喘者，也可用以治療無汗而煩躁，或汗出而一身盡腫者。

簡便方

（1）玉泉散（《成方切用》）：石膏20克，甘草3克，水煎服。主治煩渴，身熱有汗，頭痛，痰喘，脈大者。可用於各種發熱性疾病、代謝病、日射病、皮膚病見有以上表現者。

（2）白虎湯（《傷寒論》）：石膏15～30克，知母10～20克，甘草3克，粳米20克，水煎服。主治身熱而惡熱自汗，大渴，煩躁，脈洪滑而大者。可用於B型腦炎、流行性出血熱、流行性感冒、肺炎、流行性腦脊髓膜炎、鉤端螺旋體病、無名高熱、皮膚

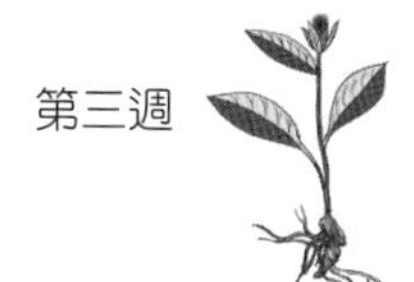

病等病見有上述表現者。

（3）白虎加人參湯（《傷寒論》）：石膏15～30克，知母10～20克，甘草3克，人參10克或北沙參15克，粳米20克，水煎服。主治大渴，口舌乾燥，脈洪大者。可用於治療糖尿病、各種發熱性疾病見有上述表現者。

（4）蒼朮白虎湯（《傷寒論》）：石膏15～30克，知母10～20克，甘草3克，蒼朮12克，粳米20克，水煎服。主治惡熱自汗，口渴，身疼重而小便不利者。可用於治療風濕熱、糖尿病，皮膚病見上述表現者。

（5）竹葉石膏湯（《傷寒論》）：石膏12～30克，人參10克，麥冬12克，甘草5克，竹葉12克，半夏10克，粳米20克，水煎服。主治羸瘦乾枯、動悸、乾嘔或咳逆者。也用於治療各種熱性病的恢復期、日射病、糖尿病、口瘡等病症。

用法用量

本品內服一般生用，清熱作用較強，入煎劑用10～30克。如本品煅用則有生肌斂瘡作用，外用可治療各種瘡瘍、濕疹、燒傷。

注意事項

石膏是清泄邪熱的重要藥物，臨床必須辨證屬氣分實熱者，方可使用。如惡寒無汗，惡寒身腫，脈象沉遲者，均不用石膏。

③ 知母

知母為百合科多年生草本植物知母的根莖。性寒，味苦、甘。原藥材揀去雜質，用水沖洗後潤軟，切片曬乾入藥。以肥大，質硬，斷面黃白色而滋潤者為佳。

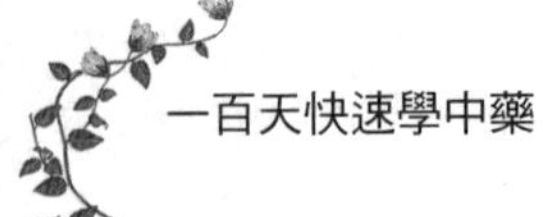

功效

能清熱瀉火、滋陰生津潤燥。用於外感熱性病高熱煩渴，肺熱燥咳，骨蒸潮熱，內熱消渴，腸燥便秘等病症。本品含有知母苷、黃酮苷、多量黏液質、糖類、菸酸、少量芳香性物質、脂肪油等。實驗證明有鎮靜退熱作用，並能調整腎上腺垂體系統的功能。

藥性歌

知母苦寒，止汗除煩，瀉火滋陰，燥熱可安。

主治病症

（1）汗出而煩：所謂汗出而煩，指其人或自汗，或盜汗，或出黃汗，同時心煩不安，甚至不得眠。知母所治的此種心煩，與大黃、黃連、梔子所主的煩不同：大黃之煩，因腹中結實，痛閉而煩；黃連之煩，因心下痞痛，悸而煩；梔子之煩，因胸中窒塞、舌上有苔而煩。而知母之煩，腸胃之中無有形邪氣，臨證無痛窒症狀，故稱之為「虛煩」。臨床應根據不同的證候而加減，如身熱口燥渴，脈浮大者，配石膏、人參；骨節疼痛，配桂枝、石膏；身體羸瘦、獨足腫大者，配桂枝、芍藥、附子、麻黃等；心煩意亂者，配百合；虛煩不得眠，配酸棗仁、甘草。

（2）虛熱：指身體羸瘦而感身熱如潮，或面色浮紅，或盜汗，或咽喉乾燥而咳嗽，舌紅苔少而大便乾結。知母能滋腎水、降虛火，善長治療虛熱之證。臨床上多配麥冬、沙參、阿膠、玄參等。

（3）肺燥咳嗽：對於肺有實熱而耗傷肺陰的咳嗽和慢性病肺陰不足的咳嗽，本品能清肺熱而滋肺陰，所以都可隨證配伍使用。如屬肺熱咳嗽者，可配黃芩、浙貝母等；如屬肺陰虛的咳嗽，可配合沙參、麥冬、川貝等。

簡便方

（1）玉女煎（《景嶽全書》）：知母12克，石膏15克，麥冬10克，熟地20克，牛膝15克，水煎服。主治煩熱乾渴、頭疼牙痛、出血而脈浮洪大者。臨床上可用於多種發熱性疾病、血液病、糖尿病、牙週病見有上述表現者。

（2）滋腎丸（《醫學發明》）：知母10克，肉桂5克，黃柏10克，水煎服。治療小便不通或足膝腫痛而舌紅、脈洪大者。現代臨床上用於治療泌尿系統疾病、關節炎、痛風。

（3）知柏地黃丸（《醫宗金鑒》）：知母、黃柏各10克，熟地、山藥各15克，山茱萸、澤瀉各10克，茯苓12克，丹皮6克，水煎服。主治潮熱、盜汗、煩熱、脈浮大者。現代臨床上用於治療結核病、泌尿系統疾病、自主神經系統功能紊亂、慢性感染性疾病等見有以上表現者。

（4）二母散（《成方切用》）：知母12克，貝母10克，水煎服，或研末分4次服，每日服2次。主治咳嗽、發熱、盜汗者。

注意事項

本品性寒而滑，對脾胃虛寒、大便溏泄者不宜用。

④ 梔子

梔子為茜草科常綠灌木植物梔子的成熟果實，又名梔子子、支子。性寒，味苦。原藥材經篩去灰屑，揀淨雜質，碾碎過篩或剪去兩端入藥。產於浙江者品質較好，以身乾，個勻完整，皮薄，仁飽滿、內外色紅黃者為佳。

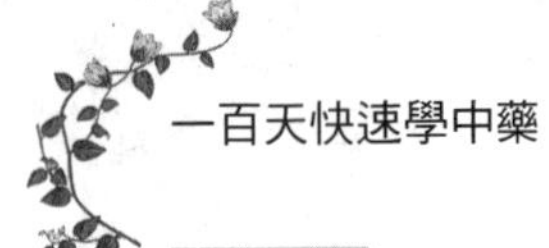

功效

能清熱解毒，瀉火除煩，涼血散瘀。用於熱性病發熱，虛煩不眠，黃疸，淋病，消渴，目赤，咽痛，吐血、衄血、血痢、尿血，熱毒瘡瘍，扭傷腫痛等病症。本品含有梔子苷、鞣質、果膠、D甘露醇、藏紅花素、熊果酸等。實驗證明，梔子的這些成分分別具有解熱、鎮靜、利膽、降壓、降血脂等作用。

藥性歌

梔子苦寒，清熱除煩，胸中窒悶，吐衄黃疸。

主治病症

（1）煩熱而胸中窒：煩熱，即心煩不安，臥起不寧並身熱汗出；胸中窒，即胸部正中有窒塞感或灼熱感，按之胃脘部軟而不硬滿。此證多見於急性發熱性疾病、感染性疾病、上消化道疾病、精神神經疾病等，可配伍淡豆豉等。梔子與知母都能治煩，但梔子是治胸膈以上火熱導致的煩躁，其舌苔薄黃，而知母所治之煩為虛煩，其胸中以及腸胃無有形之邪氣，故舌苔薄淨。

（2）黃疸及淋證：黃疸是指皮膚、小便、眼鞏膜（眼白）發黃，本品所治療的黃疸其色鮮明如橘，伴有煩熱、胸悶，舌苔黃膩者，是由濕熱內蘊而致的，可配伍大黃、茵陳、黃柏等。因本品有清利濕熱的作用，所以還可用於治療濕熱蘊結下焦所致的淋證，表現為小便頻數，尿時有灼熱感疼痛。

（3）血熱出血：因血熱而致血液妄行，可引起各種出血，如吐血、衄血、尿血等，可伴有咽痛、目赤、煩躁、舌紅等表現，可配連翹、生地、側柏葉、丹皮等。有用本品末內服治療胃出血者。

（4）熱毒瘡腫：凡因熱毒引起的癰腫、丹毒、瘡瘍、燒傷等，均可用本品清熱解毒，臨床上每配合黃連、黃芩、黃柏等。

此外，本品還可研細後調醋或酒外敷，治療扭挫傷。用梔子

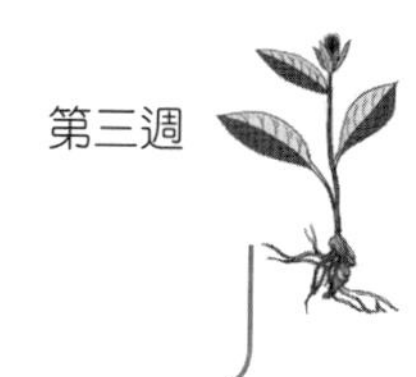

末加酒或蛋清搗敷，治外傷腫痛、丹毒等。

簡便方

（1）梔子豉湯（《傷寒論》）：梔子、豆豉各12克，水煎服。主治身熱、胸中窒痛、懊悶不安、虛煩不得眠、舌苔薄黃者。可用於急性發熱性疾病、食道炎、胃炎、精神神經疾病見上述表現者。

（2）梔子柏皮湯（《傷寒論》）：梔子、柏皮各10克，甘草3克，水煎服。主治身熱、發黃、心煩、小便不利而短赤者。現代多用於治療肝炎、膽道感染見有黃疸者，或皮膚病濕熱較盛者。

（3）梔子大黃湯（《金匱要略》）：梔子、大黃、枳實各10克，豆豉12克，水煎服。主治身熱、發黃、胸中窒悶、小便不利、大便秘結者。可用於膽道感染、膽道結石、肝炎等病症見於上述表現者。

（4）梔子厚朴湯（《傷寒論》）：梔子、厚朴、枳實各10克，水煎服。主治煩熱、腹滿而痛者。可用於多種消化道疾病、發熱性疾病。

用法用量

本品生用則清熱瀉火作用較強，如用皮則側重清表熱，用仁則側重清裡熱，用薑汁炒則除煩止嘔之力較強，用焦梔子則止血作用較強。入煎劑用5～12克。

注意事項

本品性苦寒，用之不當易傷脾胃之氣，所以脾胃虛寒、大便溏者慎用。

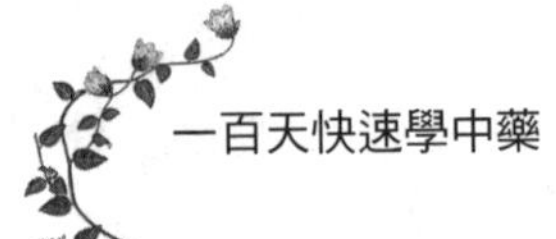

每日練習

1. 什麼是清熱藥？清熱藥有幾類？使用清熱藥要注意哪些問題？
2. 試比較石膏與知母、梔子的性味和功效有何異同。

2

① 黃連

黃連為毛茛科多年生草本植物黃連、三角葉黃連、雲連的根莖，又名川連、雅連。性寒，味苦。原藥材經揀去雜質，洗淨潤透切片陰乾入藥。主產於四川東部者品質最佳，稱川連。因其根莖多分枝，形似雞爪，故又稱為雞爪連，品質較佳。產於雲南省德欽、維西、騰沖等地者，品質稍次於川連，稱雲連。

功效

能清熱燥濕，瀉火除煩，殺蟲。用於熱毒亢盛，壯熱，神昏，嘔吐，瀉痢，黃疸，心煩不寐，血熱吐血、衄血，目赤腫痛，牙痛，消渴，癰腫，疔瘡。外用能治濕疹、濕瘡、耳道流膿等病症。本品含有小檗鹼、甲基黃連鹼等多種生物鹼，對痢疾桿菌、傷寒桿菌、大腸埃希菌、銅綠假單胞菌、葡萄球菌、溶血性鏈球菌等均有較強的抗菌作用。靜脈注射有降低血壓、興奮胃腸道和支氣管平滑肌作用。小檗鹼有輕度利膽、降血脂、消炎等作用。

藥性歌

黃連清心，治痞除煩，瀉火解毒，止痢安胎。

主治病症

（1）煩熱：包括煩躁不安、焦慮、緊張、注意力不能集中、身體熱感、胸中苦悶感、心悸動感、脈數，或表現為入睡困難、多夢、過早覺醒等睡眠障礙。可伴有上腹部不適或疼痛、舌苔黃膩等證。這類證候除了在各種急慢性感染性疾病可見到外，在許多精神神經疾病、心腦血管疾病、高血壓中也可見此證。臨床上多配黃芩、梔子、甘草等。

（2）痞證：痞證表現為胃脘部不適感、隱痛、脹痛或灼痛，並伴有口苦、噯氣、噁心、嘔吐等證，按壓上腹部有輕度彌漫性壓痛。胃炎、胃神經症、膽囊炎可見此證。配人參、桂枝、半夏、黃芩、乾薑、甘草等。

（3）痢疾熱瀉：多伴有腹痛、身熱汗出，大便黏膩臭穢，舌苔黃膩等，系濕熱蘊於腸道所致，多見於細菌性痢疾、急性胃腸炎等。臨床上多配合黃芩、木香、厚朴等。

（4）消渴：口渴、煩躁、身熱，心下痞、舌苔黃膩。除了在急性熱性病中可見外，還多見於糖尿病等，每配合天花粉、生地、知母等同用。

（5）熱毒諸證：本品具有較強的清熱解毒作用，所以對熱毒引起的瘡瘍、熱性病邪熱亢盛形成熱毒而引起出血、發斑疹者每用作治療主藥。多與黃芩、梔子等同用。

（6）嘔吐：本品有較好的止吐作用，尤其適用於胃熱、膽熱較盛引起的嘔吐。對妊娠惡阻嘔吐，可配合蘇葉。

本品還能用於妊娠胎熱不安、肝火亢盛、膽經濕熱等許多病症。

用法用量

本品一般生用，清火解毒之力較強；如用酒製後，善清頭目之火；用於止吐，宜用薑汁炒；對於肝膽火盛犯胃而引起的嘔吐，宜用吳茱萸炒製。入煎劑用3～6克，如入丸散劑則每次用0.5～2克。本品中的有效成分在高溫條件下時間久易耗失，所以不宜久煎。如用於治療心煩不眠，宜取丸散劑，用煎劑效果較差，因其鎮靜的有效成分水溶性較小。

簡便方

（1）黃連湯（《傷寒論》）：黃連5克，甘草3克，乾薑、桂枝各6克，半夏10克，人參6克或黨參12克，大棗6枚，水煎服。主治腹痛、噁心嘔吐、心下痞而煩悸者。可用於消化道疾病、心血管疾病等見有上述表現者。

（2）半夏瀉心湯（《傷寒論》）：黃連5克，黃芩、乾薑各6克，甘草3克，半夏10克，人參6克或黨參12克，大棗6枚，水煎服。主治心下痞、噁心、時有煩熱而舌紅苔黃膩者。現代多用於治療各種胃腸疾病見有上述表現者。

（3）黃連阿膠湯（《傷寒論》）：黃連5克，黃芩10克，阿膠、芍藥各12克，雞子黃1枚，水煎服。主治心中煩、不得臥、腹痛、便膿血者。現代多用於心火亢盛的失眠症、痢疾。

（4）黃連解毒湯（《外台秘要》）：黃連6克，黃芩12克，黃柏、梔子各10克，水煎服。主治煩躁狂亂、口燥咽乾、乾嘔、呻吟、錯語不得臥、吐血、衄血及熱甚發斑者。本方現代廣泛用於感染性疾病、急性傳染病、出血性疾病熱毒亢盛的病症。

（5）連蘇飲（《濕熱病篇》）：黃連3克，蘇葉6克，水煎服。主治胸中煩亂、嘔吐。可用於胃腸炎、妊娠惡阻所發生的嘔吐。

（6）瀉心湯（《金匱要略》）：黃連3克，黃芩、大黃各10克，水煎服。主治吐血衄血、身熱發黃、目赤腫痛、口舌生瘡、瘡瘍腫毒見心中煩熱、痞滿、便秘、舌紅苔黃膩者。現代臨床可用於治療出血性疾病、感染性疾病、消化道疾病。

（7）小陷胸湯（《傷寒論》）：黃連5克，半夏12克，瓜蔞實15克，水煎服。主治胸悶痛、心下痞痛、咳嗽痰黏、噁心、大便秘結者。可用於消化道疾病、呼吸道疾病、心血管疾病見有上述表現者。

注意事項

因黃連性寒而苦，易損傷胃氣，所以凡脾胃虛寒而嘔吐、泄瀉者都應忌用。使用黃連時，可參考下面的舌象表現：凡黃連所適宜使用的煩痞同見病症，其舌象可見舌質堅老暗紅、舌苔黃膩而厚，所謂堅老，為其質地蒼老堅斂，舌邊無光澤；相反，若舌質淡紅胖嫩，舌苔薄白或無苔者，黃連就應慎用了。因本品能化燥傷陰，所以不宜久服。近年有報導用黃連素作靜脈滴注而引起死亡者，所以一般不宜用作靜脈注射。

② 黃芩

黃芩為唇形科多年生草本植物黃芩的根。性寒，味苦。原藥材經揀淨雜質，除去殘莖，用涼水浸潤或置開水中稍浸，撈出潤透切片曬乾入藥。以根長，質堅實，棕黃色，斷面不朽者為佳。其新根，色黃堅實，稱為「子芩」，老根色暗褐中空，稱為「枯芩」。

功效

能清熱燥濕、瀉火解毒、止血、安胎。用於濕熱或熱毒所致的黃疸、瀉痢、熱淋、癰腫、瘡毒，及風溫、濕溫等急性熱性病高熱、

藥性歌

黃芩瀉火，功同黃連，止血安胎，其功獨擅。

煩渴等病症。本品含有黃芩苷、漢黃芩苷、黃芩素、漢黃芩素、黃芩新素等。黃芩苷具有降壓、清熱、利尿、鎮靜、抗菌等作用。

主治病症

（1）煩熱：黃芩所主的煩熱，與黃連所主之證大致相似，只是黃芩所治之證的煩熱以手足心煩熱、胸中悶熱為明顯。如伴心煩乾嘔者，多配柴胡、半夏。煩熱而心下痞者，配黃連。煩熱而腹痛、下痢者，配白芍。

（2）熱毒內盛：本品可用於肺火亢盛而咳嗽、心火亢盛而煩躁神昏、肝火亢盛而頭痛暈和目赤痛、膽火亢盛而發為黃疸及少陽病寒熱往來等病症。

（3）熱盛出血：多表現為吐血、衄血、血痢、月經過多、胎動下血等。同時伴有心下痞。其所下之血必黏稠紫紅，其人亦必肌肉堅緊，面紅唇暗，舌質堅老，脈象滑數。每與黃連、梔子等同用。

（4）濕熱內盛：本品能清熱燥濕，能用於因濕熱引起的黃疸、淋證及濕溫病濕邪未盡者。每與黃連、通草、滑石等配合。

（5）胎動不安：本品對胎熱而致胎動不安者有安胎作用，可配合白朮等。

用法用量

本品一般生用，但用於清上焦邪熱時宜用酒炒，用於止血時宜炒炭。條芩清大腸火為佳，枯芩清肺火為佳。入煎劑用5～12克。

簡便方

（1）黃芩湯（《傷寒論》）：黃芩10克，芍藥12克，甘草3

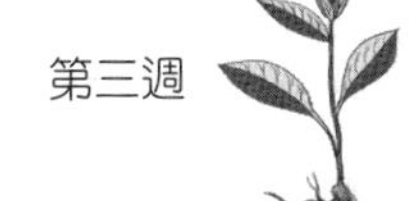

克，大棗6枚，水煎服。主治身熱心煩而腹痛、下痢膿血黏稠或鼻衄者。現代可用於治療濕熱痢疾和出血性疾病屬血熱者。

（2）蒿芩清膽湯（《通俗傷寒論》）：黃芩、青蒿、半夏、枳殼各10克，茯苓12克，陳皮5克，竹茹6克，碧玉散（包煎）10克，水煎服。主治寒熱、胸悶噁心、舌紅苔黃膩者。可用於治療發熱性疾病、膽道感染、胃炎等見有上述表現者。

注意事項

本品苦寒，易傷陽氣，所以平素惡寒、舌淡者慎用。

每日練習

1. 黃連與黃芩的作用和主治病症有何異同？
2. 黃連、黃芩與石膏的性味、功效有何不同？

3

① 黃柏

黃柏為芸香科落葉喬木植物黃皮樹或黃柏除去栓皮的樹皮。又名黃檗、檗皮。性寒，味苦。原藥材經刮淨粗皮，水洗潤透後切片或切絲曬乾入藥。四川、貴州所產者皮厚、色鮮黃，品質較佳，視為道地藥材。

功效

能清熱燥濕，瀉火解毒。用於濕熱瀉痢，黃疸帶下，熱淋，腳氣，下肢痿軟，骨蒸勞熱，盜汗，遺精，瘡瘍腫痛，濕疹瘙癢等病症。本品含有小檗鹼、黃柏酮、黃柏內酯等。黃柏煎劑有顯著的抗菌作用，對血小板有保護而使其不易破碎的作用，並有降壓、降低血糖的作用。

藥性歌

黃柏燥濕，足腫尿赤，淋帶瘡毒，非此莫屬。

主治病症

（1）濕熱諸證：濕熱所引起的黃疸，表現為身黃、發熱而小便不利且黃赤。黃疸有陰陽兩類，陰黃者黃色晦暗如煙熏，並有惡寒身冷，舌淡苔白膩；陽黃者黃色鮮明如橘色，並有身熱汗出、舌紅苔黃膩。黃柏所主者，顯是後者。臨床有無黃疸而汗出衫黃者，若有小便不利而黃，下肢水腫，舌苔黃膩等證，也可作身黃論治。發熱者，主要指身體惡熱，汗多，或皮膚紅腫熱痛；小便不利，指小便量少、黃赤，甚至如紅茶色；小便不利常伴口渴、水腫等證。後世凡身體下部由濕熱所致之病，如陽痿、遺精、淋濁、帶下、經漏、痿痹、便血、瀉痢、痔漏、陰囊濕疹、丹毒流火等病見上述諸症者，使用黃柏者很多。

（2）痢疾：也是由濕熱引起者，表現為裡急後重、大便膿血、身熱煩躁、小便赤澀，多配黃連、秦皮、白頭翁等。

（3）熱毒瘡瘍：本品也有較好的清熱解毒作用，所以對熱毒引起的瘡瘍，如癰腫、丹毒、疔瘡等均可應用。除了可外用外，內服每與黃連、梔子等清熱解毒藥配合使用。

黃連、黃芩、黃柏三味都是苦寒清熱解毒之品，其不同之處在於：黃連善清心、胃之火而除煩；黃芩善清肺火，能止血安胎；黃柏善清腎火及下焦濕熱。也有人歸納為：黃芩清上焦火，

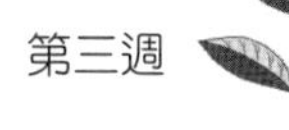

黃連清中焦火，黃柏清下焦火。用以治療下焦腎火之證時，每與知母配伍。

用法用量

本品生用清熱瀉火的作用較強，用酒炒者治療火熱在上者，治療腎中虛火病症用鹽炒者較宜。入煎劑用5～12克。

簡便方

（1）二妙散（《丹溪心法》）：黃柏（炒）、蒼朮（米泔水浸炒）各等分，為細末，每用3～5克，加薑汁2滴，開水調服。主治濕熱走注，筋骨疼痛，或濕熱下注而致足膝無力、紅腫、小便不利而黃，或下焦濕熱而致帶下，或下部濕疹等病症。現代臨床上多用以治療各種感染性疾病、關節炎、皮膚病、痛風等。

（2）白頭翁湯（《傷寒論》）：黃柏10克，黃連5克，白頭翁10克，秦皮12克，水煎服。主治熱利下血，心中煩，欲飲水者。用於治療濕熱性質的痢疾、腸炎。

（3）滋腎丸（《蘭室秘藏》）：黃柏、知母各10克，肉桂5克，研細末，製成丸劑，每次服5克。主治小便不通，身熱汗出，口渴欲飲水者。可用於治療泌尿系統疾病、關節炎。

注意事項

本品苦寒，易傷脾胃陽氣，如素體惡寒、舌淡者慎用。近有報導用本品細末開水沖服出現過敏性藥疹者，使用時應注意。

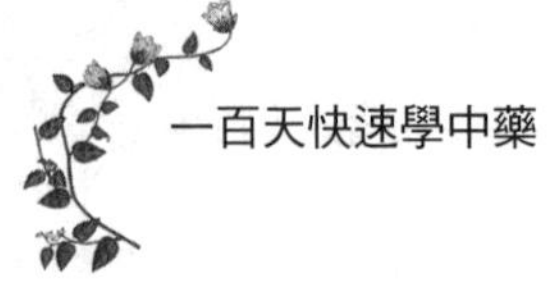

②苦參

苦參為豆科亞灌木植物苦參的根。性寒，味苦。因其味極苦，故名苦參。原藥材經揀去雜質，除去殘莖，洗淨泥土用水浸泡並潤透後，切片曬乾入藥。以根條均勻，不帶根頭，外皮較細者為佳。切片後以片整齊，色黃白者為佳。

功效

能清熱燥濕，祛風殺蟲，利尿。用於濕熱所致的黃疸、瀉痢、帶下、陰癢、小便不利而灼痛等，也用於皮膚瘙癢、蕁麻疹、膿皰瘡、痲風等病症。本品含有金雀花鹼以及苦參鹼。苦參製劑對多種實驗性心律失常有抑制作用，對多種皮膚真菌有抑制作用，尚有抗過敏、抗滴蟲、利尿等作用。

藥性歌

苦參止癢，頑癬勿忘，利水消腫，煩悸可抗。

主治病症

（1）陰癢帶下：陰部瘙癢難忍，並有帶下黃穢，心煩，小便不利，此證多見於皮膚病、陰道炎、糖尿病等，常配黃柏、地黃、地膚子、白鮮皮等。

（2）心煩心悸：即心中有煩熱感，或感心悸，可伴面紅，舌紅，脈數或脈率不齊。近年多製成注射液或片劑使用，治療室性早搏等心律失常。

（3）濕疹頑癬：濕疹瘙癢，流黃水，皮膚增厚，多配白鮮皮、蛇床子、黃柏、明礬、赤芍、地黃等同用。

（4）濕熱水腫：本品有利水作用，治療濕熱所致的水腫、小便不利，每配合車前子、澤瀉、木通等。

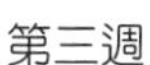

近年用本品治療細菌性痢疾、病毒性肝炎和防治不同原因的白細胞減少，取得較好的效果。

用法用量

本品一般生用，入煎劑用3～10克，水煎服。也有用其製成注射液，多用於病毒性肝炎的治療。

簡便方

（1）治痢散（《醫學心悟》）：苦參10克，葛根15克，赤芍12克，山楂10克，陳皮3克，麥芽12克，水煎服。主治心煩、身熱、下痢。現代在臨床上用於痢疾、腸炎、心腦血管疾病、糖尿病。

（2）止癢煎（經驗方）：苦參、丹參各10克，蛇床子12克，水煎服，藥渣趁熱外洗患處。主治皮膚瘙癢。可用於治療各種濕疹、皮炎。

注意事項

本品味極苦，用之不當能損傷胃氣，或引起嘔吐，所以應避免空腹服用，或在服前用生薑擦舌面。如平素惡寒身冷、舌淡者慎用。本品過量服用會引起中毒，注意用量不可過大。按「十八反」，本品不宜與藜蘆配伍。

每日練習

1. 黃柏和苦參的作用和主治病症有何異同？
2. 黃連、黃芩、黃柏的功效和主治病症有何異同點？

4

① 龍膽草

龍膽草為龍膽科多年生草本植物龍膽草或其變種的根莖和根。性寒，味苦。原藥材揀去雜質，除去殘莖，洗淨潤透後切段曬乾入藥。以條粗長，色黃，殘莖少者為佳。

功效

能清熱毒、瀉肝火、除濕熱。用於濕熱黃疸，陰腫、陰癢，帶下，濕疹，目赤，耳聾，脇痛，口苦，驚風等病症。本品含有龍膽苦苷、龍膽糖、龍膽鹼等成分。龍膽草煎劑在體外有較強的抑菌作用，對中樞神經系統有抑制作用。並有保護肝細胞、促進膽汁分泌、利尿、降壓、抗過敏等作用。

藥性歌

龍膽瀉火，目赤尿濁，大苦大寒，量少勿多。

主治病症

（1）頭痛目赤：本品主要用於肝膽實火引起的目瞼爛，或目中生翳，或頭痛目赤，或目中多眵等證，每配黃連、黃芩、梔子、甘草等。

（2）陰囊腫痛：對於濕熱下注而引起的局部紅腫或瘙癢，或潰爛，胸悶脇痛、小便黃赤或渾濁，每用本品配合柴胡、梔子、黃芩、黃柏等。

（3）熱毒化火：

本品有較強的清熱解毒作用，可用於熱性病中邪熱亢盛化

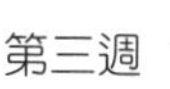
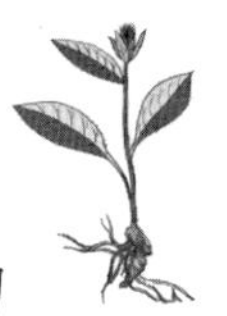

火化毒所致的病症。如肝熱盛而肝風內動引起抽搐者，可配合鉤藤、生地、牛黃等以清熱息風。對火熱內盛引起的頭痛劇烈，或伴嘔吐者，可配合大青葉、板藍根、竹茹等。

本品也常用於治療濕熱引起的黃疸。現代臨床經常用本品治療各類膽囊炎。

用法用量

本品多生用，也有用薑汁浸過，或用酒炒者，意在減其苦寒之性，以減少對胃氣的損害。入煎劑用3～10克。

簡便方

（1）龍膽瀉肝湯（《局方》）：龍膽草、木通各5克，黃芩、澤瀉、車前子、當歸各10克，地黃12克，梔子、柴胡各6克，甘草3克，水煎服。主治脇痛口苦、耳聾耳腫、小便淋濁，陰囊腫痛、頭痛、煩躁、黃疸等。現代臨床上多用於泌尿生殖系統疾病、肝膽病、精神神經系統疾病見有上述表現者。

（2）龍歸散（《飛鴻集》）：龍膽草、當歸各等分，為末，每服6克，溫開水送下。治療眼中漏膿。

注意事項

龍膽草味極苦，不可過量和長期使用。本品有作健胃劑使用，但近有報導，大量用本品會引起消化功能減退，甚則發生頭痛，顏面潮紅，昏眩等不適。平素惡寒身冷、舌淡者慎用。

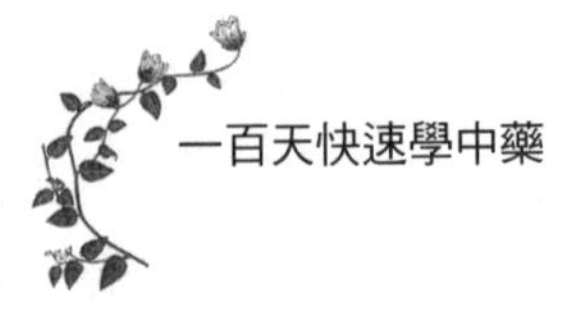

② 玄參

玄參為玄參科多年生草本植物玄參的根，又名元參、黑參。性寒，味苦、甘、鹹。原藥材揀淨雜質，除去蘆頭，洗淨潤透切片晾乾，或洗淨略泡，置籠內蒸透，取出晾至七八成乾，燜潤至內外均呈黑色切片入藥。玄參以皮細性濡、質實體重而體大，內色烏黑油潤發亮者為佳。

功效

藥性歌

玄參苦鹹，解毒散結，瘰鬁咽痛，酌情調劑。

能清熱滋陰，瀉火解毒，涼血。用於熱病傷陰而見舌絳煩渴，溫毒發斑，津傷便秘，骨蒸潮熱，目赤，咽痛，瘰鬁，癰腫瘡毒等病症。含有植物甾醇、玄參素、生物鹼、天門冬素、揮發油、脂肪酸、

維生素A類物質等。對銅綠假單胞菌有較強的抑制作用，其水浸出液、流浸膏等有降低血壓、降低血糖、擴張血管以及強心等作用。

主治病症

（1）淋巴結腫：即瘰鬁，如屬熱毒內蘊，身熱煩躁、出血發斑而淋巴結腫者，配生地；盜汗、咽喉乾燥、疼痛，大便乾結、舌紅而淋巴結腫者，配牡蠣、連翹等。

（2）咽喉腫痛：如屬外感風熱或肺經熱盛所致者，可配牛蒡子、射干、薄荷、白僵蠶等；如為陰虛喉痹，咽喉乾燥、乾咳無痰者，可配麥冬、生地、桔梗、甘草等。

（3）熱毒亢盛諸證：本品具有清熱解毒散結之作用，所以

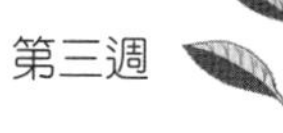

對熱毒鬱結諸證有較好療效。如瘰腫瘡瘍，可配合金銀花、連翹等；對脫疽（血栓閉塞性脈管炎）可配合金銀花、當歸、石斛、甘草等。對熱性病熱毒亢盛而深入營血，見發斑、壯熱、舌絳者，可配合生地、水牛角、大青葉等。

（4）便秘：本品性潤，可用於腸液不足的便秘，每與生地、麥冬等配合。

用法用量

本品多用蒸製過的飲片，也有用生者，入煎劑用10～20克。如用於治療陰虛大便秘結者，用量可至15～30克。

簡便方

（1）玄麥甘桔湯（經驗方）：玄參12克，麥冬10克，桔梗6克，甘草3克，水煎服。主治咽喉腫痛，可用於治療慢性咽喉炎、白喉等。

（2）四妙勇安湯（《驗方新編》）：玄參30克，當歸20克，金銀花30克，甘草10克，水煎服。主治閉塞性脈管炎。

（3）消瘰丸（《醫學心悟》）：玄參、牡蠣各20克，貝母10克，製成丸劑，每服6克，每日2次。主治瘰鬁初起。

注意事項

玄參清熱滑腸，凡惡寒、便溏、腹脹者慎用。

每日練習

龍膽草、玄參在功效和主治病症方面有何異同？

5

清熱解毒藥

① 金銀花

金銀花為忍冬科半常綠纏繞灌木植物忍冬、紅腺忍冬等多種同屬植物的花蕾，又名忍冬花、雙花、二花、銀花等。性寒，味甘。原藥材去除泥土，揀淨雜質，陰乾入藥。宜採集含苞待放的花蕾或初開放者為佳，產於河南者品質好。以花蕾多，色淡，質柔軟，氣清香，無枝葉者為佳。

功效

藥性歌

銀花甘寒，風熱能散，清熱解毒，瘡痢得安。

能清熱解毒、涼散風熱。用於癰腫疔瘡，喉痹，丹毒，毒痢，溫病發熱等病症。本品含有綠原酸和異綠原、酸環己六醇、木犀草黃素、忍冬苷、鞣質等。本品濃煎劑對傷寒桿菌、霍亂弧菌、溶血性鏈球菌的抗菌作用較強，對痢疾桿菌、肺炎雙球菌、白喉桿菌、人型結核桿菌都有抑制作用。本品還有明顯的抗炎和調整機體免疫功能的作用。實驗發現，本品還能與膽固醇結合，從而減少腸道對膽固醇的吸收。

主治病症

（1）瘡癰腫毒：金銀花清熱解毒的作用頗強，是中醫外科的常用藥物。臨床對屬於陽證的瘡毒都可使用本品。所謂陽證，即發病較急而局部紅腫熱痛者。常配伍紫花地丁、連翹、丹皮、赤芍等。

（2）咽喉腫痛：多為急性上呼吸道感染，或急性咽喉炎、扁桃體炎等。伴有頸部淋巴結腫大、發熱等，常配伍連翹、薄荷、桔梗、甘草等。

（3）熱痢便血：熱痢為濕熱之毒蘊結腸道而致，多急性發作，大便中夾有黏液和血液，伴有發熱。舌紅、苔黃膩等，可配伍黃連、黃芩、白芍等。

（4）風熱感冒和溫熱病：本品既能清熱解毒，又有疏散風熱作用，所以對溫病初起邪在肺衛者可與連翹、薄荷、牛蒡子等配合，而在溫熱病邪熱傳裡後本品仍可使用，邪熱在氣分可配合石膏、知母等，邪熱在營血分可配合生地、丹皮等。本品氣味芳香，也可用於暑熱病症，有清熱解暑的作用。

用法用量

本品一般生用，在治療血痢時，也有用炒炭者。入煎劑用12～30克。用於清熱解毒時量較大，可用至30～60克。

簡便方

（1）銀翹散（《溫病條辨》）：金銀花15克，連翹12克，桔梗5克，甘草3克，荊芥、牛蒡子各10克，薄荷5克，竹葉10克，蘆根12克，水煎服。主治感受風熱之邪而發熱、有汗，微惡風，咽喉疼痛，脈數。可用於治療急性上呼吸道感染、感冒、咽喉炎、肺炎等。

（2）回瘡金銀花散（《活法機要》）：金銀花60克，黃芪30

克，甘草10克，水煎服。主治瘡瘍痛甚、色變紫黑。

（3）治乳癰方（經驗方）：金銀花30克，連翹、蒲公英各20克，青皮5克，陳皮10克，甘草3克，水煎服。主治急性乳腺炎。

（4）防上感方：金銀花、貫眾各10克，甘草20克，水煎濃縮成120CC，每日上午用噴霧器噴咽喉部1次，每次1.21CC。預防上呼吸道感染。

注意事項

本品的抗菌作用，水浸劑比煎劑要強，所以在入煎劑時不宜久煎。實驗證明，與連翹同用，其抗菌作用可互補。

② 連翹

連翹為木犀科落葉小灌木植物連翹的果實，又名連軺。性微寒，味苦。原藥材經揀淨雜質搓開，除去枝梗而入藥。果實初熟時採收者稱為「青翹」，以身乾，色綠褐，完整，無枯梗者為佳；如果實成熟後採收者稱為「老翹」，以身乾，色黃，瓣大，殼厚，無枯梗者為佳。

功效

藥性歌

連翹苦寒，清熱解毒，尤善清心，瘡結能散。

能清熱解毒，清心，消癰散結。用於外感風熱或溫病初起，發熱、頭痛、口渴，或用於熱毒蘊結所致的各種瘡瘍癰腫，或瘰鬁結核等病症。本品含有連翹酚、齊墩果醇酸、連翹新苷、維生素P、揮發油等。連翹對金黃色葡萄球菌、志賀痢疾桿菌、溶血性鏈球菌、肺炎球菌、傷寒桿菌等有顯著抑制作用。對病毒和結核桿菌

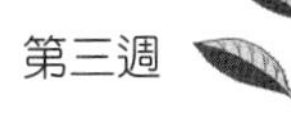

也有抑制作用。齊墩果醇酸有強心、利尿作用、維生素P有增強毛細血管的抵抗力。實驗還提示本品有解熱、鎮吐、利尿、降壓等作用。

主治病症

（1）瘰鬁：即淋巴結腫，多為淋巴結結核，多伴有身熱、盜汗等，配伍夏枯草、牡蠣、貝母、玄參、柴胡、鬼箭羽、甘草等。

（2）癰腫瘡毒：因本品有清熱解毒作用，所以對癰腫瘡毒在局部紅腫熱痛，膿未成之際，可配伍赤芍、丹皮、金銀花等。配合蒲公英、川貝等可治療乳癰、乳核。也可與其他清熱解毒藥配合研成細末外用。

（3）風熱證：風溫初起，發熱汗出，咽喉疼痛，頭昏心煩、咳嗽，可配伍金銀花、梔子、薄荷等。

（4）心火諸證：本品善能清心火，所以對溫熱病邪內陷心包後所出現的煩躁，甚至神昏譫語，每配合麥冬、竹葉心、蓮心等清心之品。對於心火上亢所致的口舌生瘡也可與生地、竹葉、木通、甘草等配伍使用。本品也能治療心移熱於小腸所致的熱淋，小便不利而澀痛之證。

用法用量

本品一般生用，若治療心火者，以用連翹心為好。入煎劑用10～20克。

簡便方

（1）連翹飲（《類證活人書》）：連翹12克，防風10克，甘草3克，梔子10克，水煎服。主治小兒一切熱證。如身熱盜汗、瘡毒、鼻血、咽痛、煩躁等。

（2）連翹湯（經驗方）：連翹、玄參各12克，黃芩、柴胡各10克，甘草3克，水煎服。主治頸部、腋下淋巴結腫。

注意事項

本品具苦寒之性，平素脾胃虛寒而見舌淡、身寒、便溏者慎用。如癰腫已潰破而膿清稀色淡者，屬虛證，不宜用本品。

每日練習

1. 金銀花與連翹的功效與主治病症有何異同？

2. 金銀花、連翹這兩味清熱解毒藥與清熱瀉火藥的主治有何相同處？

第四週

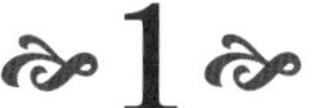

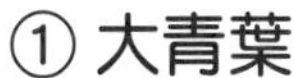① 大青葉

大青葉是十字花科兩年生草本植物菘藍，或馬鞭草科落葉灌木植物路邊青，或蓼科一年生植物蓼藍，或爵床科多年生灌木狀草本植物馬藍的葉片，又名大青。性寒，味苦、鹹。本品採收曬乾後即可入藥。以葉片完整，色灰綠，無雜質者為佳。

功效

> **藥性歌**
> 大青板藍，清熱力專，解毒療瘍，亦治痢疸。

能清熱解毒，涼血消斑。用於溫熱病邪熱深入營血後，高熱，發斑疹，舌紅絳或紫絳者，或用於黃疸，熱痢，痄腮，丹毒，癰腫等病症。實驗證明，蓼藍有解熱、抗炎、降低毛細血管通透性、增加白細胞吞噬能力等藥理作用。路邊青對金黃色葡萄球菌、鏈球菌、腦膜炎球菌等均有一定的抑制作用。而不同大青葉所含有的類似靛苷樣物質都具有一定的抗病毒活性，有退熱抗炎和調整體內免疫功能的作用。

主治病症

（1）各種溫熱病：本品因其有較好的清熱解毒作用，所以對於外感溫熱病見有熱毒者均可投用。如在溫病初起時，常與金銀花、連翹、牛蒡子等辛涼解表藥同用；而在邪熱深入營血後，又可與水牛角、生地、丹皮等清熱涼血藥同用。

（2）各種熱毒腫瘍：本品對身體各處發生的熱毒腫瘍均能使用，如丹毒、痄腮、口瘡、咽喉腫痛等，可單用，也可與其他清熱解毒藥配合使用，或用本品搗爛後外敷用。

（3）濕熱性黃疸、痢疾：本品對於濕熱性疾病而熱毒較盛者，也常使用。如濕熱引起的黃疸（包括病毒性肝炎、膽囊炎、急性膽管炎等），痢疾便下膿血等病症。

用法用量

本品一般生用，多入煎劑，用10～15克，如單用或用鮮品，量可增大到30～60克。近年來，本品已製成沖劑、片劑、注射液等多種新劑型，使用較為方便。

簡便方

（1）大青湯（《痘疹心法》）：大青葉、玄參、生地、石膏、知母、木通、地骨皮、荊芥、甘草、淡竹葉各適量，水煎服。治療麻疹熱毒過盛而疹色太紅，或微發紫，或發出太甚者。

（2）大青湯（《聖濟總錄》）：大青葉、升麻、大黃（銼，炒）各60克，生地（切，焙）90克，研細末，每次用6克，水煎服。治療咽喉唇腫，口舌糜爛，口苦面熱。

（3）大青丸（《聖濟總錄》）：大青葉、大黃（銼，炒）、梔子（去皮）、黃芪（制）、升麻、黃連（去鬚）各30克，朴硝60克，研細後煉蜜為丸，如梧桐子大，每次服30丸，用溫開水送下。治療腦熱耳聾。現代可用於各種感染性疾病熱毒內盛者。

注意事項

本品毒性很低，臨床上很少發現有明顯的副作用，但少數患者在用藥後可能出現噁心、嘔吐等消化道不適的症狀。

② 蚤休

蚤休為百合科多年生草本植物七葉一枝花或雲南重樓及其他多種同屬植物的根莖，又名七葉一枝花、重樓、重台、草河車等。性微寒，味苦，有小毒。以乾燥，無泥鬚者為佳。

功效

能清熱解毒，涼肝定驚。用於各種熱毒癰腫，毒蛇咬傷，肝經熱盛動風抽搐等病症。本品含有皂苷，對多種病原細菌有抑制作用，並有鎮靜、鎮痛和抗組胺等作用。

藥性歌

蚤休苦寒，熱毒清散，能解蛇毒，息風涼肝。

主治病症

（1）熱毒癰腫：本品能清熱解毒，善治外科熱毒諸證，如各種癰腫疔瘡、咽喉腫痛、一切無名腫毒，見紅腫熱痛者均可使用。近年也常用於治療病毒性肝炎和其他感染性疾病，可單用，也常與蒲公英、紫花地丁、金銀花、連翹等清熱解毒藥配伍。

（2）毒蛇咬傷：本品能解蛇毒，如屬毒蛇咬傷輕證，可用本品內服並外敷，如火熱勢盛者，可配合大黃、紫花地丁等。

（3）肝熱抽搐：本品能清肝熱而定痙厥，可用於熱性病高熱抽搐者，多配合鉤藤、龍膽草、地龍等以清熱而平肝風。

用法用量

本品內服一般生用，也可研末外用。入煎劑用5～15克，用於丸散劑中酌減。

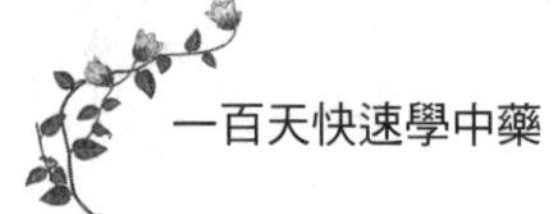

簡便方

（1）重台草散（《聖惠方》）：蚤休、木鱉子（去殼）、半夏各30克，共研細為末，臨用時用濃醋調後外用。治療局部突然紅腫之證。

（2）治脫肛方（經驗方）：蚤休用醋磨汁，外塗患處後，用紗布壓送復位，每日可用2～3次。治療脫肛。

注意事項

本品性苦寒，易損傷陽氣，所以元氣虛者慎用。還有人提出，如屬熱傷營血而致吐血衄血者忌用本品。

每日練習

1. 大青葉的主要功效和主治病症是什麼？與蒲公英有何異同？
2. 蚤休與大青葉的功效及主治病症有何異同？

2

① 魚腥草

魚腥草為三白草科多年生草本植物蕺菜的全草，又名蕺菜，因其有一種強烈的魚腥氣，所以名魚腥草。性寒，味辛。本品洗淨曬乾即可供藥用，以葉多，色綠，有穗，魚腥氣濃者為佳。

功效

能清熱解毒，消癰排膿，利尿通淋。用於肺癰吐膿痰，咳喘，熱痢，熱淋，癰腫瘡毒等病症。本品含揮發油，其中主要是魚腥草素（癸醯乙醛），對多種致病細菌和鉤端螺旋體等有較強的抑制作用，並能增強白細胞的吞噬作用。本品所含的槲皮苷有利尿作用，煎劑作動物實驗有止咳作用。

藥性歌

魚腥草辛，熱毒能清，肺癰要藥，療瘡亦靈。

主治病症

（1）肺熱咳嗽、肺癰：本品善能清肺，所以可治療痰熱壅肺引起的咳嗽痰黃之證，也是治療肺癰的主藥。可配合桔梗、桑白皮、浙貝母、黃芩、蘆根等。魚腥草注射液被廣泛用於各種肺炎。治療肺癰也可用鮮草搗汁服。

（2）熱毒瘡腫、濕熱化毒諸證：本品可用於熱毒引起的癰腫、痔瘡，也可治療蛇蟲咬傷。對濕熱較盛而致濕疹瘙癢、婦女陰癢及肛門部位的腫痛和瘙癢等證也多用之。可內服，也可用鮮草搗敷，或煎湯外洗。

（3）水濕內停：本品有利尿作用，所以對水腫、淋證可用以利尿，加上又具清熱作用，所以對於邪熱與水濕互結之證尤為適用。可配合車前子、豬苓、木通同用。

用法用量

本品一般生用。入煎劑用10～30克。但因本品的主要成分是揮發油，所以不宜久煎，以免散失。如用鮮品或單用，用量可加倍。

簡便方

（1）治肺癰方（《滇南本草》）：魚腥草側柏葉天花粉各等分，煎湯頻服。治療肺癰吐膿吐血。

（2）清肺散（《江西草藥》）：魚腥草、厚朴、連翹各9克，研末，另用桑枝30克煎水沖服藥末6克。治療病毒性肺炎、感冒、支氣管炎。

注意事項

本品對各種虛證不宜投用。另外，近有用本品製成注射液者，但有引起過敏性休克或藥物性皮炎、末梢神經炎的報導，應予注意。

② 白頭翁

白頭翁為毛莨科多年生草本植物白頭翁的根，因其根頭部有密生的白色茸毛如老翁的白髮，所以名為白頭翁。性寒，味苦。本品在春秋季採收，除去葉和花莖鬚根，保留根頭白茸毛，洗淨曬乾即可。以質堅硬而脆，無雜質，根頭部有密生的白色茸毛者為佳。

功效

藥性歌

白頭翁苦，熱痢為主，殺蟲止癢，瘰鬁可除。

能清熱解毒，涼血止痢，殺蟲。用於熱毒血痢，陰癢帶下等證。本品含毛莨苷、白頭翁素、三萜皂苷等。其煎劑及毛莨苷在體外和體內均能抑制阿米巴原蟲的生長。所含的原白頭翁素在體外實

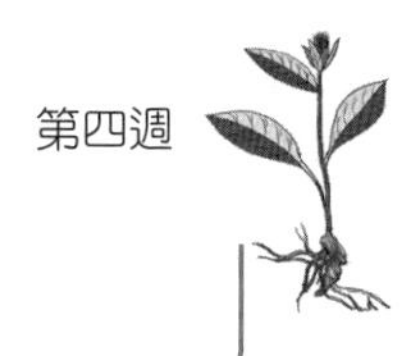

驗中對多種細菌有較強的抑制作用。

主治病症

（1）熱毒痢疾：本品善清大腸濕熱蘊毒，常用於因腸中濕熱較盛引起的痢疾。在臨床上多配合黃連、黃柏等，對於細菌性痢疾和阿米巴痢疾均有較好的療效。

（2）瘰鬁癰腫：因本品有較好的清熱解毒作用，所以可廣泛用於熱毒引起的瘰鬁、癰腫等病症。可單用，也可與其他清熱解毒藥配合。對於痔瘡腫痛、瘰鬁破潰等證，可搗敷局部。

（3）諸蟲疾：本品具有殺蟲作用，可用於婦女陰道滴蟲所致的白帶、陰癢，也可用於禿瘡。多用本品煎湯外洗。

用法用量

本品一般生用，入煎劑用9～15克，也可搗爛外用，或煎湯外洗。

簡便方

（1）白頭翁湯（《金匱要略》）：白頭翁12克，黃連、黃柏、秦皮各9克，水煎服。治療熱痢，便下膿血較多，裡急後重者。

（2）白頭翁散（《聖惠方》）：白頭翁15克，黃連75克，酸石榴皮30克，共研粗末每用3克，水煎服，不拘時服。治療小兒熱毒下痢如魚腦。

注意事項

本品性寒，故對寒濕痢或久痢虛寒者不宜使用。新鮮藥品因所含的原白頭翁素有毒，所以不僅對皮膚有刺激，而且用量較大時還會引起中毒。如乾燥久貯，其中所含的原白頭翁素可聚合成白頭翁素，毒性大為降低，一般很少有副作用。所以本品一般不宜用鮮品內服。

每日練習

1. 魚腥草、白頭翁在功效、主治病症方面有何異同？
2. 請總結一下已學過的能治療痢疾的藥物的性味、功效。

3

清熱涼血藥

① 生地

生地為玄參科多年生草本植物地黃的地下塊莖，又名細生地。性寒，味甘、苦。本品鮮用稱為鮮生地，烘焙乾而成為乾地黃。以體質重，較軟，斷面烏黑油潤，味微甜者為佳。

功效

能清熱涼血，潤燥生津。主要用於熱性病陰傷，舌紅絳，煩渴，

藥性歌

生地甘涼，生津最良，清熱涼血，止血力強。

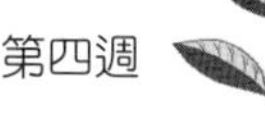

內傷雜病骨蒸勞熱，內熱消渴，吐血、衄血，發斑發疹。本品含甘露醇、多種多糖及胺基酸、地黃素、生物鹼等。其乙醇提取物對麻醉動物有降血壓和促進家兔血凝的作用。有報導本品能降血糖。

主治病症

（1）溫病熱入營血證：本品能清血熱，對於溫熱病邪入營血分後所出現的身熱夜甚，煩躁譫語，發斑疹，舌紅絳者，每配合赤芍、丹皮、水牛角、玄參、麥冬等涼血養陰藥。

（2）血熱出血證：本品既能涼血，又能止血，所以可用於因血熱妄行引起的吐血、衄血、便血、尿血和婦女崩漏等病症。可單味煎湯，也可用鮮生地搗汁服用。

（3）陰虛諸證：本品善能養陰生津，對於各種陰虛內熱之證和熱病陰傷之證都能適用。肺胃陰虛者多配合麥冬、北沙參、玉竹等；腸道陰虛者多配合玄參、麥冬等；肝腎陰虛者多配合麥冬、阿膠、白芍等；陰虛內熱者多配合地骨皮、鱉甲、青蒿、白薇等。

用法用量

本品生用有清熱涼血、養陰生津的作用，如用新鮮者，則涼血養陰的作用更強。如用薑汁製過，則可減輕其滋膩之性，如用酒製，則可減輕其礙胃之弊。入煎劑用10～15克，或用鮮品搗汁服。如用於腸液虧虛而便秘者，或關節痹痛者，可用至50克以上。

簡便方

（1）增液湯（《溫病條辨》）：細生地、麥冬各24克，玄參30克，水煎服。治療溫病後期陰液虧虛而不大便者。

（2）地黃散（《聖惠方》）：乾地黃、黃芩、白芍、當歸各30克，炒阿膠、伏龍肝各60克，為細末，每用6克以糯米湯調服。治療虛勞吐血。

（3）生地茅根粥：鮮生地50克，鮮白茅根150克，加水煎汁去渣，加粳米100克煮粥服。治慢性腎炎、腎病綜合症身水腫者。

注意事項

本品性寒而滋膩，凡脾虛大便泄瀉，胃虛飲食不香，痰濕內盛者均應慎用或忌用。

② 牡丹皮

牡丹皮為毛茛科落葉小灌木牡丹的乾燥根皮，又名丹皮。性微寒，味苦、辛。原藥材經揀去雜質，除去木心，潤透切片晾乾入藥。以條狀皮厚、粉性較足者為佳，安徽銅陵鳳凰山所產者品質最佳，奉為道地藥材，稱為鳳丹皮。

功效

能清熱涼血、活血化瘀。用於溫毒發斑，血熱妄行，吐血、衄血，夜熱早涼，無汗骨蒸，經閉痛經，癰腫瘡毒，跌仆傷痛等病症。本品含有牡丹酚原苷、牡丹酚、牡丹酚苷、芍藥苷、揮發油等。實驗研究證實其能透過抑制血小板聚集而達到抗凝作用，對纖溶酶有顯著抑制作用。並有鎮靜、解痙、止痛、降壓、興奮子宮以及擴張冠狀動脈和下肢動脈等作用。

藥性歌

丹皮苦辛，血熱能清，療諸瘡毒，活血通經。

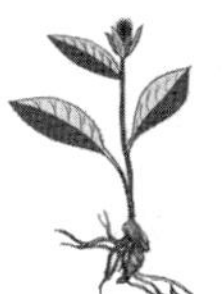

主治病症

（1）少腹痛而出血者：少腹部按之較硬且疼痛，其出血多為下部出血，如便血、尿血，尤其是與婦人的月經有關，或崩中，或漏下。此證多見於結腸疾病、婦科疾病的月經不調、盆腔炎、附件炎、婦科腫瘤以及男子前列腺病等。據臨床經驗，適用丹皮劑者，大多羸瘦而膚色暗紅，少腹經常疼痛，女性則多月經不暢，多血塊、少腹痛，其舌質多暗紅堅老。

（2）瘡癰腫毒：適用於膿未成之際，其色暗紅，時時發熱，腹中按之硬或疼痛。如腸癰，配大黃、桃仁、芒硝；如瘡毒，則配連翹、金銀花、白芷、赤芍藥、梔子等。如面瘡，配柴胡、梔子、當歸、芍藥、薄荷等。

簡便方

（1）大黃牡丹皮湯（《金匱要略》）：丹皮、大黃、芒硝各10克，桃仁15克，冬瓜子30克，水煎服。主治腸癰。可用於闌尾炎及其他的腹腔化膿性疾病。

（2）桂枝茯苓丸（《金匱要略》）：丹皮、桂枝各10克，桃仁15克，茯苓、芍藥各12克，水煎服。主治少腹部疼痛，或有包塊，頭痛昏暈、失眠、煩躁、心悸，肌膚甲錯者。可用於月經不調、痛經、子宮炎、附件炎、子宮肌瘤、不孕症、習慣性流產等婦科疾病及前列腺肥大、闌尾炎等。

注意事項

本品有特殊香氣，服煎劑極易作嘔，胃氣虛弱、食欲不振者慎用。

③ 赤芍

赤芍為毛莨科多年生草本植物芍藥、草芍藥或川赤芍藥的根，又名赤芍藥。性微寒，味酸、苦。原藥材經揀淨雜質，水洗浸泡後撈出晾至潤透，切片曬乾後入藥。以根條粗長，外皮易脫落，皺紋粗而深，斷面白色，粉性大者為佳。

功效

藥性歌

赤芍苦酸，涼血功專，兼能化瘀，肝火得散。

能清熱涼血、活血止痛。用於溫邪入營血，身發斑疹，發熱舌絳，或血熱而吐血、衄血，經閉，痛經，肝火上亢而目赤腫痛等病症。本品含有赤芍甲素、赤芍乙素、苯甲酸、牡丹酚、芍藥苷、棕櫚酸等。有鎮靜鎮痛作用，尤其對緩解腸痙攣引起的腹痛有明顯的作用。能促進機體對炎性物質的吸收，使病變部位腫脹減輕，病灶局限化。在體外對多種病菌有抑制作用。

主治病症

（1）血痢腹痛：其便下血紫黑，腹痛難忍，可配黃連、黃柏等。

（2）瘀血阻絡證：如中風偏癱，配黃芪、葛根、紅花、川芎等。如下肢拘攣疼痛，配甘草、牛膝。瘀血證的客觀指證主要為舌質紫暗、皮膚粗糙。每用本品治療肝纖維化，近年有用其大劑量治療肝硬化者。

（3）肝火上亢：本品可用於肝火上亢而引起的目赤腫痛，頭痛等病症。可與夏枯草、龍膽草等清肝藥配合。

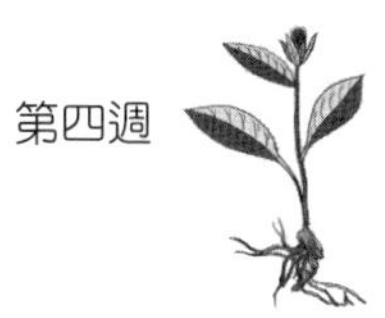

用法用量

本品一般生用，為減輕其寒涼之性，也有用炒赤芍者。如治婦女月經病，每用醋炒，以增加其瀉肝活血之力。入煎劑用6～15克，有重用至60克以上者。

簡便方

（1）赤芍藥散（《聖惠方》）：赤芍藥15克，黃柏10克，水煎服。主治赤痢，腹痛不可忍。

（2）補陽還五湯（《醫林改錯》）：黃芪100克，赤芍15克，當歸、地龍、川芎、桃仁、紅花各10克，水煎服。主治中風後，半身不遂。

（3）活血止暈方（經驗方）：赤芍、葛根各20克，白朮12克，川芎10克，水煎服。主治頭暈、項背強痛。可用於腦供血不足、腦動脈硬化、頸椎病、高血壓等病而引起的眩暈。

注意事項

體內無瘀滯者，及舌淡、肌肉鬆軟者慎用。

每日練習

1. 生地、水牛角的功用和主治病症有何異同之處？
2. 牡丹皮、赤芍在涼血的同時還有什麼作用？

4

清虛熱藥

① 青蒿

青蒿為菊科一年生草本植物黃花蒿或青蒿等其他同屬植物的地上部分，又名草蒿。性寒，味苦、微辛。原藥材揀去雜質，洗淨水潤，切段曬乾入藥。通常以質嫩，葉多，色綠，清香氣濃者為佳。

功效

藥性歌

青蒿退熱，截瘧為先，寒熱起伏，必有效驗。

能清熱解暑，抗瘧，退虛熱。用於暑邪發熱，陰虛發熱，表現為寒熱往來，或夜熱早涼，骨蒸勞熱，及濕熱黃疸等病症。本品含有揮發油，有青蒿酮、異蒿酮、左旋樟酮、側柏酮、桉油素、丁香烯及其他半萜衍生物組成。其中含有一種有過氧基團的倍半帖內脂一青蒿素，為抗瘧主要成分。其水浸液對某些皮膚真菌有抑制作用。

主治病症

（1）虛熱諸證：本品善清虛熱，所以對外感溫熱病後期虛熱未淨而夜熱早涼，熱退無汗，或內科雜證中陰虛火旺引起的骨蒸

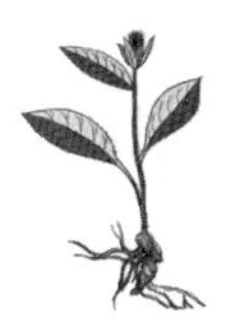

勞熱，下午潮熱等證較為適用。可單用，也可與地骨皮、知母、生地等配合。

（2）暑熱濕熱諸證：本品既能清熱，又具芳香之氣，有化濕之效，所以對暑熱和濕熱之證較為適用。如對暑熱引起的發熱汗出，或小兒暑季發熱證，經常用本品配合西瓜翠衣、金銀花等；對濕熱引起的發熱，經常配合藿香、佩蘭、滑石等。

（3）往來寒熱或寒熱起伏：這類發熱中醫學認為邪在少陽，如某些溫熱病和瘧疾等可見，多配黃芩、半夏、竹茹、藿香等。近年從本品中提取的青蒿素對於治療惡性瘧疾有獨特的療效。

本品還可用於治療皮膚瘙癢、濕疹等皮膚病，可內服，也可煎湯外洗。

用法用量

本品多生用，入煎劑用5～12克。但如用於治療瘧疾，鮮品每日用量多達200克以上，因水煎後其抗瘧成分會破壞，可用之絞汁服。

簡便方

（1）青蒿鱉甲湯（《溫病條辨》）：青蒿12克，知母10克，鱉甲、生地各15克，丹皮5克，水煎服。主治瘧疾或溫病後期陰傷餘熱內伏所致的暮熱朝涼。

（2）蒿芩清膽湯（《通俗傷寒論》）：青蒿、茯苓各12克，黃芩、半夏各10克，枳殼、陳皮各5克，竹茹6克，碧玉散15克，水煎服。主治發熱不解，微惡寒而發熱，有汗不解，頭重肢倦，胸悶痞滿者。多用於治療膽道感染、泌尿道感染、夏季感冒等。

② 地骨皮

地骨皮為茄科落葉灌木枸杞或寧夏枸杞的根皮，又名枸杞根皮。性寒，味甘。原藥材揀去雜質及木心，略洗曬乾切段入藥。以塊大，肉厚，無木質心者為佳。

功效

能清熱涼血，退虛熱，清肺降火。用於陰虛發熱，骨蒸潮熱，盜汗，肺熱咳嗽，咯血，衄血，內熱消渴等病症。本品含有蜂花酸、亞油酸、β穀甾醇、甜菜鹼等。其製劑能使家兔的血糖降低，又能擴張血管，有中等度降壓作用。其水醇提取物有退熱作用。另外，還有抗過敏、抗炎等作用。

藥性歌

地骨皮甘，止渴除煩，善清虛熱，能止盜汗。

主治病症

（1）咳血：指因肺熱或肺陰虛而火旺發生的咳嗽咯血，多伴有咳嗽氣喘、低熱不退，盜汗等。可根據虛實不同，分別與桑白皮、黃芩、麥冬、百合、玉竹等配合。

（2）陰虛發熱：病症表現參青蒿，特別適用於虛熱而有盜汗者。多與青蒿、銀柴胡、胡黃連等配合。

（3）內熱消渴：可見於糖尿病和某些內科雜病，表現為口渴多飲、消瘦。臨床上每配天花粉、麥冬、石膏、生地等。

用法用量

本品一般生用。入煎劑用10～15克。

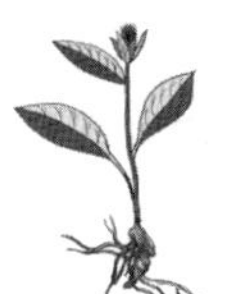

簡便方

（1）瀉白散（《小兒藥證直訣》）：地骨皮、桑白皮各12克，甘草3克，水煎服。主治小兒肺熱，氣急咳嗽，痰中帶血。現代臨床多用於治療氣管炎，咳劇而痰少者。

（2）地骨皮飲（《聖濟總錄》）：地骨皮、麥冬各12克，天花粉、蘆根各15克，大棗7枚，水煎服。主治消渴日夜飲水不止。可用於治療糖尿病。

注意事項

本品性寒，平素脾胃虛寒而見舌淡、身寒、便溏者慎用。本品在製成注射液作靜脈注射時，如給藥速度過快，會引起血壓急劇下降而發生危險，應予注意。

每日練習

1. 青蒿、地骨皮的功效和主治病症有何異同？

2. 清虛熱藥所治的發熱病症與清實熱藥物所治療的病症有何不同？

5

瀉下藥

瀉下藥是指能引起腹瀉，或能滑潤腸道促使排便的藥物。

凡是有大便秘結、腸道內積滯停留、體內水飲或瘀血蓄積者，都要用通下大便的治療方法，所用的藥物就是瀉下藥。

根據瀉下藥的作用和適應證不同，把瀉下藥分為三類：一、是攻下藥，這類藥物性味多苦寒，也有少數屬辛熱性質。其通下大便的力量較強，除了可使大便排出外，還多兼有清熱瀉火等作用。二、是潤下藥，其多為味甘質潤，多油脂的藥物。能透過潤滑大腸而使大便得以排出，排便作用較為平和。三、是逐水藥，這類藥物多苦寒有毒，瀉下的作用較為峻猛，一般在服後會引起劇烈的腹痛，會排出水樣大便，有的兼有利小便作用，所以用本類藥後，可使體內的積水從大小便排出體外，主要用於治療腹水、胸水和水腫較重的病症。

瀉下藥在使用時應注意以下幾方面的問題：一、是這類藥物除了部分潤下藥性質較平和外，多數藥力較猛，所以對於正氣不足或久病體虛者應慎用。本類藥物中有一些能活血，所以在婦女月經期、胎前產後都應忌用或慎用。二、是對於陽氣和腸液不足引起的便秘，特別是老年和病後的便秘，不能濫用攻下大便的藥物，應針對引起便秘的原因用藥。三、是使用通下大便的治法，要根據病情進行適當的配伍。如熱結便秘者，可配伍清熱瀉火藥；寒積便秘者，應配伍溫裡藥；如因濕熱積滯結於腸道者，應配伍清化濕熱藥；如兼有瘀血而形成熱瘀者，可配伍活血化瘀藥；如兼有正氣不足者，應配伍扶正藥等。在使用瀉下藥時，還經常配伍行氣之品，因氣行則腸道內大便也易行。四、是用本法時應有一定的經驗累積，否則會引起一些不良後果，初學者應謹慎使用。

① 大黃

大黃為蓼科多年生草本植物掌葉大黃、唐古特大黃及藥用大黃的根莖，因其切面色黃棕，且服後尿色發黃，所以稱為大黃；又因其作用猛烈，祛邪有力，所以又名將軍。本品主產於四川，所以還稱為川軍。性寒，味苦。原藥材經清水洗淨，撈起蓋濕布潤透後，切片曬乾入藥。四川的南大黃產量較大，為通用正品，故有川大黃之稱。但道地藥材應推青海所產的西寧大黃，其表面呈黃棕紅色，可見到類白色菱形的網狀紋理，有灰白色薄壁組織與棕紅色射線交錯而成，內部花紋排列整齊，極似緞面的織錦，故名錦紋大黃，療效佳而無副作用，為大黃中的珍品。

功效

藥性歌

大黃苦寒，攻逐熱積，活血止血，亦治疸痢。

能攻積導滯、瀉火通便、清熱活血。用於實熱便秘，積滯結於腸道，腹痛，大便不爽，濕熱黃疸，血熱出血，目赤咽痛，腸癰和各種外科癰腫瘡瘍，瘀血經閉和痛經，跌打損傷，外用能治療燙傷和多種熱毒癰腫。大黃的主要有效成分為蒽醌衍生物，包括大黃酚、蘆薈大黃素、大黃酸、大黃素、大黃素甲醚等，此外還含有鞣質。大黃能刺激大腸，增加其推進性蠕動而促進排便。大黃有較強的抗菌作用，對病毒、真菌也有抑制作用，大黃還有解痙、利膽、降血脂、降血壓、止血、抗腫瘤等多種作用。

主治病症

（1）熱結便秘：本品有蕩滌腸道積滯的作用，因其性寒，對實熱便秘較宜。其臨床表現為腹滿痛而大便不通，或泄下臭水而腹痛更甚，按之腹部有充實抵抗感，重壓之下患者可感到腹部不快的壓痛感和脹痛感，同時患者多有煩熱，或面紅目赤，或胡言亂語，或多言聲高，或身熱多汗，或身輕好動，等等，此證即裡實熱證。熱結在裡，非大黃攻裡通下不能解除。對此證的治療還應視其伴有的其他症狀而配伍其他藥物：如腹脹滿痛，視之如覆瓦，按之硬痛者，必配枳實、厚朴；身熱汗出，大便五六日不解，腹部板實，按之累累如卵石，口乾舌燥者，必配芒硝；心下至少腹部硬滿而痛，手不可近者，配甘遂；身熱口乾膩，全身黃疸，腹微滿者，配梔子、茵陳；少腹急結，其人如狂，配芒硝、桃仁；心下痞、吐血衄血，配黃連、黃芩等。

另外，對正氣不足者，如已有熱結形成，在使用本品時可配伍扶正之品，以攻邪而不傷正：如腸道陰液不足者，配伍生地、玄參、麥冬等；如氣血不足者，可配伍人參、當歸等；如兼脾陽不足而證屬寒積便秘者，應與附子、乾薑等溫陽藥配伍。

（2）火熱內盛諸證：本品具有較強的清熱解毒作用，特別適宜用於火熱上炎的病症，如頭痛目赤，咽喉腫痛，齒齦腫痛，口舌生瘡等，如伴有便秘則更宜用本品。可單用，也可與其他清熱解毒藥配合，如肝膽火盛者配合龍膽草、生地、梔子、夏枯草等；肺火旺者，配伍石膏、桑白皮、魚腥草等。另外，對熱毒所引起的癰腫瘡瘍、燒燙傷等，也有很好的療效。

（3）濕熱諸證：本品也能清化濕熱，所以可用於濕熱黃疸、淋證及濕熱痢疾等病症。如治療黃疸時，可與梔子、茵陳、黃柏等配伍；治療淋證時，可與木通、車前子、瞿麥、甘草等配伍；治療痢疾時，可單用，也可與其他清利濕熱藥配伍。

（4）瘀血內結：本品有較強的活血化瘀作用，廣泛用於各種瘀血病症。如產後瘀血凝滯腹痛，或月經不下，腹滿而痛，或跌打損傷，瘀血停滯經絡，可以導致腹痛、腰痛、少腹部按之硬痛，其人多精神不安，或煩躁，或言語錯亂，或臥起不安，此時可用大黃與活血化瘀的桃仁、丹皮、赤芍、紅花等配合以破血行瘀。

（5）血熱妄行：本品既能清血熱，又有止血作用，所以對因血熱而引起的各種出血病症較為適用，加上本品又能活血化瘀，所以能止血而不留瘀。可單用，也可與其他涼血止血藥配合使用。近年來，單用大黃粉治療上消化道出血，取得較好的療效。

總之，本品在臨床上的適用範圍相當廣，其瀉下、清熱、活

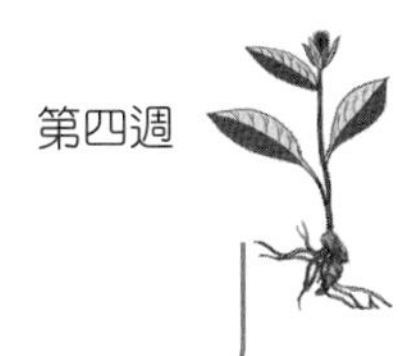

血、止血等作用又是互為聯繫的。

用法用量

大黃的作用隨著炮製方法的不同而改變，如需發揮其攻下通便的作用，當用生大黃；如主要用於清熱或活血化瘀，而不必以通大便為目的者，多用製大黃；如用於清頭面部的火熱證，可用酒製大黃；如用於止血，可用大黃炭。入煎劑可用5～10克，如屬熱毒或熱積重證，可加大用量。如用於丸散劑內，每次用2～3克。生大黃入煎劑，有後下、同煎、先煎的不同。如用於瀉下，不宜久煎，多須後下，因煎煮時間過長，其瀉下作用減弱。如用於清熱，則可同煎。近年來，製成了大黃注射液，據說可消除口服引起的胃內不適感，且無瀉下作用。其他製劑還有片劑、糖漿等。

對於大黃的用量，應根據不同炮製方法、使用方法、所治病症和不同配伍靈活掌握。一般入煎劑用3～15克，如用於攻下腸道熱結，可用至15～30克。如用開水泡汁或吞服大黃末，用量宜減，每次服1克左右便能使大便稀溏，便次也可增加。大黃後下者，其攻下作用較強，用量當減。製大黃攻下作用弱於生大黃，用量應適當增加。大黃每次煎服1克或粉劑用0.3克以下則無明顯瀉下作用。大黃炭瀉下作用弱，用作止血止痢，用量為5～10克。

簡便方

（1）大黃甘草湯（《金匱要略》）：大黃6～12克，甘草3克，水煎服。主治便秘而腹硬者。可用於治療習慣性便秘者。

（2）小承氣湯（《傷寒論》）：大黃、枳實、厚朴各10克，水煎服。主治身熱汗出、譫語、腹痛脹滿，便秘、舌苔黃膩而厚，脈滑數有力者。可用於治療病毒性肝炎、膽道感染、胃腸手術後腸脹氣、頑固性呃逆、腸梗阻等病見有腸道熱結表現者。

（3）大柴胡湯（《傷寒論》）：大黃、柴胡、枳實、黃芩、半夏各10克，芍藥12克，生薑3片，大棗6枚，水煎服。主治往來寒熱、嘔而心下煩，按之心下滿痛、大便不通者。現代臨床上主要用於治療急性膽囊炎、急性胰腺炎等。

（4）桂枝加大黃湯（《傷寒論》）：大黃6～10克，桂枝10克，芍藥15克，甘草3克，生薑3片，大棗8枚，水煎服。主治腹痛、便秘而自汗、氣上沖者。現代多用以治療痢疾、頑固性蕁麻疹等。

（5）瀉心湯（《金匱要略》）：大黃、黃芩各6克，黃連3克，水煎服。主治煩熱、心下痞痛、吐血衄血、舌紅苔黃者。可用於治療急性感染性疾病、上消化道出血、肺出血、鼻衄、高血壓病、腦溢血、腦血栓形成、高脂血症、尋常性銀屑病、新生兒黃疸、五官科急性炎症、外科瘡瘍腫毒等。

注意事項

使用大黃要注意掌握客觀指證，一般為腹痛拒按、口燥舌黃而脈滑實；其腹部滿痛，按之尤甚；其舌苔多黃膩而乾燥，甚至焦黃或焦黑，如同糊鍋巴。其舌質多紅，堅老起紅刺；其脈來滑利而有力，或脈滑而疾，或脈數而滑，或脈遲而滑、脈沉而緊、下痢而脈反滑等。

而對以下三類症狀則應慎用大黃：一、是腹痛而喜按者，或數日不大便而無所苦、腹部鬆柔者，或腹皮雖急而按之中空無力者；二、是精神萎靡、身重水腫、懶言喜睡、畏寒無汗者；三、是脈沉微、沉遲、虛浮、沉細無力者。

大黃有較強的攻下作用，性苦寒，用之不當會損害人體陽氣，對平素陽氣不足而見舌淡、身寒、便溏者應慎用。同時，對於慢性便秘者，一般不宜長期使用大黃，否則，停藥後，便秘往往更加嚴重。對孕婦以及產後無瘀血者也應慎用。

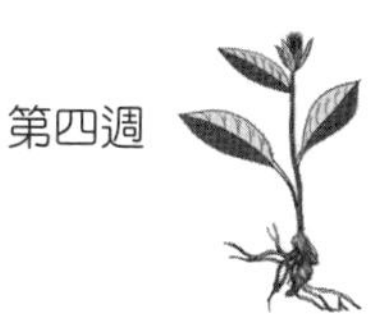

② 芒硝

芒硝為含有硫酸鈉的天然礦石經煮煉而得的精製結晶。因其析出物尖長如針芒，故稱為芒硝，又名芒消。如芒硝經風化失去結晶水而成為白色粉末，稱為風化硝，又名玄明粉或元明粉。性寒，味鹹、苦。以結晶體呈稜柱狀而無色、半透明，無雜質者為佳。

功效

能瀉熱通便，軟堅化積。用於實熱積滯，大便燥結，咽痛，口瘡，目赤和瘡瘍等病症。本品主要含有硫酸鈉，尚含少量氯化鈉、氯化鎂、硫酸鎂、硫酸鈣等礦物質。硫酸鈉在水中雖可溶解，但其某些離子不易為腸壁吸收，在腸內形成高滲而阻礙腸內水分的吸收，所以腸內保持著大量的水分，從而使腸內容物變稀薄，容積增大，刺激腸黏膜感受器，反射性地引起腸蠕動亢進而致瀉。

藥性歌

芒硝鹹苦，瀉熱通腑，配伍大黃，燥矢必除。

主治病症

（1）大便燥結：指腸內乾燥，大便秘結而不通，也稱為「燥屎」。其表現為大便數日不解，腹部按之累累如卵石，且舌苔厚而乾燥無津，或伴有說話舌難轉動。或有身熱、目赤、咽乾、神昏、譫語等。此證多見於發熱性疾病、感染性疾病、消耗性疾病的病程中。老人以及素體津液不足者也多見。常配大黃、甘草等同用。

（2）火熱內盛：本品可透過泄下而清除火熱之邪。如外感溫熱病肺胃熱盛而見壯熱煩渴，抽搐神昏，大便秘結者，可與大黃、梔子、竹葉等配合。而火熱引起的咽痛、口瘡、目赤等病症，多用本品的製劑外用，以清熱瀉火。

（3）瘡腫：芒硝外用有清熱軟堅消腫的功效，如皮膚瘡腫、瘡疹赤熱、乳癰等，可用本品紗布包裹外敷，或溶於冷開水中洗抹。

用法用量

本品生用，如入煎劑用3～12克，一般採取後下微煎，或用開水沖服。外用適量。

簡便方

（1）調胃承氣湯（《傷寒論》）：芒硝10克，大黃6～10克，甘草3克，水煎服。主治身熱有汗、便秘、腹痛而舌苔乾燥、黃厚者。現代多用於習慣性便秘、腸道梗阻、膽道疾患等。

（2）桃核承氣湯（《傷寒論》）：桃仁12克，大黃、桂枝、芒硝各10克，甘草3克，水煎服。主治少腹急結拒按，其人如狂，小便自利，至夜發熱，譫語煩渴，甚則發狂，血瘀經閉，痛經，產後惡露不下等。現代用於治療精神分裂症、流行性出血熱、暴發性菌痢、糖尿病、急性壞死性小腸炎、特發性血尿、慢性腎盂腎炎、前列腺炎、擠壓綜合症等。

注意事項

本品性寒下泄，脾胃虛寒，見舌苔白滑、身寒、便溏者以及孕婦應慎用。

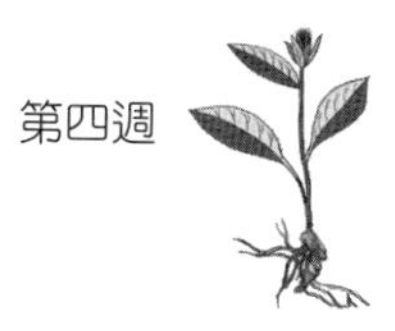

③ 番瀉葉

番瀉葉為豆科草本狀小灌木狹葉番瀉或尖葉番瀉的小葉，又名瀉葉。性寒，味甘、苦。在生長盛期，於晴天採下葉片曬乾即可。以葉片大，完整，色綠，梗少，無泥沙雜質者為佳。

功效

藥性歌

瀉葉苦甘，瀉熱導便。

能瀉熱導滯，通便利水，用於熱結積滯，便秘腹痛，水腫脹滿等病症。本品含番瀉葉苷Ａ、番瀉葉苷Ｂ，經胃和小腸吸收後，在肝內分解，其分解產物經血行而興奮骨盆神經節以收縮大腸，引起腹瀉。

主治病症

本品有明顯的瀉下作用，而使用方便，可用於熱結積滯，也可用於習慣性便秘。現代還用於腸道X光檢查前的腸道清潔，還用於治療急性機械性腸梗阻、急性胰腺炎、膽結石、胃及十二指腸出血等病症。用小劑量有健胃作用。

用法用量

本品可單獨用開水泡服，也可以入煎劑，但不宜久煎，只能後下。其瀉下作用與用量和煎煮時間有關：如用小劑量可得軟便或輕度瀉下，如用大劑量則可引起水樣泄瀉，如煎煮時間長，則瀉下作用大為減輕。如用3～9克泡服或入煎劑後下，可作為攻下之用；如入煎劑用在2克以下，可作為苦味健胃、幫助消化之用。

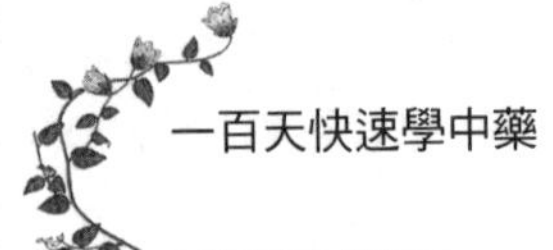

簡便方

健胃煎（《現代實用中藥》）：番瀉葉、橘皮各3克，生大黃、丁香各1.8克，黃連1.5克，用沸水溫浸2小時，去渣濾過，每日分3次服。主治積熱便秘。

注意事項

本品如用量較大，可引起腹痛、嘔吐，臨床上可配合藿香、陳皮等以減輕反應。平素脾胃虛寒者及孕婦不宜用本品。

每日練習

1. 大黃有什麼功效？其可以治療哪些病症？
2. 芒硝、番瀉葉在治療通下方面的作用和主治病症有何異同？

第五週

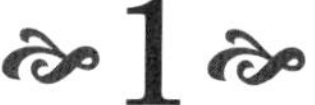

祛風濕藥

風濕是一種外邪，其侵犯人體後，除可留著肌表而發生表證外，還能入侵於肌肉、經絡、筋骨而引起骨節肌肉等處的疼痛，或表現為筋脈拘攣，關節腫大，屈伸不利等。而祛風濕藥是以祛除風濕，治療風濕痹證為主要作用的一類藥物。這類藥物的性味以辛、苦為主，味辛能散，苦能燥濕，所以能祛除風濕之邪。其中有的還兼有舒筋、通絡、止痛、強筋骨等作用。

風濕致病，除了有風勝、濕勝之別外，還兼有寒邪或熱邪，從而形成風寒濕和風濕熱等不同病症。所以在使用祛風濕藥時，應根據病情、病變部位、病程長短等不同而選擇不同的藥物和配伍。

本類藥物所治的病症多為慢性疾病，除了用煎劑外，為了服用方便，還可製成酒劑、丸劑、散劑等。而且酒能通經脈、活氣血，所以治療風濕痹證用酒製劑還能提高療效。

祛風濕藥的性質多辛苦溫燥，易傷陰液，所以對陰血虛少者本類藥物不能濫用，或應適當配合補虛藥用。

① 獨活

獨活為傘形科多年生草本植物重齒毛當歸的根。傳說本品的莖直上，不為風動，無風自動，所以名獨活，又名獨搖草。性溫，味辛、苦。原藥材經揀淨雜質，潤透切片曬乾入藥。全國

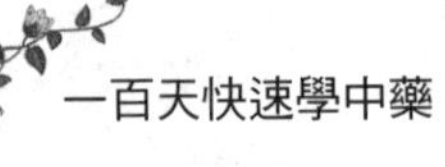

各地所用的原植物品種極不一致，一般以四川、湖北一帶所產的重齒毛當歸的根莖為正品，其根條粗壯，香氣濃鬱，品質較佳。

功效

藥性歌

獨活辛苦，疏風散寒，祛濕散表，痹痛能除。

能祛風除濕，散寒通痹止痛。用於風寒濕痹，腰膝疼痛，頭痛等病症。本品含有當歸醇、當歸素、東莨菪素、香柑內酯等，煎劑或流浸膏對動物有鎮痛、鎮靜及抗炎作用，並有擴張血管、降低血壓、興奮呼吸中樞等作用。東莨菪素對離體大鼠子宮痙攣有解痙作用。

主治病症

（1）風寒濕痹：本品對腰背及下半身痠重疼痛者尤為適用。每伴有兩足拘急、伸屈不利，常配防風、秦艽、威靈仙、防已等。如兼有肝腎不足者，可配合補益肝腎藥，如川斷、杜仲、桑寄生等。

（2）風寒濕表證：本品具有發散風寒和祛濕作用，對感受風寒濕而惡寒發熱，頭痛頭重，全身痠痛而無汗者，可配合防已、防風、羌活等。

羌活和獨活都有祛風濕散寒作用，但羌活的發散力量較強，多用於風寒表證及風濕痹痛偏上半身者；獨活的發散力較弱，但祛濕力較強，多用於風濕在下半身者。如表現為一身盡痛者，羌活和獨活可以同用。

用法用量

本品一般生用，如入煎劑用5～10克。

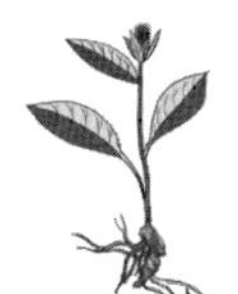

簡便方

（1）獨活寄生湯（《世醫得效方》）：獨活75克，桑寄生、杜仲（切，炒斷絲）、北細辛、白芍、桂心、川芎、防風（去蘆）、甘草、人參、熟地黃、當歸各60克，銼成散劑，每用12克，水煎服。治療風濕傷腎而引起腰膝疼痛、偏枯冷痹，足軟，或產後腰腳攣痛。

（2）獨活細辛湯（《症因脈治》）：獨活、細辛、川芎、秦艽、生地、羌活、防風、甘草各6克，水煎服。治頭痛屬少陰者。可用於頭痛遇寒即痛甚，痛勢連綿者。

注意事項

本品性溫燥，對陰虛有內熱者如用之不當會傷陰動火。對於氣血不足而引起的周身疼痛和肝腎不足引起的腰膝痠痛無力，都不宜用本品。毒理學研究發現，長期應用本品可引起肝腎損害；而一次大劑量應用會產生強迫性間歇性驚厥，繼而發生全身麻痹。

② 秦艽

秦艽為龍膽科多年生草本植物秦艽、麻花秦艽、粗莖秦艽或小秦艽的根，又名左秦艽。其中有大葉秦艽的外形類雞腿，故又名雞腿艽。性微寒，味苦、辛。本品的品種較多，以粗大，肉厚，色棕黃者為佳。

功效

能祛風濕，止痹痛，清虛熱，退黃疸。用於風濕痹痛，筋脈拘

藥性歌

秦艽苦辛，虛熱能清，痹痛黃疸，用之即輕。

急，骨節煩痛，下午發熱，小兒疳積發熱等。本品雖為祛風藥，但無燥烈傷陰之弊，所以被稱為「風家潤藥」。本品含有秦艽鹼和揮發油等，具有明顯的鎮痛、鎮靜和抗炎作用，還有一定的抗過敏性休克和抗組胺作用，能降低毛細血管通透性。

主治病症

（1）風濕痹痛：本品能祛風濕而通經絡，對於因感受風濕而引起的肢體煩痛，筋骨拘攣，手足活動不便等病症，不論病之寒、熱、新、久都能投用。但本品性微寒，所以對兼熱者尤為適宜。如屬寒性者，可配合羌活、獨活、桂枝等；如屬熱性者，可配合忍冬藤、防己、絡石藤等；如屬病久入絡者，可配合穿山甲、牛膝、白芥子、地龍、木瓜等。

（2）陰虛發熱：本品能清虛熱，用於骨蒸勞熱，下午潮熱及小兒疳證發熱等。多與地骨皮、鱉甲、青蒿、白薇等配合。

（3）濕熱黃疸：本品能清肝而退黃疸，所以可用於濕熱引起的黃疸，每與茵陳蒿、梔子、黃柏等配合。

另外，本品還能與當歸、人參、白芍、防風等配合，用於中風半身不遂或手足拘急者。

近年用本品製成注射液做肌肉注射，有較好的抗炎、鎮痛作用，用於流行性腦脊髓膜炎和關節痛、頭痛、牙痛、腰腿痛等病症。

用法用量

本品一般生用，入煎劑用5～10克，大劑量使用或用單味藥時，量可增大。

簡便方

（1）秦艽天麻湯（《醫學心悟》）：秦艽4.5克，天麻3克，羌活3克，陳皮3克，當歸3克，川芎3克，炙甘草1.5克，生薑3片，桑枝（酒炒）9克，水煎服。治療背痛連胸。也可用於關節痛和頭痛等病症。

（2）秦艽湯（《不知醫必要》）：羌活4.5克，當歸6克，川芎3克，熟地9克，白芍（酒炒）4.5克，獨活4.5克，水煎服。治療風中經絡而周身疼痛。

（3）秦艽湯（《聖濟總錄》）：秦艽30克，柴胡30克，知母30克，炙甘草30克，水煎服。治療虛勞潮熱，咳嗽，盜汗不止。

注意事項

本品雖不燥烈，但性辛滑通利，所以對小便不禁、大便滑泄者忌用，對久病體虛者也應慎用。

每日練習

1. 祛風濕藥在臨床上應用時，應如何掌握其配伍？應注意哪些問題？

2. 獨活和秦艽在治療痹證方面，性味、功效和主治的病症有何不同？

2

① 威靈仙

威靈仙為毛茛科多年生攀緣藤本植物威靈仙、直立草本植物棉

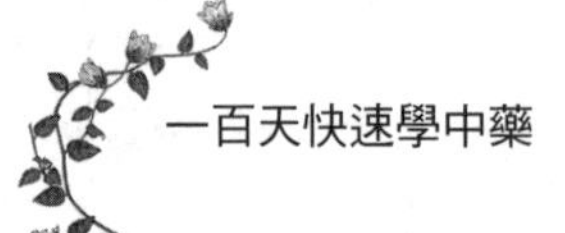

團鐵線蓮等的根及根莖。性溫，味辛。本品在秋季採收後，除去泥沙曬乾即可供藥用。以條勻，皮黑，肉白，堅實者為佳。

功效

藥性歌

威靈仙溫，善治骨鯁，風寒濕痹，用之效穩。

能祛風濕，通經絡，止痹痛，治骨鯁。用於風濕痹痛，肢體麻木，筋脈拘攣，關節屈伸不利，諸骨鯁於咽喉。本品含有原白頭翁素、甾醇、酚類、胺基酸和多種三萜皂苷等。實驗證明，本品煎劑可使食管蠕動增強，頻率加快，幅度增大，使食管上段攣縮鬆弛，從而能使梗於咽喉部的骨鯁鬆脫。近年發現本品還有較好的解熱鎮痛作用。

主治病症

（1）風濕痹痛：本品可用於感受風濕後引起的關節肌肉疼痛、肌膚麻木、關節不利等證。由於本品的祛風力較強，所以對於風邪較勝而疼痛遊走不定者，更為適用。在臨床上應根據病情進行適當的配伍：如疼痛偏於上者，配合羌活、桂枝等；疼痛偏於下者，配合川牛膝、獨活等；如風勝者配合防風；濕勝者配合蒼朮；寒勝者配合桂枝；兼有熱邪者，配合黃柏、防己等。如屬病久而氣血虧虛者，配合黃芪、當歸、木瓜、雞血藤等。

本品的新鮮者黏液具有刺激性，可作為發皰劑，外用敷貼於穴位，使其發皰，治療各種關節、肌肉疼痛和肝硬化腹水等病症。

（2）諸骨梗於咽喉：對這類病症，可單用煎湯慢慢含嚥。一般可以解除骨鯁，但如不能取效，仍需去醫院口腔科或耳鼻咽喉科取出。

近年還有用本品煎劑治療胃寒痛、尿崩症、膽囊炎等。

用法用量

本品一般生用，如入煎劑用5～10克，單用可用至30克。

簡便方

（1）威靈仙散（《聖惠方》）：威靈仙研細末，每用3克，在食前用溫酒調服。治療腰腿疼痛，日久不癒者。

（2）痹痛丸（《普濟方》）：威靈仙（炒）15克，生川烏頭、五靈脂各12克，為末，用醋糊丸，如梧桐子大，每服7丸，用鹽湯送服。治療手足麻痹時發疼痛者。

注意事項

本品辛溫，用之不當能耗傷氣血，如因氣血不足而引起的關節肌肉疼痛，不宜用。本品含原白頭翁素等有毒物，內服過量會引起中毒，輕則出現口腔黏膜刺激症狀，如口腔黏膜灼熱、腫脹、糜爛等，甚則出現嘔吐、腹痛、腹瀉、便血等，或引起舌頭痙攣、心率減慢，呼吸困難等。

② 防己

防己為防己科多年生木質藤本植物粉防己或馬兜鈴科多年生纏繞草本植物廣防己的根，前者稱為粉防己或漢防己，後者稱為廣防己或木防己。因漢防己藥材質堅體重，粉性較大，故稱為粉防己。廣防己主產於廣西、廣東，其質輕如木，故稱為木防己。性寒，味苦、辛。原藥材經洗淨，撈出潤透，切片曬乾入藥。漢防己主產於安徽、浙江、江西、湖北等省，舊時多集散於漢口，故稱漢防己。均以質堅實，粉性足，去淨外皮者為佳。

功效

能利水消腫，祛風利濕，止痹痛。用於風濕痹痛，水腫，腹水，腳氣等病症。一般漢防己以利水滲濕為主，木防己以祛風利濕為主。本品含有多種生物鹼，主要有漢防己甲素和漢防己乙素等，尚有黃酮苷、酚類、揮發油等。具有鎮痛、降壓、解熱、消炎、利尿、增加冠脈流量等作用。

藥性歌

防己性寒，苦辛利水，能祛風濕，痹痛得安。

主治病症

（1）水濕內停諸證：包括水腫、腹水等證，特別是下肢水腫，伴有腰痛腰重，膝關節活動不利，小便不利，身體困重乃至腹滿、喘促等證，用本品能利水消腫，臨床上常配黃芪、葶藶子、椒目、白朮、茯苓等健脾利水藥。

（2）風濕痹痛：本品能祛濕通絡止痛，對風濕痹痛而引起的手足拘攣疼痛，關節腫痛，下肢水腫等證，常根據病情性質配伍不同藥物，如對濕熱偏勝者，配合滑石、薏苡仁、蠶沙等；對屬寒濕偏勝者，配合烏頭、防風、桂枝等。

近年報導用漢防己提取的漢防己甲素口服劑或注射液治療高血壓病、冠心病、腰　神經根炎、三叉神經痛、阿米巴痢疾等。並用以配合小劑量放射治療對晚期肺癌有一定效果。還有報導用漢防己甲素治療慢性肝炎肝纖維化。

用法用量

本品一般生用，入煎劑用6～12克。

簡便方

（1）防己黃芪湯（《金匱要略》）：防己、黃芪各12克，白朮10克，甘草3克，水煎服。主治汗出而黃腫者。可用以治療高血

壓病，腦血管疾病，單純性水腫，腎病等。

（2）四妙丸（《全國中藥成藥處方集》）：防己、牛膝各12克，黃柏6克，蒼朮10克，製成丸，每服4～6克。主治兩足水腫麻木、下肢痿弱、身熱黃汗出，小便不利而黃赤者。可治療多種關節炎疼痛、濕熱引起的皮膚病、泌尿生殖系統疾病等。

注意事項

本品性寒，對風濕熱的痹證較為適宜，如屬風寒性質的痹證，不宜單用。對素體陰虛而見消瘦、身熱、盜汗、舌紅無苔者慎用。漢防己甲素可引起肝功能異常，運用時應慎重。

每日練習

1. 威靈仙、防己在治療痹證的同時，還各能治療哪些病症？
2. 分析獨活、威靈仙的臨床功效和在應用時要注意哪些問題?

3

① 木瓜

木瓜為薔薇科落葉灌木植物貼梗海棠或木瓜的成熟果實，又名木瓜實。性溫，味酸。原藥材經洗淨，稍浸泡潤透，置蒸籠內蒸熟，趁熱切片，日曬夜露至由紅轉紫黑色為準入藥。木瓜產於安徽宣城者，果實中匀，體實肉厚，品質最佳，奉為道地藥材。總以外皮抽縐，肉厚，色紫紅，質堅實，味酸者為佳。

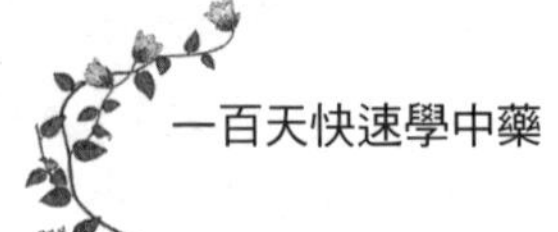

功效

能祛風除濕，舒經活絡，和胃化痰。用於濕痹拘攣，腰膝關節酸重疼痛，吐瀉轉筋，腳氣水腫。本品含有皂苷、蘋果酸、酒石酸、枸櫞酸、維生素C、鞣質以及黃酮苷等。木瓜煎劑對小白鼠蛋清性關節炎有明顯的抗炎消腫作用。

藥性歌

木瓜酸溫，除濕舒筋，能治痹痛，霍亂轉筋。

主治病症

（1）吐瀉腹痛轉筋：主要發生在霍亂吐瀉中，是在劇烈的吐瀉同時，患者出現腹痛、肌肉拘急，尤其是小腿的肌肉可發生拘攣。在臨床上應根據病症的寒熱屬性不同而分別配合其他藥物：如偏寒者，常配合吳茱萸、紫蘇、生薑等以溫中化濕舒筋；如偏熱者，常配合蠶沙、黃連、梔子等以清熱利濕舒筋。其他原因引起的小腿肌肉拘攣抽筋亦可使用。

（2）痹證疼痛：本品既能祛風濕，又能舒筋，所以對因風濕而引起的各種痹證有較好的效果。如治療濕痹拘攣病症，常配合牛膝、五加皮、薏苡仁等；如痹證日久，筋骨痿軟者，每與補益氣血的藥物配合使用。

用法用量

本品一般生用，如要增強其舒筋和脾胃的作用，也可炒用。入煎劑用5～9克，入丸、散劑則量酌減。

簡便方

（1）木瓜湯（《三因方》）：木瓜乾30克，吳茱萸15克，茴香0.3克，炙甘草3克，共為細末，每用12克，加薑3片、紫蘇10片，水煎，食前服。治療吐瀉轉筋。

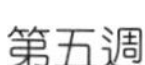
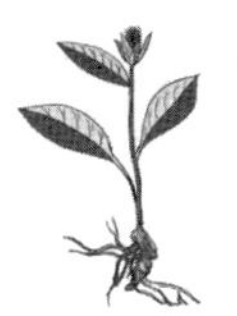

（2）木瓜丸（《御藥院方》）：牛膝（溫酒浸，焙，切片）60克，木瓜1個（去頂和瓜瓤，加入艾葉30克，蒸熟），巴戟、茴香、木香各30克，桂心15克，為末用蜜製成丸，如梧桐子大。每服20丸，空心鹽湯送服。治療腰痛，筋骨無力。

注意事項

木瓜味酸收斂，凡內有積滯、小便不利者均忌用。

② 桑寄生

桑寄生為桑寄生科常綠小灌木植物桑寄生或同科植物槲寄生的枝葉，又名寄生。性平，味苦。原藥材經整理切段和入藥。寄生於老桑樹上的桑寄生帶葉莖枝為本藥的正品，但產量較小，只限於南方一帶用之，通用品為多種落葉樹上的槲寄生的帶葉莖枝。桑寄生以枝細嫩，色紅褐，葉多者為佳；槲寄生以枝嫩，色黃綠，葉多者為佳。

功效

藥性歌

寄生苦平，能補腎肝，能強筋骨，更能安胎。

能補肝腎、除風濕、強筋骨、安胎。用於風濕痹痛，腰膝痠軟，胎漏下血、胎動不安等病症。本品含有槲皮素、萹蓄苷以及黃酮類物質等。桑寄生有降壓、擴張冠狀動脈、利尿等作用，對正常離體兔血管沒有直接擴張血管作用，而對膽固醇性血管硬化的離體兔耳血管有明顯的直接擴張作用。槲寄生主含齊墩果酸及黃酮類化合物，藥理實驗證實，鮮葉乙醇浸出液給麻醉兔、狗皮下注射，可使血壓下降達1小時。

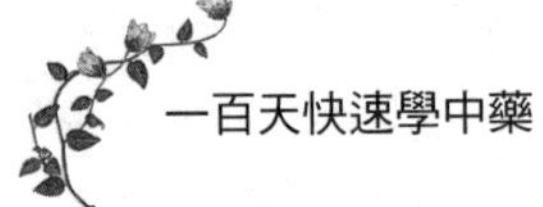

主治病症

（1）腰痛膝軟：即腰腿以下乏力，或有麻木痠楚或疼痛等感覺，多見於老年人和肝腎虧虛者，常伴有高血壓、動脈硬化以及下肢水腫等。病人常主訴頭重腳輕、不能久行。臨床上多配伍牛膝、杜仲等。

（2）滑胎或妊娠胎動：多伴有陰道下血，或有腹痛。多配合阿膠、菟絲子、續斷、茯苓等同用。

現代本品多用來治療高血壓病，特別是伴有頭昏耳鳴，腰膝痠軟者較為適宜。

用法用量

本品一般生用，如用於治療風濕病和用作強筋骨時，以用酒炒製者為好，可增加其通絡祛風濕的作用。入煎劑用12～20克。

簡便方

（1）壽胎丸（《醫學衷中參西錄》）：桑寄生15克，菟絲子、續斷各12克，阿膠10克，煉蜜製丸，或作煎劑。主治滑胎，腹痛，下血。

（2）止痢方（《楊氏護命方》）：桑寄生60克，防風、川芎各7.5克，炙甘草9克，共為細末，每服6克，水煎服。治療毒痢便膿血。

注意事項

現代有報導用桑寄生煎劑或注射液治療精神分裂症時，有部分患者出現肝功能改變，臨床上應予注意。

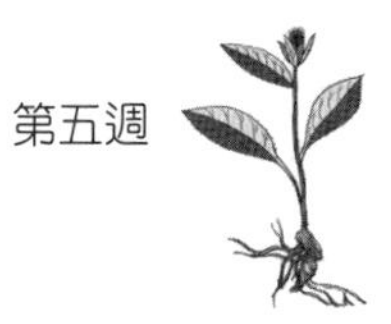

③ 五加皮

五加皮為五加科落葉小灌木植物細柱五加或蘿摩科藤本植物杠柳等的根皮，前者稱南五加皮，後者稱北五加皮或稱香加皮。性溫，味辛、苦。本品的藥材來源有兩類，兩者祛風濕作用大致相同，但比較起來，祛風濕、強筋骨的作用以南五加皮為好，而利濕消腫作用以北五加皮為好，並有一定的毒性，使用時更應注意。總以塊大，皮厚，香氣濃，無木心者為佳。

功效

能祛風濕，補肝腎，強筋骨。用於風濕痹痛，筋骨痿軟，小兒行遲，體虛乏力，水腫，腳氣等病症。細柱五加含揮發油、鞣質等。香加皮含杠柳毒苷、4-甲基水楊酸醛、α香樹脂醇和β香樹脂醇及乙酸脂等，對大鼠實驗性關節炎有抗炎作用。其中杠柳毒苷具有類洋地黃樣強心作用。

藥性歌

南北五加，主治痹痛，強筋健骨，利濕消腫。

主治病症

（1）各種痹痛病症：對於風濕引起的關節疼痛，腰膝痠軟、下肢無力等病症，可單用本品浸酒服，也可與狗脊、桑寄生、獨活等祛風濕、強筋骨藥配合使用。

（2）肝腎虧虛諸證：本品還有補益肝腎的作用，對肝腎不足引起的腰膝痠軟無力，小兒行遲等病症，可配合杜仲、川斷、牛膝等補益肝腎、強筋骨藥。

（3）水腫：本品能利水消腫，可與茯苓皮、大腹皮、生薑皮等配合，治療水濕內停而造成的水腫。

因香五加內含強心物質，所以有用其中所含的粗杠柳北五加皮毒苷治療充血性心力衰竭者。

用法用量

本品多生用，入煎劑用6～15克。但北五加有一定的毒性，所以用量不可過大。

簡便方

（1）五加皮丸（《衛生家寶方》）：五加皮、杜仲各等分，研為末，用酒糊成丸，如梧桐子大，每服30丸，用溫酒送服。治療腰痛。

（2）五加皮散（《保嬰撮要》）：五加皮、川牛膝（酒浸二日）、木瓜各等分，為末，每服6克，空腹米湯調服，每日2次，服後可再飲酒以助藥力。治療小兒四、五歲不能行走。

注意事項

本品性溫燥，特別是北五加皮易傷陰動火，所以陰虛內熱者不宜用。北五加皮中毒後可見嘔吐、噁心、腹瀉，停藥後症狀多可減輕或消失。但如用量過大，會引起心動過緩，甚至全身震顫，隨後麻痹而死。

每日練習

1. 木瓜、桑寄生、五加皮的功效和主治病症有何異同？

2. 本週所學習的祛風濕藥除了可用於治療風濕引起的疾病外，還各能治療哪些其他病症？

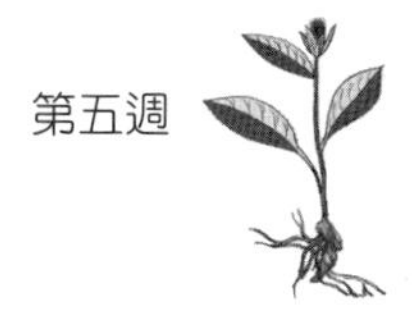

4

① 蠶沙

蠶沙為蠶蛾科昆蟲家蠶幼蟲的糞便，又名晚蠶沙、原蠶沙、蠶屎等。性溫，味甘、辛。本品在夏季採收，曬乾除去雜質即可。以完整，色黑，體堅實，乾燥，無雜質者為佳。

功效

能祛風除濕，和胃化濁。風濕疼痛，急性嘔吐，泄瀉，腹痛，足腓腸肌痙攣疼痛等病症。

藥性歌

蠶沙甘辛，化濁升清，善治痹痛，吐瀉轉筋。

主治病症

（1）風濕痹痛：本品擅長祛濕，常用於各種風濕痹證。如屬風寒濕痹者，多配合羌活、獨活、威靈仙、桂枝等；如屬濕熱痹者，多配合防己、薏苡仁、滑石、梔子等。在治療這類疾病時，還可用本品炒熱後在疼痛處做溫敷。

（2）吐瀉轉筋：本品能化濁而和胃，所以能用於感受濕濁之氣而引起的嘔吐泄瀉，及吐瀉劇烈而引起的小腿腓腸肌痙攣。

因本品有較好的祛濕作用，所以對濕疹皮膚瘙癢等證也有較好的作用。可內服，也可用以外洗。也有用本品治療白帶、經閉等病及目疾等。

用法用量

本品作內服一般生用，入煎劑時，為防止煎煮時溶散，宜用

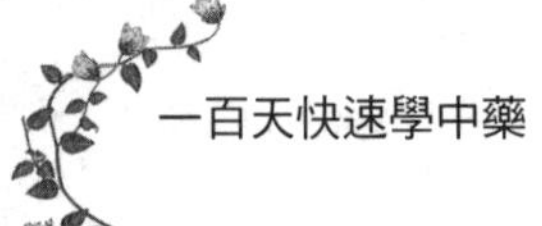

紗布包後入煎，用4～10克。

簡便方

（1）宣痺湯（《溫病條辨》）：防己、杏仁、滑石各15克，連翹、梔子、半夏（醋炒）、蠶沙、赤小豆皮各9克，水煎服。治濕熱蘊結經絡而寒戰高熱，關節煩疼，舌色灰滯，面目萎黃。

（2）蠶沙湯（《眼科龍木論》）：蠶沙（炒）120克，巴戟、馬藺花各90克，共為細末，每用6克，用酒調服，不拘時服。治療目疾迎風流淚。

注意事項

本品所治的筋骨關節疼痛多由風濕引起，如因血虛而致者不宜用。

② 白花蛇

白花蛇為蝮蛇科動物五步蛇除去內臟的乾燥全體，又名蘄蛇、大白花蛇。性溫，味甘、鹹，有毒。以條大，頭尾齊全，花紋明顯，肉厚者為佳。另有一種金錢白花蛇，又名小白花蛇，為眼鏡蛇科銀環蛇的幼蛇除去內臟的全體。性味功用基本與白花蛇同，但作用更強。

功效

能祛風活絡，定驚，攻毒。用於風濕頑痺，麻木拘攣，中風口眼歪斜，半身不遂，抽搐痙攣，破傷風，麻風疥癬等病症。本品頭部毒

藥性歌

白花蛇溫，祛風通絡，痺痛癱瘓，止痙力勝。

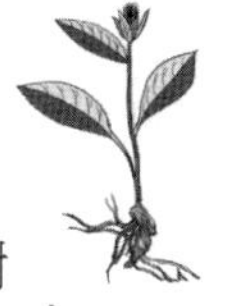

腺含較多血液毒和少量神經毒，微量的溶血和促進血凝成分。對小鼠具有鎮靜、催眠和鎮痛作用，能直接擴張血管而降壓。

主治病症

（1）風濕痹痛：本品善走竄，內通臟腑，外達肌膚，在臨床上用於治療風濕痹證有較好的效果。對於風濕頑痹，肌膚麻木，筋骨拘攣等病症，每與防風、羌活、當歸等配合。

（2）中風偏癱：本品能疏通經絡，促使中風後半身不遂的恢復。每與黃芪、當歸、白芍等配合。

（3）驚風、破傷風：本品既能祛外風，也能息內風，有較好的止痙作用，可用於各種痙攣病症，如小兒驚風抽搐、破傷風等。每與烏蛇、蜈蚣、鉤藤等配合。

因本品具有較強的祛風濕、解毒等作用，所以本品還可用於各種頑癬、癢疹、惡瘡、痲風等皮膚病。

用法用量

本品可入煎劑，每次用3～6克，在丸散劑內可酌減。但因本品藥源較缺，又多需長期服用，所以用於丸散劑內為多。或浸酒製成酒劑服用。

簡便方

（1）定命散（《聖濟總錄》）：蜈蚣1條，烏蛇白花蛇各2寸（先酒浸，去骨並酒炙），共為細末，每用6克，用酒煎小沸後調上藥末服用。治療破傷風，頸項緊硬，身體強直。

（2）地骨皮散（《聖濟總錄》）：地骨皮0.3克，白花蛇（酒浸，炙去皮、骨）、天南星（切，焙）各30克，荊芥穗、石膏（研）各60克，研細末，每服3克，用白開水在食後送服。治療頭痛時作，或偏頭痛。

注意事項

本品性溫燥，易傷陰動火，所以對陰虛血少而內有熱者不宜用。對體虛及中風虛證者應慎用。

芳香化濕藥

能祛除濕邪的藥物除了前面介紹過的清熱燥濕藥、祛風濕藥外，還有芳香化濕藥、淡滲利水藥等。其中芳香化濕藥因多數氣味芳香而命名，味多苦、辛，性偏溫燥。本類藥物具有行氣化濕、健脾助運的作用，主要用於濕邪阻於中焦，脾為濕困，濕阻氣滯，脾胃運化失常所致的脘悶腹脹，噁心嘔吐，納少不饑，肢體困重，大便稀溏，口中發黏，口內有甜味，舌苔濁膩等。在本類藥物中，有些還具有解暑辟穢的作用，所以可用於濕溫、暑濕等熱性病。

本類藥物在臨床上應用時，每與行氣藥配合，因中醫學認為，氣行則體內水濕也易行。另一方面，本類藥物還常與淡滲利濕藥配合。濕邪致病性質有寒、溫之別，而濕與溫相合而致病時，每先表現為濕重熱輕，而後濕漸化熱而轉化為濕熱並重，後則出現熱甚於濕，甚至完全化燥化火。所以在使用芳香化濕藥時，應根據病情的性質，與不同的藥物配合：如屬寒濕性質者，當與溫陽化濕藥配合；如屬濕熱性質者，當與清熱藥配合。

本類藥物因性溫燥，所以對陰液受傷者應謹慎使用。另外，本類藥物氣味芳香，多含有揮發油，所以入煎劑不宜久煎，以免耗散有效成分。

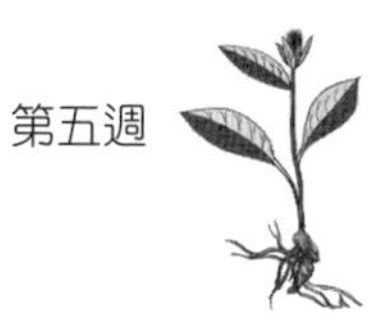

③ 蒼朮

蒼朮為菊科多年生草本植物南蒼朮或北蒼朮等的根莖。性溫，味辛、苦。原藥材揀去雜質，用米泔水或清水泡至七八成透時撈出，切片曬乾入藥。江蘇茅山所產者氣味清香而不辛烈，品質最佳，稱茅朮。本品以秋後或夏季抽苗前採集品質較好。以體大，質堅實，斷面散佈黃棕色油點，久置有白色毛狀結晶析出（起霜），香氣濃者為佳。

功效

能健脾燥濕，祛風散寒，明目。本品含有揮發油，油中主要成分為蒼朮醇以及蒼朮酮。揮發油少量對青蛙有鎮靜作用，大量則呈現中樞神經抑制現象，以致呼吸麻痺而死亡。蒼朮浸膏作用於家兔及蟾蜍，證明有降低血糖作用，大劑量可使血壓下降。還有明顯的排鉀、排鈉作用，但未發現明顯的利尿作用。

藥性歌

蒼朮苦溫，專治濕困，能治夜盲，風濕痹證。

主治病症

（1）濕阻證：素體多濕，或久居濕地，或感寒飲冷，可導致濕阻脾胃的症候，如腹脹腹滿，面黃眩暈，食欲不振，四肢沉重倦怠，水腫，口渴而不欲飲水，下痢或便秘等。舌面常有膩苔，舌質也不紅，舌體較大而且胖，常常舌邊有齒痕。本證多見於各種消化系統及肝膽、關節疾病。蒼朮為燥濕要藥，用於這類病症，在臨床上常配合厚朴、半夏、茯苓等。

（2）風濕痹證：本品具辛散苦燥之性，故能祛散風濕，對於肌肉痠重疼痛者更為適宜。在使用時，每根據病情不同而配伍其他藥物。如寒濕較盛者，可配合附子、桂枝等；如濕熱較重而見發熱，汗出多，關節痠痛，配石膏、知母；如風濕在肌表而見惡寒無汗、水腫、關節腫痛者，可配伍麻黃、甘草；如下肢紅腫疼痛或痠軟，可配黃柏、薏苡仁。口渴、水腫，血糖高者，可配黃芪、葛根等。

（3）夜盲症：因本品中含有大量維生素A類物質，可用來治療維生素缺乏導致的夜盲症、角膜軟化症以及小兒佝僂病。多與動物肝臟煎服，或做成丸藥服用。

蒼朮主治與白朮大致相同，蒼朮偏散，對消除腹脹腫滿、關節腫痛、舌苔厚膩者，效果較白朮為佳。而白朮偏補，健脾益氣較好，對治療倦怠乏力、小便不利者效果較好。

用法用量

本品可生用，為緩和其燥烈之性，也可炒用。入煎劑用5～12克，入丸散則酌減。

簡便方

（1）平胃散（《和劑局方》）：蒼朮10克，厚朴6克，甘草3克，陳皮6克，水煎服。主治胸腹脹滿，不思飲食，嘔吐噁心、口膩無味，常自下痢，舌苔白膩。可用於消化系統疾病、代謝病、皮膚病見有上述臨床表現者。

（2）麻黃加朮湯（《金匱要略》）：蒼朮12克，麻黃、桂枝各6克，杏仁10克，甘草3克，水煎服。主治惡寒無汗、關節疼痛而黃腫者。

（3）越婢加朮湯（《金匱要略》）：蒼朮、石膏各12克，麻黃6克，甘草3克，生薑3片，大棗10枚，水煎服。主治一身盡腫，惡風，關節痛、汗出而小便不利者。現代臨床可用於急性腎炎、關節炎等。

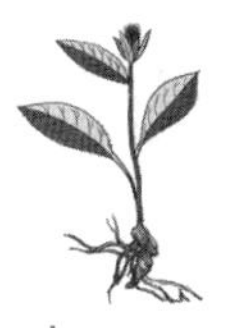

（4）蒼朮散：蒼朮研細，每次用1克，每日3次，開水沖服，連用7天。治療結膜乾燥症。

注意事項

使用蒼朮，要注意患者的體質特點，臨床所見，患者的面色多黃腫貌，特別是早晨尤為明顯，下肢常水腫。患者肌肉鬆軟，常訴說身體困重，懶於活動，動則易出汗，並好發眩暈、大便或溏或秘、身體疼痛等證。如體瘦面紅，舌紅苔薄或光紅者，多屬陰虛內熱，蒼朮應慎用。

④ 厚朴

厚朴為木蘭科落葉喬木植物厚朴或凹葉厚朴的幹皮、根皮、枝皮。性溫，味苦、辛。本品生長年限越長者，皮越厚，品質越好。並以產於四川、湖北者品質為佳，稱紫油厚朴，產四川者名川朴。總以皮厚，肉細，油性足，內表面色紫棕，亮星多，香氣濃者為佳。

功效

藥性歌

厚朴辛溫，行氣除滿，濕阻食積，止喘效穩。

能燥濕散滿，行氣除脹，下氣平喘。用於濕滯於中焦，脘腹脹滿，吐瀉，食積不化，腹脹便秘，痰飲咳喘等病症。本品含有厚朴酚、巨箭毒鹼及揮發油。厚朴煎劑能使家兔離體腸管的緊張度下降，對橫紋肌的強直有輕度緩解作用。本品還有一定的抗潰瘍、抗菌作用。

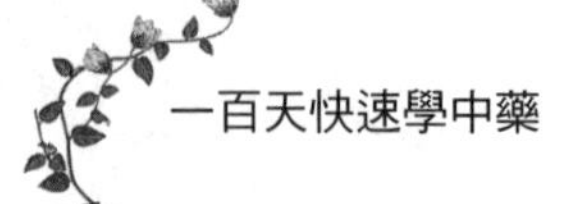

主治病症

（1）濕阻、食積：本品具行氣燥濕作用，所以對濕阻中焦而引起的腹脹滿和食積不化有效。用於行氣除脹時，每與蒼朮、陳皮等配合；用於消食積時，每與枳實、檳榔、大黃等配合。

（2）痰飲咳喘：本品有止喘化痰的作用，可用於濕痰阻肺而引起的咳喘痰多之證。該證每伴有胸悶，痰多，舌苔厚膩等症狀。臨床上多配合蘇子、杏仁、萊菔子等。

用法用量

本品一般生用，如用薑製厚朴，則其溫中作用較勝，而且可減少對咽喉的刺激性。入煎劑用3～9克。如入丸散劑，每次服2～3克。

簡便方

（1）厚朴三物湯（《傷寒論》）：厚朴9克，大黃5克，枳實6克，水煎服。治療腹滿痛，大便不通者。

（2）平胃散（《博濟方》）：厚朴（去粗皮，薑汁炒香）、陳皮（去白）各156克，蒼朮（去粗皮，米泔水浸二日）250克，甘草90克，共為細末，每用6～9克，加生薑2片、大棗2枚，水煎服。治療濕滯脾胃，見脘腹脹滿，不思飲食，口淡無味，嘔吐噁心，噯氣吞酸，肢體沉重，怠惰嗜臥，苔白膩者。

注意事項

本品一般用於實證，對氣血不足者不宜用，因其溫燥易耗傷氣血。又因本品能破氣而礙胎，所以孕婦應慎用。

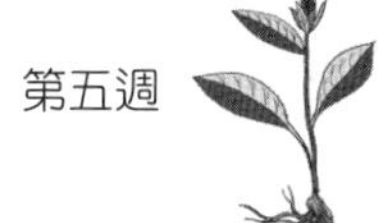

每日練習

1. 蠶沙、白花蛇的功用和主治病症有何異同？
2. 蒼朮、厚朴的主要功效和主治病症是什麼？

5

① 藿香

藿香為唇形科一年生或多年生草本植物藿香或廣藿香的莖葉，前者稱為土藿香，後者稱為廣藿香。性微溫，味辛。廣藿香原產於菲律賓等東南亞各國，南方廣東、臺灣等地也有栽培。有濃郁的特異清香，味微苦而辛，品質最佳。產於江蘇、四川、浙江、遼寧等地的藿香又稱為土藿香，較廣藿香味淡，品質較次。以葉多，香氣濃者為佳。本品的梗也可入藥，其作用偏於止嘔。

功效

藥性歌

藿香辛溫，芳化暑濕，兼能和胃，止嘔辟穢。

能化濕和中，祛暑解表。用於感冒暑濕之邪，發熱惡寒，頭痛，胸悶脘痞，嘔吐泄瀉，痢疾，瘧疾，口臭等病症。廣藿香與藿香均含有揮發油，前者主含廣藿香醇、丁香油酚、桂皮醛等，後者主含甲基胡椒酚。藿香對鼻病毒有抑制滅活作用，對胃腸神經有鎮靜作用，能促進胃液分泌，其浸出液在試管內對常見的皮膚真菌

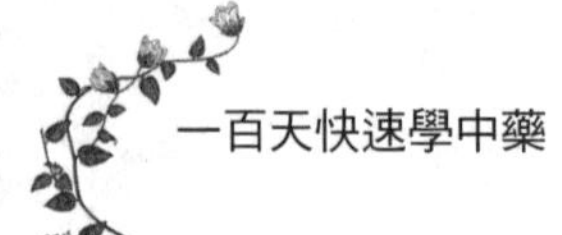

有較強的抑制作用。

主治病症

（1）暑濕證：夏天氣候濕熱，多見倦怠無力、胸腹滿悶、食欲不振、噁心嘔吐，或有腹瀉等。此證稱為暑濕證，可使用藿香等芳香藥物。藿香對微感惡寒、腹痛吐瀉、舌苔薄膩（如胃腸型感冒）者效果尤佳，常配紫蘇、佩蘭等。如熱較重者，可配合黃芩、滑石等。

（2）濕濁嘔吐：多伴有胸悶噁心、舌苔白膩者，常配半夏、生薑、砂仁。一些妊娠嘔吐，多見此證。

另外，本品有辟穢作用，每可用來治口臭。

用法用量

本品一般生用，如用鮮品，則化濕功效較強。入煎劑用6～12克。

簡便方

（1）藿香正氣散（《和劑局方》）：藿香、紫蘇、大腹皮、白朮各10克，厚朴、陳皮各5克，半夏、白芷、桔梗各6克，甘草3克，水煎服。主治咳喘、惡寒發熱、腹痛、腹瀉、嘔吐。現代多用於治療夏季感冒而見吐瀉者，或用於食物中毒而泄瀉者。

（2）止吐方（《聖惠方》）：藿香10克，香附5克，甘草3克，水煎服。主治妊娠嘔吐。

（3）治中暑頭痛方：佩蘭、青蒿、菊花各9克，綠豆衣12克，水煎服。治中暑頭痛。

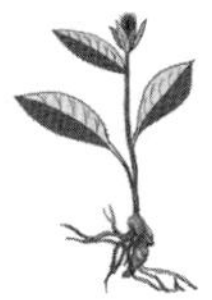

注意事項

藿香氣味芳香，臨床以舌苔膩濁而噁心者最佳。但其性偏溫，若內有邪熱或無濕、舌面乾燥者慎用。

② 砂仁

砂仁為薑科多年生草本植物陽春砂、海南砂或縮砂的成熟種子。性溫，味辛。陽春砂仁主產於廣東陽春縣，其體大飽滿，氣味濃厚，品質較佳，為道地藥材。縮砂仁主產於越南、寮國、泰國等國，品質稍次於陽春砂。以體大，飽滿，不破殼，種子紅棕色，香氣濃者為佳。

功效

能行氣止痛，化濕健脾，安胎止吐。用於腹痛作脹，食欲不振，食滯不化，寒瀉冷痢，妊娠嘔吐，胎動不安等病症。本品含有揮發油，主要為龍腦、龍腦乙酸脂、右旋樟腦、芳樟醇、橙花三烯醇等。砂仁煎劑對豚鼠離體腸管低濃度呈興奮作用，而高濃度及其所含的揮發油則呈抑制作用。

藥性歌

陽春砂仁，芳香辛溫，除脹治泄，止吐胎穩。

主治病症

（1）腹脹滿：多伴有噁心嘔吐、食欲不振等，本品有行氣消脹的作用，可配半夏、生薑等。

（2）冷痢寒瀉：即腹痛泄瀉，遇寒發作更甚，大便多呈稀水狀，患者多伴有腹脹、噁心嘔吐、食欲不振等證。臨床上常配伍白朮、茯苓、黨參、乾薑等。

（3）妊娠嘔吐：多伴有胎動不安，常配紫蘇、白朮等同用。

用法用量

本品多生用，如用於治療下焦，有用鹽水炒者。入煎劑用2～5克。但不能久煎，以免耗散有效成分。

簡便方

（1）香砂枳朮丸（《類證治裁》）：砂仁、木香、陳皮各5克，枳實、半夏各6克，白朮10克，水煎服，或製成丸劑用。主治消化不良，腹滿，食欲不振者。可用於胃炎、消化不良、胃下垂、胃神經症等。

（2）香砂養胃湯（《增補萬病回春》）：砂仁、香附、厚朴、陳皮、人參、木香、蔻仁各5克，茯苓10克，蒼朮、白朮各6克，炙甘草3克，水煎服。主治不思飲食，口不知味，脘痞悶不舒。可用於慢性胃炎、胃下垂、胃神經症、消化不良等。

注意事項

本品辛溫芳香，適宜於內有濕邪而舌苔白膩者，如舌紅無苔，則多提示內無濕邪，當慎用。

③ 白豆蔻

白豆蔻為薑科多年生草本植物白豆蔻的果實，又名白蔻、蔻仁。性溫，味辛。以體大，顆粒完整，果皮薄脆，仁飽滿，氣辛涼，味濃厚，無蟲蛀、黴變、空殼及雜質者為佳。

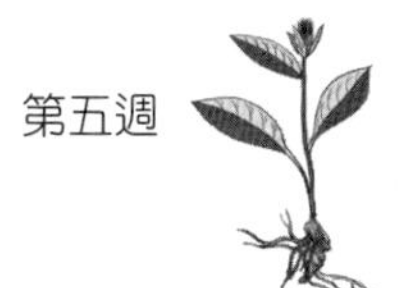

功效

> **藥性歌**
>
> 豆蔻溫胃，最能止吐，濕阻中焦，脹滿可除。

能化濕行氣，溫中止嘔。用於濕阻中焦，脾胃氣滯，腹脹便溏，嘔吐等病症。本品能促進胃液分泌，興奮腸管蠕動，驅除胃腸內積氣，制止腸內容物異常發酵。體外實驗提示對痢疾桿菌等有抑制作用；對豚鼠腸管低濃度呈興奮作用，而高濃度則有抑制作用。

主治病症

（1）濕阻中焦：濕阻中焦可見脘腹脹滿，不思飲食，苔白膩，可配合蒼朮、厚朴、砂仁等。

（2）濕熱諸證：對感受濕熱之邪者，每用本品以化濕濁之邪。如濕溫初起濕較重者，可配合藿香、薏苡仁、杏仁、滑石、竹葉等；如濕邪漸化熱，可配合黃芩、滑石等。

（3）胃寒諸證：本品溫胃作用較好，對於胃寒而引起的嘔吐、胃脘痛、消化不良等證，可單用，也能與藿香、陳皮、生薑等同用。

白豆蔻與砂仁的性味作用相似。但砂仁的作用部位偏於中下二焦，治療胃脘作脹，腹痛泄瀉，胎動不安等；白豆蔻則作用部位偏於上中二焦，治療濕溫初起，胃寒嘔吐等，擅長透過宣暢肺氣而化濕，即行氣化濕，當然兩者也可配合使用。

用法用量

本品生用，並不宜久藏，以免喪失芳香之氣。應在臨用前打碎或磨細。如入煎劑應後下，用3～6克。

簡便方

（1）白豆蔻散（《赤水玄珠》）：白豆蔻9克，為末，酒送服。治療胃寒作嘔吐及胃痛。

（2）白豆蔻湯（《沈氏尊生書》）：白豆蔻、藿香、陳皮各5克，半夏6克，生薑3片，水煎服。治療嘔吐，氣逆。

注意事項

本品性溫燥，凡陰虛血燥，內無寒濕者忌服。

每日練習

1. 藿香、砂仁、白豆蔻在功用、主治病症方面有何異同？

2. 在芳香化濕藥中，除了化濕作用外，哪些藥還有一些特別的作用？

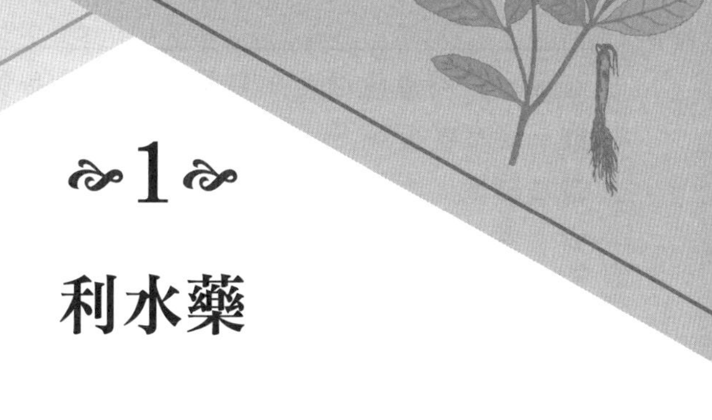

1

利水藥

水濕是瀦留在體內的一些病理因素。透過利小便來祛除體內停留的水濕是一個非常重要的治法，這一治法稱為利水法，或稱利濕法，又稱淡滲利水法。古人曾說過：「治濕之法，不利小便非其治也。」可見本法對治療水濕為患的重要性。

利水藥中根據其性質和作用不同，又可分為幾類：凡味甘淡而性平偏寒者，稱為淡滲利濕藥，主要用於治療小便不利、水腫等證；如性味苦寒者，稱為清熱利濕藥，又稱為利尿通淋藥，主要用於治療下焦溫熱蘊結而致小便淋瀝疼痛者，有的也可用於濕熱引起的黃疸、脇痛、暑濕等病症。

利水藥在臨床運用時，每應根據病情而配伍其他藥物。如水腫初起時見有表證者，應配合解表宣肺藥；水腫日久而見脾虛者，應與健脾藥配合；如進而引起脾腎陽虛者，則應與溫補脾腎藥配合；如濕熱在下焦而損傷血絡引起尿血者，應與涼血止血藥配合等。

利水藥具有滲利之性，用之不當易損傷人體陰液，所以對陰虛者應慎用。

① 茯苓

茯苓為多孔菌科真菌茯苓的乾燥菌核。性平，味甘、淡。為傍鬆根而生的茯苓菌的乾燥菌核中不抱有鬆根的白色部分，切片

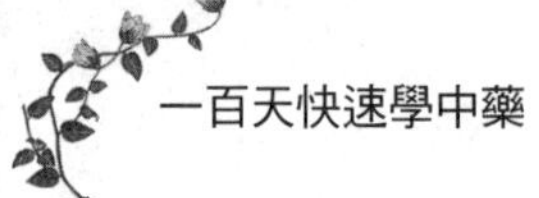

入藥。茯苓產地頗廣，以雲南所產者品質較佳，視為道地藥材，稱為雲茯苓。以體重質堅實，外皮色棕褐，皮紋細，斷面白色細膩，黏牙力強者為佳。本品除去外皮後，外層淡紅色者，稱為赤茯苓；內層白色的稱為白茯苓。如單用皮，稱為茯苓皮，專用於利水。如茯苓中包有松木，稱為茯神，專用於心神不安者。

功效

藥性歌

茯苓甘淡，利水功擅，兼能健脾，眩悸能安。

能利水滲濕，健脾，寧心安神。用於水腫尿少，痰飲眩暈，心悸，脾虛食少，便溏，驚悸失眠等病症。本品含β茯苓聚糖、茯苓酸、麥角固醇、膽鹼、組胺酸、鉀鹽等。茯苓醇浸液給家兔腹腔注射有顯著利尿作用。

主治病症

（1）眩悸：眩，指眩暈，如坐舟中；悸，指跳動，如心下悸、臍下悸、肌肉跳動等。眩悸者，常常心神不安，多夢易驚、恍惚健忘等。茯苓所主治的眩悸，可以是因內有痰飲而引起的，多伴有口渴且小便不利，其口渴感並不嚴重，唯口內少津而思飲，雖飲而不多，小便次數不多且量少，或有水腫，可配合石菖蒲、遠志等。但也可以是因心脾而引起的，伴有失眠，倦怠，可配合黨參、龍眼肉、酸棗仁等。

（2）水濕內停諸證：本品能利水，對於水濕內停的病症，不論其屬寒熱虛實，都可用之。如對水腫者，多配豬苓、澤瀉、冬瓜皮、車前子等；對痰飲停胃而嘔吐清水，胃脘作脹者，可配合白朮、桂枝、半夏等。

（3）脾虛諸證：本品能健脾，用於脾虛運化力降低而造成食少便溏者，既能健脾，又能利濕，有標本同治的作用。

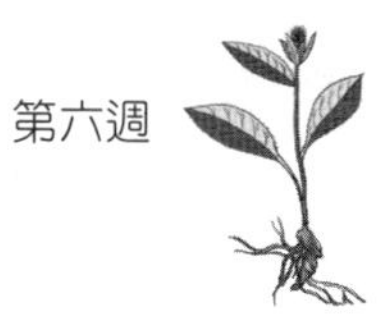

用法用量

白茯苓的健脾益氣作用較強，偏於補，赤茯苓的利水滲濕作用較強，偏於瀉。本品一般不帶皮用，如不去皮稱為帶皮苓，健脾利水作用兼備。本品多生用，如用朱砂拌，稱為朱茯苓，可增強安神之力。入煎劑用10～20克。如用於水濕較盛的水腫、泄瀉，可用至30克以上。本品作煎劑時，宜趁熱服，如冷飲，宜將沉澱於下層的懸浮物或沉澱物攪起服下，因其中富含多糖類物質，往往是有治療作用的成分。

簡便方

（1）五苓散（《傷寒論》）：茯苓20克，白朮、豬苓、澤瀉各12克，桂枝6克，水煎服。主治汗出脈浮、嘔吐氣上沖、發熱而口渴、小便不利者。可用於泌尿系統疾病、消化系統疾病、神經系統疾病、發熱性疾病、眼病、體腔積液、水腫等表現為水濕內停者。

（2）茯苓桂枝白朮甘草湯（《傷寒論》）：茯苓20克，桂枝10克，白朮12克，甘草5克，水煎服。主治心下逆滿、氣上沖胸，眩暈動悸、口渴而小便不利者。可用於神經系統疾病、心血管疾病、胃腸道疾病、呼吸系統疾病、內耳眩暈、眼病等。

（3）桂苓甘露飲（《宣明論方》）：肉桂5克，茯苓、石膏、寒水石、豬苓各15克，澤瀉、白朮、滑石各12克，甘草3克，水煎服。主治頭痛、煩渴、汗出而小便不利黃短者。可用於發熱性疾病、夏天感冒、中暑等。

（4）小半夏加茯苓湯（《金匱要略》）：茯苓20克，半夏12克，生薑3片，水煎服。主治嘔吐清水，眩悸而渴者。可用於精神神經疾病、消化道疾病、內耳眩暈等。

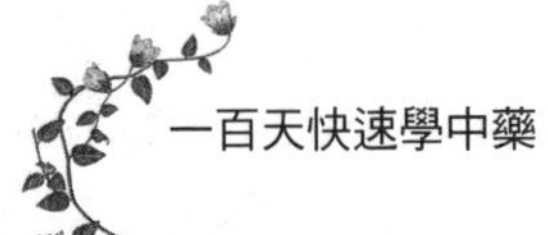

注意事項

本品有滲利作用，所以對於純虛之證不宜單用，如因腎氣不足而致的小便不禁、虛寒精滑及氣虛下陷者，均應忌用。

② 澤瀉

澤瀉為澤瀉科多年生沼澤植物澤瀉的塊莖。性寒，味甘、淡，以體大，色黃白，光滑，粉性足者為佳。

功效

能利小便，清濕熱。用於小便不利，水腫脹滿，泄瀉尿少，痰飲眩暈，熱淋澀痛，高脂血症等病症。本品含澤瀉醇及乙酸脂等三類，還含有揮發油、生物鹼、天門冬素等。實驗證實本品有利尿作用，其脂溶性部分可降血脂。對實驗性高脂血症大鼠有明顯的降低血膽固醇及抗動脈粥樣硬化作用，還可抗脂肪肝。

藥性歌

澤瀉甘寒，利水祛濕，能降血脂，眩暈得安。

主治病症

（1）水濕內停：本品有較強的利尿作用，可用於各種水濕內阻引起的病症，如小便不利，水腫，腹水，泄瀉，淋濁，痰飲眩暈等。每與茯苓、豬苓、木通、滑石等利水藥配合。如治痰飲眩暈，可配合白朮。

（2）高血脂症：本品多配入降血脂的成藥或配方中，治療高脂血症、脂肪肝、動脈粥樣硬化等。每與山楂、大黃等配合。

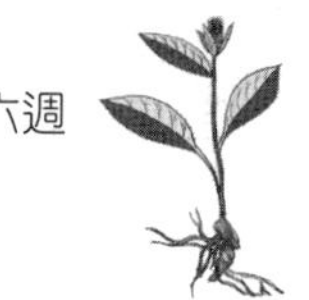

用法用量

本品一般生用，但因生品中含刺激性物質，能引起胃腸炎症，所以一般不用鮮品。為了增強其入腎利水作用，也可用鹽炒澤瀉。入煎劑用6～12克。如用於治療痰飲眩暈，用量可適當加大。用於散劑時，量不宜大。

簡便方

（1）澤瀉湯（《金匱要略》）：澤瀉、白朮各15克，水煎服。主治眩暈、身體困重自汗、少氣、小便不利者。可用於高脂血症、心腦血管疾病、內耳眩暈症。

（2）四苓散（《丹溪心法》）：澤瀉、茯苓、豬苓、白朮各12克，水煎服。主治口渴、自汗、下痢而小便不利者。可用於泌尿系統疾病、急性腹瀉、夏天感冒。

注意事項

本品性寒下泄，所以腎虛病症不宜單獨使用。

每日練習

1. 利水藥能治哪些疾病？使用利水藥應注意哪些問題？
2. 茯苓、澤瀉在功效主治方面有何異同？

2

① 滑石

滑石為矽酸鹽類礦物滑石的塊狀體。性寒，味甘、淡。原藥材經洗淨砸成小塊如黃豆大而入藥者，稱滑石塊，如經水飛研粉，沉澱後取浮面層去水，待半乾時切塊曬乾入藥者，稱飛滑石。以色白，有光澤，滑潤涼感強，無雜石者為佳。

功效

能利水通淋、清熱解暑。用於小便不利，淋瀝澀痛，暑熱煩渴，濕溫胸悶，濕熱泄瀉等病症。本品主要含有含水矽酸鎂，還含有鐵、鈉、鉀、鈣、鋁等雜質。滑石粉能吸附大量化學刺激物或毒物，對皮膚、黏膜有保護作用，內服可鎮吐、止瀉及阻止毒物吸收。

藥性歌

滑石甘平，能治諸淋，利水消腫，暑熱得清。

主治病症

（1）熱淋、石淋：熱淋，相當於泌尿道感染，即小便黃短澀痛，頻急，或尿血，患者多有身熱、有汗、煩躁。滑石可單用，如《聖濟總錄》以單味滑石治熱淋，小便赤澀熱痛；《廣利方》以單味滑石治氣壅關節不通，小便淋急，臍下妨悶兼痛；《產乳集驗方》以單味滑石治小便不通。也可配連翹、梔子、豬苓、車前子等。石淋，相當於泌尿道結石，出現小便疼痛，尿中排出砂石，甚則連及腰部劇痛。每與海金沙、金錢草、甘草等配合。

（2）水腫：多伴有口渴而小便不利，配茯苓、白朮、豬苓等。

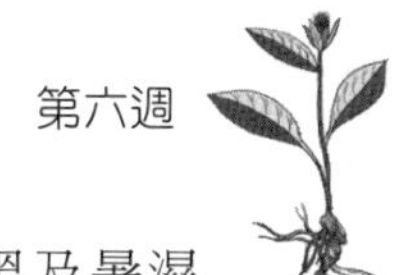

（3）暑熱證：本品具清解暑熱的作用，可用於濕溫及暑濕病，每與甘草配合。對於濕熱證熱甚者，每與黃芩、通草等配合。

本品外用還有祛濕收斂作用，所以每用以治療皮膚濕疹、痱子等皮膚病。

用法用量

本品生用，可入煎劑，但應打碎先煎，如用飛滑石，應以紗布包後再煎。用6～15克。

簡便方

（1）六一散（《傷寒標本》）：滑石180克，炙甘草30克，研細，每次用9克，溫水調下，每日三次。治療身熱吐瀉泄痢，小便不通，石淋等。

（2）滑石散（《聖濟總錄》）：滑石120克，研細末，每次服5克，用白開水調下。治療熱淋，小便赤澀熱痛。

注意事項

本品性下泄，易耗傷陰液，所以素體陰虛而形體消瘦、舌紅少苔者慎用。

② 薏苡仁

薏苡仁為禾本科植物薏苡的種仁，又名苡仁、苡米、米仁。性微寒，味甘、淡。原藥材去除外殼及黃褐色外皮，去淨雜質，曬乾入藥。以身乾，粒大，飽滿，色白，完整而無碎屑者為佳。

功效

能利水滲濕、健脾、舒筋、排膿。用於小便不利，水腫，腳氣，脾虛泄瀉，風濕痹痛等，還可用於肺癰、腸癰等病症。本品含有薏苡仁酯、薏苡仁內酯、三萜化合物、維生素B1等。薏苡仁醇提取物在動物實驗中有抗癌作用，薏苡仁酯可能是抗癌的有效成分。

> **藥性歌**
>
> 苡仁甘淡，利水健脾，能療內癰，祛濕治痹。

主治病症

（1）風濕痹痛：多伴有肌肉疼痛、身體重困、水腫等，可用本品與粳米煮粥溫服。也可配麻黃、杏仁、甘草等煎服。

（2）下肢水腫：多伴有下肢疼痛，或步履無力，配蒼朮、防己、牛膝。

（3）肺癰、腸癰：可作為單味內服，但用量較大，常在30克以上。《濟生方》治肺癰吐血，用薏苡仁三合搗爛，水酒煎服。《范汪方》也有類似記載。此外，臨床可配伍他藥，如治療肺癰配合蘆根、桃仁、冬瓜仁等；治療腸癰配合敗醬草、丹皮、桃仁等。

（4）脾虛消渴：多伴有大便溏薄、肌肉鬆軟等，可與白朮、茯苓、黨參等同用。也可單用，《本草綱目》用薏苡仁煮粥治消渴飲水。

近年本品多用於各種治癌方中，也有其提取物製品用於癌症的治療。

用法用量

本品一般生用，入煎劑用12～30克。如單用，每日用量可達60～90克。

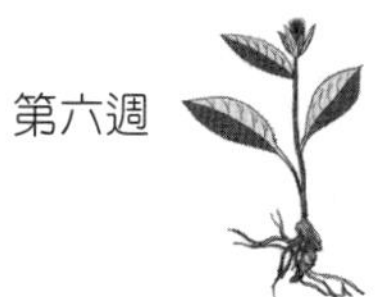

簡便方

（1）麻杏苡甘湯（《金匱要略》）：麻黃5克，薏苡仁20克，杏仁10克，甘草3克，水煎服。主治風濕在表，一身疼痛困重，午後加重，發熱，微惡寒，下部水腫者。可用於風濕病、神經痛、腎炎、妊娠水腫、濕疹。

（2）葦莖湯（《金匱要略》）：蘆根、薏苡仁各20克，冬瓜子30克，桃仁12克，水煎服。主治肺癰，咳吐臭痰膿血，肌膚甲錯，胸中隱隱作痛者。可用於肺膿瘍、膿胸、支氣管擴張。

（3）薏苡敗醬散（《金匱要略》）：薏苡仁30克，敗醬草15克，附子6克，水煎服。主治腸癰內膿已成，身無熱，腹皮急，按之濡軟，四肢冷，舌淡者。可用於慢性闌尾炎、化膿性闌尾炎、局限性腹膜炎、腸結核以及皮膚病。

③ 木通

木通為木通科多年生纏繞性灌木植物白木通，或毛茛科小木通的木質莖，分別稱為白木通和川木通。也有用馬兜鈴科植物木通馬兜鈴的乾燥藤莖，稱為關木通。性寒，味苦。以條勻，內色黃者為佳。

功效

能清心火，利尿，通經下乳。用於口舌生瘡，心煩尿赤，水腫，熱淋澀痛，白帶，經閉乳少，濕熱痹痛等。本品煎劑對小鼠離體腸管呈興奮作用，對子宮有抑制作用，並有明顯的利尿作用。

藥性歌

木通苦寒，心火能清，通乳治痹，利尿通淋。

主治病症

（1）濕熱在下：本品能利尿通淋，用於濕熱在下焦引起的小便短赤，淋瀝澀痛之證。每與車前子、通草、瞿麥等配合。

（2）心火上炎：心火上炎的主要表現為心煩，口舌生瘡，小便色黃，舌紅等，也可伴有小便熱澀。每與竹葉、生地、甘草等配合。

（3）乳汁不通：本品用於產後乳汁不通，每與穿山甲、王不留行等配合，也可與豬蹄同煮食用。

（4）風濕熱痹：本品對因風濕熱痹而發生的關節紅腫熱痛、屈伸不利，甚至身熱口渴者，可配合秦艽、防己、蠶沙等同服。

用法用量

本品一般生用，入煎劑用3～6克。

簡便方

（1）導赤散（《小兒藥證直訣》）：生地、生甘草、木通各等分，共為細末，每次用9克，加竹葉同煎，食後溫服。治療小兒心熱，小腸有火，小便赤淋，面赤心煩，口舌糜爛，咬牙口渴。現代常用於治療泌尿道感染。

（2）木通湯（《聖濟總錄》）：木通、鐘乳、天花粉、甘草各30克，漏蘆60克，水煎服。治產後乳汁不下。

注意事項

本品有通經作用，所以孕婦忌用。同時，本品用量不可過大，有報導用60克煎服可引起腎衰竭。特別是關木通所含馬兜鈴酸對腎臟有毒性，更應注意，不宜服用。

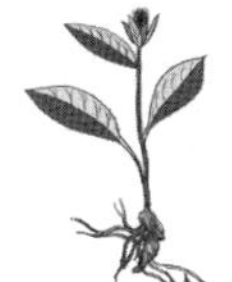

每日練習

1. 滑石、薏苡仁、木通在功效和主治病症方面有何異同？
2. 木通與茯苓都屬利水藥，其功用與主治病症有何不同？

3

① 茵陳

茵陳為菊科多年生草本植物茵陳蒿的幼苗，又名茵陳蒿、綿茵陳。性涼，味苦、辛。原藥材經過篩，揀去雜質，除去殘根，碾碎過羅去淨泥屑而入藥。本品大多於沙礫地帶均有野生，其產於江西者稱西茵陳，品質較佳。以質嫩、綿軟、灰綠色、香氣濃者為佳。

功效

能清熱利濕、利膽退黃。用於黃疸尿少，濕瘡瘙癢。茵陳煎劑有促進膽汁分泌的作用，對四氯化碳所致的大鼠肝損害有保護作用，還有解熱、利尿、降血壓和降血脂作用。

藥性歌

茵陳苦寒，專治黃疸，陽配梔黃，陰合附薑。

主治病症

本品主要治療各種黃疸。凡腹脹滿、大便溏薄、舌苔膩者，無論黃色鮮明、身熱，或黃色晦暗、惡寒，均可使用本品，臨床常根據病情配伍使用。如對濕熱所引起的黃疸，黃色鮮明，多配合大黃、梔子、黃柏等；而對寒濕引起的黃疸，黃色晦暗，腹脹便溏者，多配合白朮、附子、乾薑等。

現代多用本品治療各種病毒性肝炎、膽道感染、溶血出現黃疸者。

用法用量

本品一般生用，入煎劑用10～30克。

簡便方

（1）茵陳蒿湯（《傷寒論》）：茵陳15克，梔子、大黃各10克，水煎服。主治發熱身熱，黃色鮮明，小便短赤，大便秘結，脈滑數、舌苔黃膩者。可用於肝細胞性黃疸、急性全身感染所致的黃疸、急性化膿性膽管炎、膽囊炎、膽結石出現黃疸者。

（2）茵陳四逆湯（《玉機微義》）：茵陳15克，附子、乾薑各10克，甘草3克，水煎服。主治面色晦暗、惡寒、精神萎靡、腹脹滿、大便溏薄、脈沉遲、舌苔白膩。可用於遷延性肝炎、慢性肝炎、藥物性肝炎、肝硬化、阻塞性黃疸。

② 車前子

車前子為車前科多年生草本植物車前或平車前的成熟種子。性寒味甘。以粒大，色黑，飽滿者為佳。

功效

能清熱利尿，通淋止瀉，明目祛痰。用於小便不利，淋濁，白

藥性歌

車前通淋，濕熱可清，泄瀉目疾，止咳亦靈。

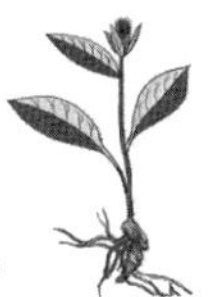

帶，尿血，咳嗽多痰，濕痹，目赤，目生障翳，感受暑濕而瀉痢等病症。本品含有車前子酸、車前聚糖、蛋白質、琥珀酸等。並有利尿、祛痰、止咳作用。

主治病症

（1）水濕內停：本品有明顯的利尿作用，可用於水濕內停而引起的各種病症。如對膀胱濕熱而淋痛者，可與茯苓、木通、滑石等配合；對水留皮膚的水腫，可與茯苓皮、澤瀉、豬苓等配合。

（2）暑濕泄瀉：因感受暑濕之邪而泄下大便如水狀，可單用本品，也可配合茯苓、澤瀉、通草、滑石、甘草等。

（3）目赤腫痛：本品能清肝火，對於肝火上炎所致的目赤腫痛，可與夏枯草、菊花、決明子等配合。如屬肝腎陰虛所引起的視物模糊，可配合補益肝腎藥。

（4）肺熱咳喘：本品能祛痰清肺熱，所以對肺熱咳嗽有痰者，可配合杏仁、桑白皮、黃芩、前胡等。

古醫書載，本品煎湯外洗能治陰癢。

用法用量

本品可生用，也可用鹽炙，以增強清熱利尿的作用，並可使種子內的有效成分易於煎出。入煎劑用6～12克，但因本品煎後具有黏性，能黏在一起，所以一般要用紗布包煎。車前草也有清熱通淋作用，臨床上亦可使用。

簡便方

（1）車前子散（《楊氏家藏方》）：車前子、人參、香薷、茯苓、豬苓各等分，研細末，每次用3克，用燈芯草煎湯調下。治療小兒伏暑吐瀉，煩渴引飲，小便不通。

（2）八正散（《局方》）：車前子、萹蓄、瞿麥、滑石、梔子、炙甘草、木通、大黃各等分，每次用6克，加燈芯水煎服。治療小便赤澀不通、熱淋、血淋。現代多用於治療泌尿道感染和結石等病症。

（3）車前煎：車前子20克（或車前草鮮者50克）水煎服，每日1劑。治療急性泌尿道感染或慢性泌尿道感染急性發作、尿頻、尿急、尿痛者。

注意事項

本品性滑利，所以對各種虛證不宜單獨使用，以免損耗正氣。必須使用時，可與補益藥配合。

每日練習

茵陳、車前子的功效和主治病症有何異同？

4

溫裡藥

當外來的寒邪侵犯到體內，或人體的陽氣不足，都會出現寒證，前者引起的多屬實寒，而後者引起的則屬虛寒。凡是能溫散裡寒或溫養陽氣而治療裡寒證的藥物，稱之為溫裡藥。

裡寒證整體而言都是以人體功能活動受到抑制為特點，如屬於寒實證的，多因感受外寒而致，表現為四肢發冷，身體畏寒，腹痛，便秘，或有喘促，苔白膩，脈沉伏或弦緊有力等，虛寒證則多因人體陽氣不足引起，除了可見四肢清冷、畏寒外，還可表現為腹痛喜按，精神萎靡，大便稀薄或完穀不化，小便清長，脈微或沉遲無力等。

溫裡藥的藥性無疑是溫熱性的，而其味則多辛。除了可以溫裡散寒外，還往往具有溫補陽氣、回陽救逆等作用，所以在以後要討論的補陽藥中還有一些是屬於溫裡藥，而這裡所討論的溫裡藥也有些可歸於補陽藥內。按溫裡藥所主治的病症不同，把溫裡藥分為以下幾類：一、是溫中藥，即以溫熱藥溫暖脾胃，適用於脘腹冷痛，嘔吐，口滲清水，泄瀉等脾胃寒證。二、是溫陽藥，即溫養脾腎的陽氣，適用於畏寒肢冷，腹中冷痛，嘔吐清冷，大便稀薄或完穀不化，小便清長或頻數，舌淡苔白，脈沉細或微或沉遲無力等脾腎陽虛證。三、是回陽藥，即可恢復體內的陽氣，適用於四肢厥逆，脈微欲絕的亡陽證。四、是溫經止痛藥，即可溫通經絡、散寒而止痛，適用於寒邪阻於經絡而引起的各種疼痛病症。

在使用溫裡藥時，應注意針對病症的發生原因：如屬寒實之證，寒多從外而來，所以治以溫散為主；虛寒之證，寒由陽氣不足所致，所以治以溫補陽氣為主。如因脾腎陽虛而引起的，應主以健脾、補腎等。另外，還應根據病情分別配伍其他藥物。如兼有氣滯者配合行氣藥；兼有寒濕者，配合化濕藥；如有亡陽虛脫者，則應配合大補元氣藥等。

本類藥物性質溫熱而燥烈，易於傷陰動血，所以對陰虛有內熱者，或對孕婦應慎用或忌用。其中有部分藥有一定的毒性，所以在用量上應予注意。

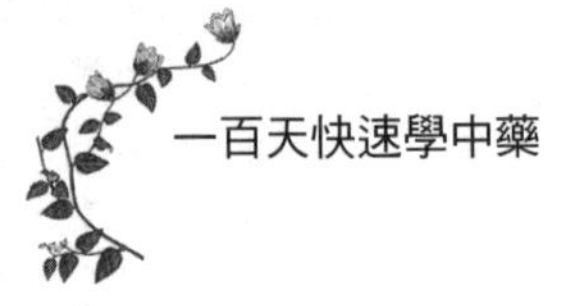

① 附子

附子為毛茛科多年生草本植物烏頭的旁生塊根。性大熱，味辛，有毒。主產於四川、陝西等地，而以四川所產者為優，有川附子之稱。生附子有毒，臨床使用的附子大多經過鹽滷浸泡等炮製過程，故毒性減弱。附子的加工品主要有鹽附子、黑附子、淡附片、炮附子等幾種。

功效

能溫陽益火，回陽救逆，散寒止痛。用於各種寒盛於內的病症，治療陰盛格陽，大汗亡陽，吐痢厥逆，心腹冷痛，冷泄寒痢，腳氣水腫，風寒濕痹，下肢痿軟，四肢攣急，陰疽瘡漏及其他因寒邪引起的痼疾。本品含有生物鹼，其中主要為烏頭鹼、新烏頭鹼及次烏頭鹼等。此外，還含有非生物鹼成分。附子有鎮痛、強心作用，能增加心搏，並對實驗性關節炎有明顯消炎作用。

藥性歌

附子辛熱，回陽救逆，溫經止痛，有毒宜慎。

主治病症

（1）厥逆亡陽：厥逆，指四肢冷；亡陽，指陽氣暴脫，出現精神萎靡、身冷汗出、語言低微、脈沉微等症。多見於大汗、大下、大出血的場合以及體質虛弱者，相當於休克狀態。所謂脈沉微，指脈形極細極微，按之如遊絲，似有若無；或脈沉伏不出，重按至骨方得；或脈突然變得浮大而空軟無力，此為使用附子病症的主要特徵之一。在臨床上多與人參、乾薑等配合，如見大汗淋漓，還可配合牡蠣、龍骨等以固澀止汗。

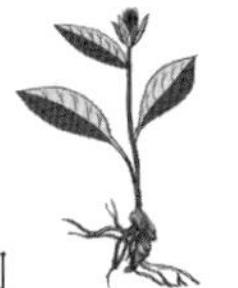

（2）痛證：本品所治者多為由寒邪引起的劇烈的疼痛，如嚴重的關節疼痛，或大量發汗以後導致的肌肉拘急、關節活動不利，或脇腹大痛，或胸痛徹背等。疼痛的同時，患者多面色晦暗或有輕度水腫，目睛無神，言語無力，肢體清冷，思臥而身困重等症。對寒濕痹痛，多配合白朮、桂枝、甘草等；對寒凝氣滯引起的胃脘疼痛，多與黨參、白朮、乾薑等配合。

（3）脾腎虛寒證：本品能溫一身之陽氣。是治療各種虛寒證的主藥之一。腎陽虛證的主證為尿頻、陽痿、惡寒肢冷等，脾陽虛證的主證為脘腹冷痛、便溏等，均可使用附子，但多分別配伍溫腎藥或健脾藥。如腎陽不足而出現虛寒者，與肉桂、熟地等配合；脾陽不足而出現脾虛寒者，與白朮、乾薑等配合。

用法用量

本品一般應經炮製後入藥，因熟附子的毒性較低，而其治療作用仍然存在。生附子的毒性較強，多作外用，只有在對寒濕重證才偶爾使用，但應十分慎重。本品入煎劑以久煎半小時甚至1小時以上為宜，因久煎後，本品中所含的烏頭鹼可水解為烏頭原鹼，毒性大減而治療作用不被破壞。可用3～10克，如劑量較大應先煎2小時以上。如入丸散劑，每次用量不宜超過1克。

簡便方

（1）四逆湯（《傷寒論》）：附子、乾薑各10克，甘草3克，水煎服。主治伴有消化道症狀的脈微欲絕，四肢厥冷，下痢清穀者。可用於休克、消化道疾病、心血管疾病、關節炎等。

（2）桂枝加附子湯（《傷寒論》）：附子、桂枝、芍藥各10克，甘草3克，生薑3片，,大棗10枚，水煎服。主治惡寒、汗多、心悸動、四肢拘急疼痛者。可用於感冒、關節痛、過敏性鼻炎、自主神經功能紊亂。

（3）芍藥甘草附子湯（《傷寒論》）：附子10克，芍藥30克，甘草3克，水煎服。主治惡寒、四肢拘急，難以屈伸者。現代有用以治療坐骨神經痛。

（4）附子湯（《傷寒論》）：附子、人參各10克，白朮、芍藥、茯苓各12克，水煎服。主治背惡寒、身體痛、手足寒、骨節痛、脈沉者。可用以治療關節炎、腰椎病、腎炎等出現寒盛或陽氣不足表現者。

（5）大黃附子湯（《金匱要略》）：附子10克，大黃6克，細辛5克，水煎服。主治脇腹痛劇、便秘、舌苔白者。可用於神經痛、習慣性便秘、膽道疾病、泌尿道結石、咽喉炎、疝氣、附睾炎。

（6）麻黃附子甘草湯（《傷寒論》）：附子、麻黃各6克，甘草3克，水煎服。主治脈沉而惡寒無汗、身體痠重者。

注意事項

本品屬大辛大熱藥，凡實熱證不可用之，特別是對內有真熱而外現假寒象的熱厥證不可投用。本品有毒，對其適應證、劑量、用法、配合都應十分注意，如用之不當會引起中毒，輕則四肢麻木，頭暈，軟弱無力，噁心嘔吐，出汗，流涎；重則心悸，胸悶，心律不整，血壓下降，甚則抽搐昏迷，心跳呼吸停止。另外，心臟病出現房室傳導阻滯者不宜用本品。如有心肌病或肝功能障礙者，也應慎用本品。有本草書謂本品「反貝母、半夏、瓜蔞、白芨、白蘞」，但臨床上附子常與半夏配合，尚未見有不良反應。

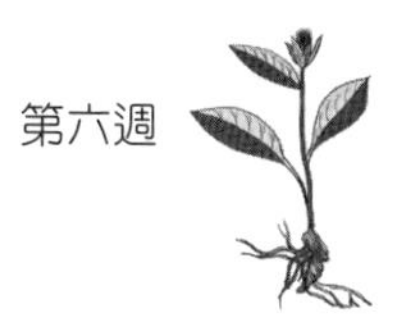

② 吳茱萸

吳茱萸為芸香科落葉灌木或小喬木植物吳茱萸或其他同屬植物的未成熟果實。性熱，味辛、苦。主產於貴州、廣西、湖南、雲南、陝西、四川等地，以色綠、飽滿、香氣濃烈、味苦微辛辣者為佳。生吳茱萸有毒，原藥材經開水或甘草水浸泡，漂洗後曬乾入藥，稱為製吳萸，又稱淡吳萸。

功效

能溫中散寒止痛，疏肝下氣，降逆止嘔，溫中止嘔。用於嘔逆吞酸，頭痛，吐瀉，脘腹疼痛，腳氣，疝氣，口瘡潰瘍，濕疹，黃水瘡等病症。本品含有揮發油，其中主要有吳茱萸烯、黃柏內脂、吳茱萸鹼、去甲吳萸鹼等。揮發油有芳香健胃和抑制腸內異常發酵作用，口服吳茱萸有鎮吐、降壓等作用。

藥性歌

吳萸苦辛，祛寒溫經，能治吐瀉，頭痛得輕。

主治病症

（1）腹痛：本品適宜治療的腹痛多為持續性的脹痛，甚至脹痛如錐刺，得溫則舒，並多伴有乾嘔、厥冷、舌苔白厚。可配合烏藥、小茴香、乾薑等。

（2）頭痛：本品所治的頭痛程度較劇，有滿頭痛者，也有頭頂部痛者，多伴乾嘔、吐清涎、胸滿腹痛等消化道症狀，而且患者手足厥冷。每與人參、生薑等配合。

（3）肝胃不和：如肝氣過旺或化火犯胃，可引起吞酸、嘔吐噯氣、胃脘疼痛脹滿等症狀，稱為肝胃不和。每與少量黃連配合。

（4）寒濕泄瀉：本品對寒濕或虛寒引起的泄瀉較適用。可單用，也可與補骨脂、肉豆蔻、五味子等同用。

本品還可研末外貼於足心湧泉穴，可引火下行，治療口舌生瘡，小兒流涎、高血壓等病症。

用法用量

本品製後辛燥之性可減輕；用黃連水炒製後，止吐力強；用鹽水炒後適用於治療疝氣。入煎劑用1.5～6克。用於丸散劑則酌減。

簡便方

（1）吳茱萸湯（《傷寒論》）：吳茱萸5克，人參10克或黨參15克，生薑3片，大棗12枚，水煎服。主治腹痛、乾嘔、吐涎沫、頭痛、吐痢而手足厥逆者。可用於消化道疾病、神經性嘔吐、血管神經性頭痛。

（2）四神丸（《校注婦人良方》）：吳茱萸、肉豆蔻各6克，補骨脂、五味子各10克，水煎服。主治五更泄瀉或久瀉，不思飲食，或腹痛肢冷等。慢性腸炎、腸結核，特別是對於天明時必作泄瀉者尤為適用。

（3）吳茱萸散（《太平聖惠方》）：吳茱萸6克，厚朴10克，水煎服。主治吐逆下痢，心腹脹滿，腳轉筋，手足冷。可用於多種消化道疾病。

（4）左金丸（《丹溪心法》）：吳茱萸3克，黃連5克，水煎服。主治脘痛嘈雜、嘔吐呑酸、口苦舌紅、脈弦數者。可用於消化道疾病見有上述表現者。

注意事項

本品不宜多服久服，如用量較大，可致咽部乾燥不適，過大

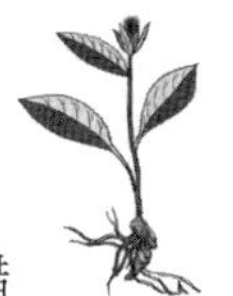

用量則可引起中毒，出現中樞神經興奮，甚則引起視力障礙和錯覺等。因本品性辛熱，易耗陰動火，所以陰虛有火而見舌紅苔少者慎用。

③ 細辛

細辛為馬兜鈴科多年生草本植物北細辛或華細辛的全草。因其根甚細而味辛，所以名為細辛。性溫，味辛。有北細辛與南細辛之分。北細辛主產於遼寧、吉林、黑龍江等地，根灰黃色，葉綠色，氣甚芳香，味辛辣而麻舌，習慣以此為通用正品。以身乾，根色灰黃，葉色綠，氣香，味辛辣麻舌者為佳。

功效

能溫經止痛，溫肺化飲，散寒解表，宣通鼻竅。用於風寒感冒，頭痛，牙痛，鼻塞鼻淵等病症。本品含有揮發油，以及消旋去甲烏藥鹼等。揮發油有催眠、鎮痛、鎮靜作用，從本品分離的消旋去甲烏藥鹼具有強心、擴張血管、鬆弛平滑肌、增強脂質代謝以及升高血糖作用。細辛的水或乙醇提取物尚有抗變態反應作用。

藥性歌

細辛辛溫，溫化寒飲，溫經止痛，散寒祛風。

主治病症

（1）寒飲咳喘：多見惡寒不渴、痰涕清稀、色白量多，或鼻塞，或咳喘不休，舌苔白滑。本品有溫肺化飲的作用，多配乾薑、五味子。

（2）各種疼痛：多為頭痛、身痛、腹痛、胸背痛以及咽痛、齒痛、目痛等。其痛多遇寒為甚，伴有四肢清冷、惡寒不渴。本品具溫經止痛作用，如治風寒牙痛，可用單味煎湯漱口，也可與川烏、乳香等配合為末外用；如為風火牙痛，可與石膏同用；如屬風濕痹痛，可與防風、獨活等配合。

（3）風寒表證：本品有解表祛寒的作用，所以可用於治療風寒感冒及各種感受寒邪而引起的病症。對於風寒表證，每與其他辛溫解表藥如羌活、桂枝、蘇葉等配合；而對陽虛感受寒邪的病症，見惡寒發熱，身倦欲臥，舌苔白滑，脈沉者，中醫學稱為寒入少陰，可與麻黃、附子等配合。

（4）鼻淵：本品辛溫能宣通鼻竅，對於鼻淵時流清涕而鼻塞者，每與辛夷、白芷等同用。

用法用量

本品生用，入煎劑用1～3克。有報導本品用於煎劑用量可稍大，在治療風寒頭痛時，甚至用達15克以上也無不良反應，這是因為本品煎後，其中所含的揮發油含量大為減少的緣故。但用於丸散劑內，毒性較大，用量宜小。

簡便方

（1）小青龍湯（《傷寒論》）：細辛、半夏各6克，乾薑、五味子、桂枝、芍藥各10克，麻黃5克，甘草3克，水煎服。主治惡寒不渴而咳喘、痰多清稀者。可用於支氣管哮喘、喘息性氣管炎、過敏性鼻炎等。

（2）麻黃附子細辛湯（《傷寒論》）：細辛、麻黃各6克，附子10克，水煎服。主治無汗惡寒、發熱而脈反沉者。可用於感冒、坐骨神經痛、關節痛、心血管等病。

（3）細辛散（《普濟方》）：細辛、麻黃各6克，川芎、附子各10克，水煎服。主治頭痛如劈，無汗惡寒，脈沉緊者。可用於神經性頭痛等。

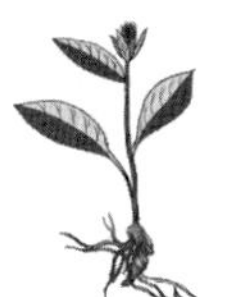

注意事項

1. 細辛主治病症中惡寒不渴一症尤為重要。患者精神委靡不振，喜臥懶言，小便清長。表現在舌象上是：舌質淡紅，舌苔白滑，上罩一層黏液，或自覺口內有冷氣，唾液清稀且量多，嚥下也覺冰冷，此為必見證。

2. 細辛的用量不宜過多，傳統有「辛不過錢（3克）」之誡。但為安全起見，如用散劑內服，劑量要慎重控制，如入湯劑，特別是與五味子、乾薑、甘草等同用，劑量可適當加大，不必限制在3克以內，但也不宜用過大劑量，服用時間也不宜超過一週。

每日練習

1. 什麼是溫裡藥？溫裡藥有什麼作用？在使用溫裡藥時應注意哪些問題？

2. 比較附子、吳茱萸、細辛三味藥在溫裡方面的作用和主治病症有何不同？

5

① 花椒

花椒為芸香科灌木或小喬木植物花椒或青椒的成熟果皮，因產於四川者品質為佳，所以又稱川椒或蜀椒。性熱，味辛，有小毒。以色鮮紅，光豔，皮細，均勻，無雜質者為佳。其他還有同屬植物野花椒、竹葉椒、柄花椒等的果皮也作花椒用，稱為土花椒，質較次。

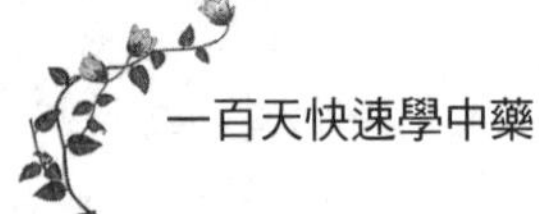

功效

能溫中散寒，除濕止痛，殺蟲。用於心腹冷痛，嘔吐，咳嗽氣逆，風寒濕痹，泄瀉，痢疾，疝氣，齒痛，蛔蟲病、蟯蟲病，陰癢，瘡疥等病症。本品含揮發油，有殺蟲作用；煎劑對多種致病細菌有抑制作用。

藥性歌

花椒辛熱，溫中力勝，除濕止癢，能治蟲證。

主治病症

（1）寒阻中焦：凡寒邪在中焦而引起的脘腹冷痛，嘔吐，泄瀉等，可用本品溫中祛寒。可單用，或配合乾薑、人參、厚朴等。

（2）蟲證：本品可用於蛔蟲腹痛，可單用，也可與烏梅、黃連、乾薑等配合。現代有用本品9克放在120CC芝麻油內炸焦後，取油溫服，治療蛔蟲性腸梗阻。

（3）除濕止癢：本品可與苦參、地膚子、明礬、白鮮皮等配合煎湯外洗，治療濕疹或婦女陰癢等。

本品也是烹調常用佐料，能開胃，去魚腥，解魚蝦毒。

用法用量

本品一般生用，也可炒用。入煎劑用2～5克。

簡便方

（1）川椒丸（《小兒衛生總微論方》）：炒川椒30克，煨肉豆蔻15克，研為末，用米飯和丸，如黍米大，每服10丸，米湯送服。治療夏傷濕冷，泄瀉不止。

（2）椒茱湯（《醫級》）：花椒、吳茱萸、蛇床子各30克，藜蘆15克，陳茶1撮，燒鹽60克，水煎熏洗，治療婦女陰癢不可

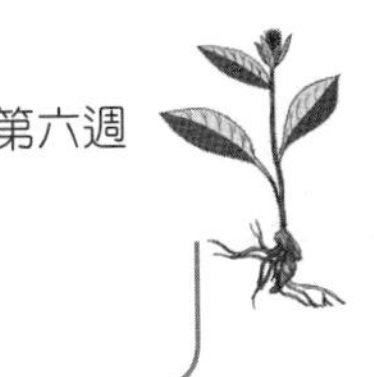

忍。

注意事項

本品辛熱，凡陰虛內熱者忌用。

② 高良薑

高良薑為薑科多年生草本植物高良薑的根莖，又名良薑。性熱，味辛。以粗壯，堅實，呈紅棕色，味香辣者為佳。

功效

能溫中散寒，行氣止痛。用於脾胃中寒，脘腹冷痛，嘔吐泄瀉，噎膈反胃，食滯，瘴瘧等病症。本品揮發油中含有桉葉素、桂皮酸甲脂等，還含有高良薑素、山柰素、槲皮素等黃酮類和高良薑酚等。揮發油能健胃和抑制腸管蠕動作用，體外實驗提示對多種病菌有抑制作用。

藥性歌

良薑辛熱，溫胃祛寒，能治吐瀉，胃痛不犯。

主治病症

（1）胃寒疼痛：本品祛寒止痛作用較強，對胃寒疼痛，或伴有口泛清涎，脘部作脹者，可單用，或與乾薑、香附等配合。

（2）中寒吐瀉：對胃寒而嘔吐者，可與生薑、半夏等配合；對感寒而腹痛泄瀉者，可與木香、白朮等配合。

高良薑與乾薑的功用和主治病症相似，但高良薑的溫中回陽作用不如乾薑，止痛作用則比乾薑強。高良薑側重於溫胃，所以對胃寒而疼痛嘔吐者更為適宜；乾薑則側重於溫脾，所以對脾陽虛衰而引起的腹痛泄瀉較為適宜。當然，這兩味藥物也常配合使用，可相得益彰。

用法用量

本品一般生用。入煎劑用3～10克。

簡便方

（1）高良薑湯（《千金要方》）：高良薑15克，厚朴6克，當歸、桂心各9克，水煎服。治療突然心腹絞痛如刺，兩脇支滿，煩悶不可忍。

（2）二薑丸（《局方》）：高良薑、炮乾薑等分，共為細末，麵糊為丸，如梧桐子大，每次服15～20丸，食後用陳皮煎湯送服。治療心腹冷痛。

（3）良薑粥：高良薑15克研末，加水煎湯，去渣後加入粳米100克煮粥食用。治療慢性胃炎之上腹隱痛，食後作脹，噯氣便溏，舌淡，倦怠肢冷者。

注意事項

本品屬辛熱之品，凡陰虛火旺之人不可用。

每日練習

1. 花椒、高良薑的功用和主治病症是什麼？在使用時應注意些什麼？

2. 在已學習過的溫裡藥物中，哪些藥有一定的毒性，在使用時應予注意？

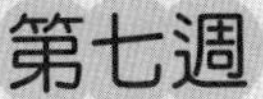

第七週

1

理氣藥

所謂理氣是針對氣滯、氣逆之類病症的治療方法。①氣滯是指人體某一部分或某一臟腑的氣行發生阻滯，從而造成該部分或該臟腑功能失常的病症。人體各種部位或臟腑都能發生氣機阻滯，而氣滯證有其共同的臨床表現，如氣滯可引起有關部位的脹滿疼痛，並多表現為攻竄無定處，病勢時重時輕，有的病情還與情緒有一定的關係，可伴有胸悶、時欲歎息，喜噯氣，多放屁，在噯氣或放屁後，脹痛感可明顯緩解等症狀。同時由於氣滯發生的部位和臟腑各不相同，所以還會發生該部位或臟腑的特有症狀：如氣滯在胃，就可以出現胃部脹滿疼痛；氣滯在腸，就可出現腹部脹痛，或大便不通，或便解艱澀；氣滯在肝膽，可出現脇肋部脹痛；氣滯在肺，則可發生咳喘，等等。②氣逆是指某些臟腑氣機應下降而反上逆，或雖應上升但升之太過所引起的病症。如人體的肺、胃等臟腑，氣應下行。肺氣肅降可主呼吸之氣並通調人體內的水液運行，如肺氣上逆，就可以發生肺氣上逆而喘或水液氾濫而水腫 。胃氣以通降為順，如胃氣上逆，就可以出現嘔吐、呃逆等病症。另外，以肝而言，其氣本應升發向上，但如因肝氣過旺或陰虛陽亢而引起升之太過，就會發生頭痛、眩暈，甚至嘔血、猝然昏厥。

理氣藥是指治療氣滯證的藥物，這類藥物多數辛溫芳香、善於行散或降泄，分別具有行氣消脹、解鬱止痛、降逆順氣等作用。

對理氣藥的使用，除了要分清氣滯的所在部位或臟腑而分別選用相應的理氣藥外，還應針對形成氣滯的原因，如冷熱失調、飲食不節、情志不遂導致氣機的不暢，或體內的痰飲、水濕、瘀血、寒凝等有形之邪阻滯了氣機的運行，或臟腑之氣的虛衰無力推動氣行等，分別配合不同的治法。

① 橘皮

橘皮為芸香科橘的成熟果皮，因其以較陳者性質純和而品質較優，所以又稱為陳皮。性溫，味辛苦。本品一般生用。但隨著所治疾病的不同，也有各種炮製的方法。如治痰咳，可用童便浸後再曬乾；治胃氣上逆，可用薑汁炒；治下焦病症，可用鹽水炒等。在市售品中有一種廣柑皮，作用較弱，不宜充作橘皮用，其較之橘皮果皮厚而體泡，據此可以鑒別。

功效

能行氣健胃、和胃止嘔、燥濕化痰。用於胸脇脹滿，食少吐瀉，咳嗽痰多之證。現代研究證明，本品所含的揮發油對胃腸有溫和的刺激作用，可促進消化液分泌，排除腸道內的積氣和有輕度的祛痰等作用。煎劑可擴張支氣管而產生平喘作用。本品中所含的橙皮苷有抗炎、抗潰瘍、利膽、降低血清膽固醇等作用。所含的甲基橙皮苷可擴張血管，引起血壓的緩慢下降，但其所含的陳皮素卻可升高血壓。

藥性歌

橘皮辛溫，專治脾肺，理氣化痰，燥濕和胃。

主治病症

橘皮是理氣藥中治療氣滯證的代表藥物，對於脾、胃、肺、腸、肝、膽等多種臟腑所發生的氣機阻滯病症都有一定的作用。

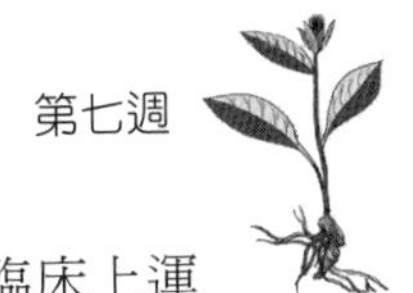

同時，本品還具有燥濕化痰、止咳平喘等作用，所以在臨床上運用甚為廣泛。其主要適應病症有以下幾種。

（1）胸脘腹部脹滿疼痛：脾、胃、腸、肺、肝、膽等臟腑在發生氣滯後，可以引起人體胸脘脇腹部的脹滿疼痛，這些症狀往往發無定處，時輕時重，並與情緒有一定的關係，還可伴有時歎息、常噯氣、多放屁等症狀。橘皮是治療這類病症的主要藥物之一。針對引起這些臟腑氣滯的原因各有不同，所以在臨床運用時，要分別不同的情況，配合不同的藥物。如對濕邪內阻而引起的氣滯，可配合蒼朮、厚朴等以燥濕行氣健脾；對食滯內積而引起的氣滯，可配合神曲、山楂、麥芽等以化食消積行滯；對脾胃氣虛而引起的氣滯，可與補氣健脾的黨參、白朮、茯苓等配伍。對於氣機鬱積於胸而引起的胸中氣塞短氣，即胸痹證，可配合生薑或枳實煎服。

（2）嘔吐呃逆：食滯或痰濕內停、寒凝或熱鬱、胃氣虛弱等都能引起胃氣上逆而發生嘔吐或呃逆。橘皮具有理氣、和胃、降逆的作用，所以對多種嘔吐呃逆病症都能應用。在臨床上，對於偏於寒性的病症，多與生薑、半夏等合用；對於偏於熱性的病症，多與竹茹、枇杷葉等合用；對於偏於虛性的病症，多與黨參、白朮等合用。

（3）咳喘痰盛：本品有燥濕化痰的作用，所以多用於治療各種咳喘痰盛的病症，是一味治療濕痰的要藥，對於各種急、慢性咳嗽病症，或伴有痰多色白、胸悶者，多配合茯苓、半夏等，以加強燥濕化痰止咳喘的作用。以上作用與本品所具有的祛痰、對抗支氣管痙攣性收縮等功效有關。

本品還常配伍在多種補益方中，其目的是為了避免補益藥滋膩礙胃，並能更好地發揮補益藥的作用。

因橘皮能抑制皮脂腺的分泌，作用與人參相似，所以在近年來被作為生髮及其化妝品的重要藥物。

用法用量

在傳統用法上，橘皮的內層色白者稱為橘白，行氣和胃作用較好，外層紅黃色者稱為橘紅，燥濕化痰作用較好。但現在臨床上多已不分別使用。入煎劑一般用3～9克。入散劑或丸劑則酌減。

簡便方

（1）橘皮竹茹湯（《金匱要略》）：橘皮6克，竹茹、人參各10克，大棗9枚，甘草、生薑各3克。治療久病體弱，或在服用了攻下方後，胃虛有熱，氣逆不降而發生的嘔吐或呃逆，舌嫩紅，脈虛數。也可用於妊娠嘔吐。

（2）二陳湯（《太平惠民和劑局方》）：橘紅6克，半夏9克，白茯苓10克，甘草3克，生薑3片，烏梅10克。治療痰濕內盛諸證，如痰濕阻肺，咳嗽痰多，胸部脹滿，噁心嘔吐，舌苔白而膩，脈滑等。本方在治療慢性胃炎、慢性支氣管炎等病症時常與其他方劑配合使用。

注意事項

本品與其他理氣藥一樣，因具有行散走竄之性，所以用之不當會耗傷人體之氣，因而不能濫用。對於因虛而引起的多部位氣機不暢病症，應以補益為主，不能一見氣滯只知用理氣之品，更傷其氣。又因本品性偏溫，所以對陰虛內熱、吐血者皆不可投用。

② 枳實

枳實為芸香科植物酸橙或香圓或枸橘等植物的幼果。李時珍稱其名為枳，是因本品為樹的果子，而枳與子諧音。性溫，味苦、辛。有川枳實、江枳實等不同，均以香味濃烈、果體結實，無蛀蝕者為佳。

功效

藥性歌

枳殼枳實，都能理氣，枳殼寬中，枳實破氣。

能疏肝理氣、行滯消脹、消積化痰。用於治療胸脇作脹、疼痛，食積不化，腹脹滿。還可用於某些臟器下垂之證。現代研究證實，本品能興奮胃腸平滑肌，使胃腸平滑肌和子宮收縮運動節律增加，所以對胃下垂和子宮脫垂等病症有治療作用。近年還發現本品內有升高血壓作用的成分，但只有在靜脈注射時才有此作用，口服則無此作用。

主治病症

枳實是理氣除脹的常用藥。如人體的氣機鬱滯，就會引起各種病症，如氣鬱於胸腹，多表現為胸腹部的脹滿疼痛。而氣機的下陷又會導致臟器下垂。所以，枳實主要用於氣機不舒和氣機下陷的病症。其主要適應病症有以下幾種。

（1）胸腹脹痛：主要指胸脇及腹部作脹、痞滿、疼痛。其脹痛多無固定部位，胸脇疼可表現為走竄疼痛，而腹痛又多伴有腹內攻竄發脹，或腹內咕嚕作響，或腹部局部鼓起無定處、時起時消。在醫生檢查疼痛部位時，往往按之無明顯壓痛，在按壓腹部時手指稍覺抵抗，或按之腹內咕咕作響。這類疼痛作脹每與患者的情緒有很大的關係，即當患者情緒不好，如生氣、低沉、憤怒時，其脹痛可會明顯加重，而在情緒較好時，其症狀就會明顯減輕。對此，中醫每診為「氣滯」，而枳實可透過其理氣行滯的作用而治療這一類胸腹脹痛。如四逆散即為本藥配合白芍、柴胡、

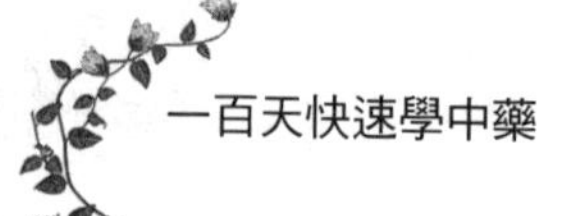

甘草，用以治療這類疾病。

（2）胃下垂：胃下垂一般是透過X光而診斷的，多發生於體型較為瘦長的人。其在臨床上多表現為腹部作脹，而在食後加重，平臥往往可以減輕。有時可伴有胃痛，噯氣，在上腹部常可按到明顯的主動脈搏動。中醫認為本病為中氣不足所致，所以在治療時常用補益中氣的補中益氣湯與本品配合。

（3）肛門直腸脫垂：本病多見於小兒或老年人，可發生於痢疾、腹瀉之後。輕則在排便時脫出部分黏膜，較易回納，重則在行走或咳嗽時即可脫出，甚則腸壁各層脫出，呈環狀、螺旋或條狀，不能自行回納。本病的發生也與中氣不足有關，可與補中益氣湯配合使用，或用枳實配合黨參、黃芪、升麻、甘草，水煎服。

（4）子宮下垂：本病常發生於產後受傷或生育過多、身體虛弱、長期腹壓增高的婦女。自覺下腹部有下墜感，勞累後更甚，子宮位置低於坐骨棘水平，甚則脫出陰道口外，可伴有小便困難或失禁。本病的發生與中氣不足和機體的帶脈虛弱有關，也可用上述的補中益氣湯配合本品治療，或配合升麻用水煎服。同時還可用枳實煎液局部外浸脫出的子宮，治療產後子宮外脫不收。

現代研究提示，枳實的上述作用是因為它能興奮胃腸、子宮平滑肌，使其運動收縮節律性增加，從而有利於減輕胃腸、子宮的下垂。

（5）飲食積滯：如因飲食不節而致消化不良者，可配合山楂、神曲、麥芽等以助消食化積；如因脾胃運化功能虛弱而致消化不良者，可與白朮配合，以健脾消食。

（6）熱結便秘：對於實熱結於腸道而致大便秘結者，可配合大黃、厚朴等泄熱、行氣通便。

（7）痢疾腹瀉：對於濕熱與積滯互結腸道而致痢疾，便下膿血、腹痛、裡急後重者，可配合大黃、黃連、黃芩、神曲等透過清利腸道濕熱、疏通積滯而產生止痢的作用。也有用枳實配合甘

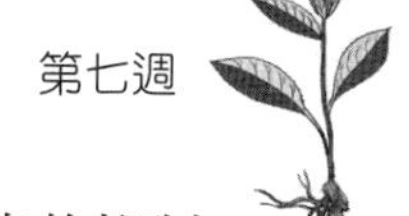

草研末煎服，治療痢疾腹痛。現代研究證明，枳實有一定的抑制腸道病原微生物作用。

（8）化痰通結：本品對痰氣互結痹阻胸陽而致的胸痹證，見胸悶、胸痛，前胸痛徹後背者，可配合瓜蔞、薤白、桂枝、半夏等。現代常用本方治療心絞痛、胃痛而表現有以上證候特點的。

用法用量

本品一般生用，但用於理氣健胃或治療積食不化、痢疾時，則多用炒枳實，即用麩皮炒過再用。炒後可減少藥中的揮發油含量，以減輕刺激性而產生緩和藥性的作用。枳實入煎劑中，一般用3～9克。但如用於治療胃腸、子宮脫垂，用量可增至20克以上。如用作散劑，每次用2～3克。

簡便方

（1）枳朮丸（《脾胃論》引張潔古方）：枳實30克，白朮60克。製丸，每次服6克。治療脾胃虛弱，飲食停滯而症見脘腹痞滿、不思飲食者。

（2）枳實導滯丸（《內外傷辨惑論》）：枳實（麩炒，去瓤）15克，大黃30克，神曲（炒）、茯苓（去皮）、黃芩（去腐）、黃連、白朮各9克，澤瀉6克。為末，用蒸餅製丸，如梧桐子大，每次服50～70丸，用溫水送下。治療積滯濕熱內阻而症見胸腹痞滿、下痢、腹瀉裡急後重，或大便秘結、小便短赤、舌紅苔黃膩、脈沉實。

注意事項

枳實和枳殼都屬辛散耗氣之品，所以脾胃虛弱、肝腎不足者及孕婦等應慎用。

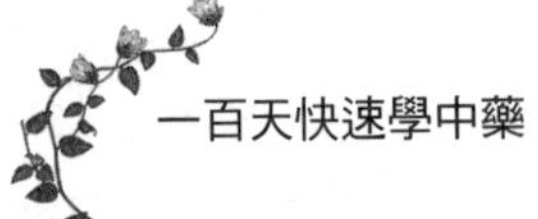

每日練習

1. 什麼是氣滯和氣逆？可發生哪些病症？
2. 枳實與枳殼的作用有何不同？
3. 枳實與橘皮的作用有哪些異同之處？

2

① 薤白

薤白是百合科多年生草本植物小根蒜或薤的地下鱗莖，又名薤白頭。性溫，味辛、苦。以體大、質堅、飽滿、呈黃白色、半透明、不帶花莖者品質較佳。

功效

能行氣通陽、寬胸導滯。現代研究證明，本品含蒜胺酸、甲基蒜胺酸、大蒜糖等，煎劑在體外對痢疾桿菌、金黃色葡萄球菌等有抑制作用。

藥性歌

薤白辛溫，通陽豁痰，善治胸痹，後重可安。

主治病症

薤白主要用於氣機阻滯而引起的胸部脹悶疼痛、痢疾等病症。臨床上主治病症大致有以下幾種。

（1）胸痹證：是指以胸部悶痛不適，甚至胸痛徹背、背痛徹

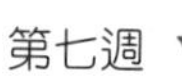
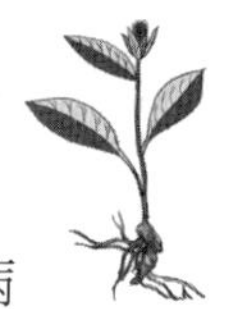

心，短氣、喘息不得安臥為主症的一種病症。現代所說的冠心病心絞痛和某些以胃脘部悶脹而疼痛徹背為主要特點的胃病等，都包括在這個範圍裡。本品有較強的通陽行氣止痛作用，善於溫通胸陽，所以對胸陽不振、痰凝氣滯而引起的胸痺證每作為主藥使用。在臨床上，多配合瓜蔞、桂枝、半夏等藥。如兼有瘀血而致痰瘀交阻所引起的胸痺證，則與川芎、丹參、赤芍、三七等活血化瘀藥配合使用。

（2）痢疾：中醫學認為，痢疾的發生與食滯、濕熱阻滯於大腸而導致傳導失司有關，所以治療痢疾主用行氣導滯藥物。本品有行氣導滯作用，所以治療痢疾時多用，對痢疾的裡急後重有效。除了單獨使用外，還可配合白芍、枳實等。如濕熱性質較明顯，下痢赤血黏液者，與木香、黃連、檳榔等配合使用。

本品也可搗汁外敷，治療瘡癤等病。

用法用量

薤白可生用，或蒸透、燙透曬乾用，一般入煎劑。每次用5～10克。

簡便方

（1）瓜蔞薤白半夏湯（《金匱要略》）：瓜蔞1枚（搗），薤白頭15克，半夏10克，白酒30克，每日服3次。治胸痺，不得臥，心痛徹背者。現代常用於治療冠心病及胃病具有以上症狀表現者。

（2）薤白黃柏湯（《本草拾遺》）：薤白、黃柏各15克，煎服。治痢疾，便下紅色黏液，俗稱赤痢。

注意事項

本品性溫，如發熱或陰虛內熱者慎用。

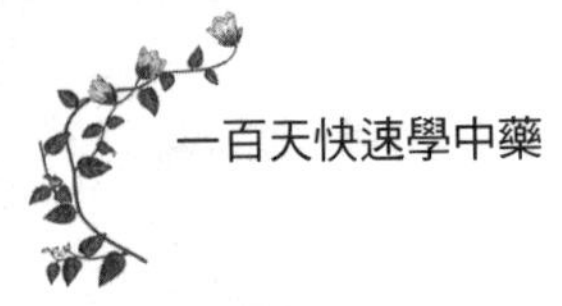

② 木香

木香是菊科植物木香的根，又名蜜香，因本品香氣如蜜的緣故。性溫，味辛、苦。本品原產印度，透過廣州而進口，所以通稱為「廣木香」。現在我國的雲南、四川等地也有生產，所以又有「雲木香」和「川木香」等名，品質與進口者相同。以質堅實而重、香氣濃、油性大者為佳。

功效

木香有濃烈的香氣，能行氣止痛、溫中和胃。現代研究證明，本品的水提液、醇提液、揮發油都能對抗組織胺與乙醯膽鹼所致的支氣管和小腸平滑肌的痙攣。同時，對本品所作的抑菌試驗也提示，木香有一定的抑菌作用。

藥性歌

木香辛溫，理氣止痛，腹脹痢疾，用之有功。

主治病症

木香主要用於各種因氣滯而引起的胸脘脹痛、積食不消、不思飲食、痢疾腹瀉而裡急後重者，有較好的理氣止痛作用。其主要適應病症如下。

（1）脘腹脹痛：因寒凝、濕阻、食滯而引起的脾胃氣機鬱滯者，每表現為脘腹部的脹痛，木香對這類病症有較好的行氣除脹止痛作用。對由寒凝氣滯而致者，可與高良薑、乾薑等配合；對由濕阻氣滯而致者，可與蒼朮、厚朴等配合；對由食積氣滯而致者，可與山楂、神曲、萊菔子等相配合。這與本品所具有的緩解胃腸平滑肌痙攣的作用有關。還有用本品與皂角相配製丸，治療心口刺痛。

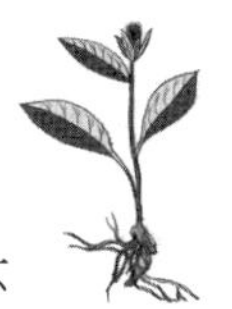

（2）食少腹脹：對於因脾胃虛弱、運化無力而致的食欲不振、胃脘部作脹而食後尤甚者，可與黨參、白朮、砂仁等配合，以理氣健脾助消化。這與木香對胃腸道的運動有雙相調節作用，即對亢進的胃腸運動能抑制，而對無力的胃腸運動能產生促進作用，從而能健脾消食的功效有關。

（3）痢疾腹瀉而裡急後重者：木香對因濕熱內阻腸道而致的痢疾、腹瀉，表現有裡急後重者有較好的治療效果。因中醫學認為，裡急後重是因為腸道氣機不暢的表現，透過疏通腸道的氣機就可以解除裡急後重。臨床上可配合黃連，或與芍藥、當歸、大黃、黃芩、黃連、檳榔等配合。

此外，本品還可用於治療持續呃逆、支氣管咳喘等病症。

木香還經常配於補益方中，目的是為了減少補益藥壅滯滋膩的弊端。

用法用量

木香一般生用，但也有用煨木香或透過清炒、麥麩拌炒等炮製而用的，目的是為了除去部分油質，以增強其止瀉的作用。本品入煎劑一般用1.5～6克。因本品有許多作用與其含的揮發油有關，所以入煎劑不宜久煎，可後下，以保留較多的揮發油。此外也可採用研末沖服或用醋磨汁兌服等方法，以避免揮發油的損耗。本品也經常配成散劑或丸劑使用。

簡便方

（1）香連丸（《兵部手集方》）：木香15克，黃連60克（與吳茱萸同炒，去吳茱萸），為細末，用醋製成丸，如梧桐子大，每次服20丸，用濃米湯空腹送服，每日3次。治療濕熱痢疾，大便膿血、腹痛、裡急後重。

（2）木香檳榔丸（《儒門事親》）：木香、檳榔、青皮、陳皮、莪朮（燒）、黃連、黃柏、大黃各90克，香附、黑牽牛各120克，為細末，用水製成丸，如小豆大。每次服30丸，在食後用生薑湯送服。治療食滯內停，脘腹痞滿脹痛，或痢疾便下紅白黏液、裡急後重，舌苔黃膩，脈實。

（3）香砂枳朮丸（中成藥）：木香、砂仁、神曲、麥芽、枳實、白朮、橘皮、香附、山楂。治療脾胃不和而引起的飲食減少、胸脘脹滿疼痛、消化不良。

注意事項

本品辛散香燥之性較強，一般不宜用量太大，有人認為不宜超過3克，過多反而無效。對體質陰液不足及火熱之邪未盡者，均應慎用。

每日練習

1. 薤白的作用和主要主治是什麼？在使用時如何根據病情配合其他藥物？

2. 木香的功效和主治病症是什麼？

3

① 沉香

沉香是瑞香科植物沉香或白木香含有黑色樹脂的心材，又名蜜香、沉水香，經精選加工即成伽楠香。性微溫，味辛、苦。沉香有國產和進口兩種：國產者以體重、色棕黑油潤，以火燃之有油滲出，香氣濃烈者為佳；進口者以色黑、質堅、油性足、香氣濃烈而持久，能沉入水中者為佳。

功效

能行氣止痛、溫中止嘔、納氣平喘。現代研究證明，本品所含的揮發油有麻醉、鬆弛肌肉、止痛等作用。

藥性歌

沉香辛溫，降逆效宏，嘔呃咳喘，胸腹脹痛。

主治病症

沉香主要用於因氣機阻滯而引起的胸腹脹悶疼痛，脾胃有寒而致嘔吐、呃逆及因腎虛而發生的氣逆喘急等症。具體的主治病症大致有以下幾種。

（1）胸腹脹痛：本品有較強的行氣止痛作用，所以對因氣滯而引起的胸腹脹滿攻竄疼痛較甚者每有良效。在臨床上，對氣滯諸證經常與行氣健脾的香附、砂仁、烏藥等合用；對脾胃寒甚而致的脘腹冷痛，甚至肢冷便溏者，每與附子、乾薑、肉桂等配合使用。

（2）嘔吐呃逆：本品主要用於感受外寒或中陽不足所致的胃寒嘔吐、呃逆。這是由於本品既具溫脾胃的作用，又能降逆氣。可與半夏、橘皮、丁香、柿蒂等同用。

（3）肺腎虛衰咳喘：本品既能降肺氣，又能溫補腎陽而納氣，所以不但可用於實證咳喘，也可用於咳喘日久，肺病及腎，下元虛寒的各種咳喘病症，治療虛證時每配合人參、熟地、蛤蚧、肉蓯蓉、五味子等；如兼有胸悶氣逆不平，喉間痰壅者，可配合化痰降氣的蘇子、橘皮、半夏等。

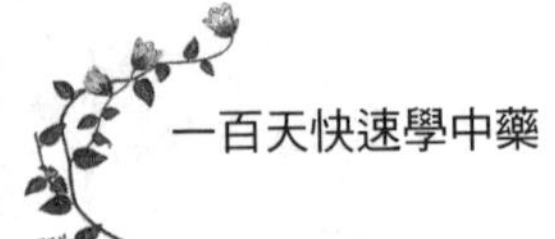

用法用量

沉香一般不作煎服，即使入煎藥也應後下，或沸後即服，以免有效成分過分揮發。每用細末或用水磨汁後兌入煎好的藥汁內服用。如研末服，每用0.5～1.0克，如入煎劑，用2～5克。

簡便方

（1）沉香降氣丸（《局方》）：沉香18克，香附（炒去毛）400克，砂仁48克，甘草120克，為細末，每次服3克，加鹽少許，煮沸空腹服。主治胸膈痞塞，心腹脹滿，喘促短氣，乾噦煩滿和腳氣上沖等。現代用於治療各種慢性心力衰竭所致的呼吸急促，腸胃功能失常所致的胃部、腹部氣脹等病。

（2）沉香化痰丸（《張氏醫通》）：沉香、黃連各60克，半夏曲（用薑汁竹瀝製）240克，木香30克，為細末，用甘草湯製丸，空腹用薑湯送服6克。主治胸中多年積痰，痰火盛於肺。可用於慢性支氣管炎而咯吐黃痰、口渴心煩、咳逆短氣者。

注意事項

本品辛溫而性沉降，所以對平素體質陰虛內熱，而五心發熱較明顯的人，或氣虛下陷而脫肛、子宮脫垂等患者，應慎用或不用。

② 檀香

檀香是檀香科常綠喬木檀香的心材，又名白檀香。性溫，味辛。以夏季採伐、氣味清香，色黃、質堅而緻密、油性大者為佳。

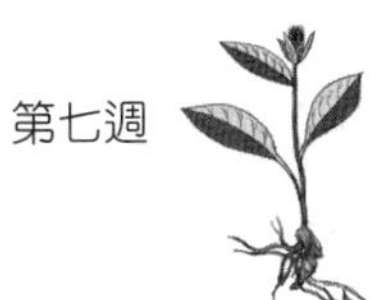

功效

能行氣散寒、溫中止痛。

藥性歌

檀香辛溫，擅長止痛，行氣散寒，痛脹得安。

主治病症

檀香與沉香的性味和作用相似，都能用於寒凝氣滯所致的疼痛病症，但沉香有降逆的作用，用於多種氣機上逆的病症，而檀香主要用於各種寒凝氣滯所引起的胃痛、胸腹疼痛等病症。臨床上多用於以下病症。

（1）脘腹冷痛：因中陽不足或外寒犯於胃而致胃脘腹部疼痛、有冷感，或受寒而發，或遇冷痛甚，常伴有泛吐清水、食少作脹等症狀，多與吳茱萸、烏藥、乾薑、桂枝等合用。

（2）胸痹悶痛：胸脘部突發痞悶或疼痛，每因寒而誘發，口不渴，苔白而潤，多與細辛、延胡索、畢茇等同用，如表現胸悶刺痛而挾有瘀阻者，與丹參、蒲黃、五靈脂等配伍應用。

用法用量

檀香入煎藥應後下，或沸後即服，以免有效成分過分揮發。也可用於丸藥中或用細末兌入煎好的藥汁內服用。如研末服，每次用0.5～1.0克，如入煎劑，用2～5克。

簡便方

（1）丹參飲（《醫學金針》）：丹參30克，檀香、砂仁各4.5克，水煎服。治心腹疼痛，屬半虛半實者。

（2）檀香飲（《聖濟錄》）：檀香、沉香各0.3克，檳榔1枚，用水磨取汁過濾去渣，煎沸，分3次溫服。主治惡毒風腫，可用於過敏性疾病引起頭面腫、皮膚紅癢者。

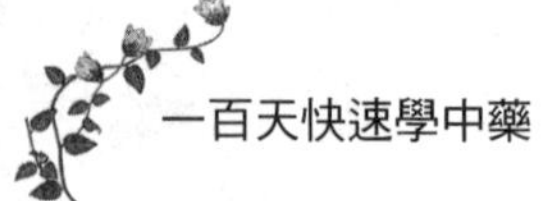

注意事項

本品性溫，凡陰虛內熱者不宜使用。

每日練習

1. 沉香和檀香的作用和主治病症有異同？
2. 比較沉香、檀香和木香的主治病症有何異同？

4

① 丁香

丁香是桃金娘科常綠喬木植物丁香的花蕾。又名公丁香。因其花蕾形似丁字而命名。性溫，味辛。以完整、體大、色紅棕、油性大、香氣濃、入水能下沉者品質為佳。另有用丁香的成熟果實入藥者，稱為母丁香，又名雞舌香。性味和作用與公丁香相似，但力量較弱。

功效

能溫中降逆，溫腎助陽。含丁香油等揮發成分，能抗菌、健胃，外用能止牙痛。

藥性歌

丁香溫中，尤善降逆，能治吐呃，常配柿蒂。

主治病症

丁香主要用於感寒而致氣滯或氣逆之證，但也有用於補腎助

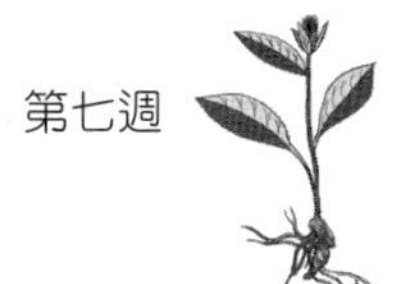

陽的。可主要用於下列病症。

（1）寒凝脾胃：因丁香性辛溫，氣味芳香，故善於治療各種因脾胃受寒或虛寒所致的病症。如脾虛中寒而引起的泛吐痰涎證，可與陳皮、半夏相伍；中寒所致的脘腹冷痛，嘔吐腹瀉，可與吳茱萸、肉豆蔻等相伍；胃寒疼日久不止者，可與肉桂相伍為散，食前用熱酒調服。

（2）胃氣上逆：以下行為順，如胃因感受寒邪或食滯中阻等原因，胃氣不能下行，就會產生嘔吐、呃逆等病症。丁香對因寒所致的胃氣上逆有較好的治療效果，是治療胃寒呃逆證的主藥，可與柿蒂、半夏、生薑等藥合用。

（3）腎陽虛衰：因本品還有助陽作用，所以可與溫腎壯陽藥同用，治療陽痿、精冷證。

此外，本品還可外用：如把丁香放在膏藥上外敷，治療癰疽惡肉；用丁香末用棉裹後塞鼻，治療鼻息肉；丁香還可與肉桂合用研末外貼臍部，治療因寒而引起的腹痛、泄瀉等病症。現代有用丁香製成粉或酊劑或用丁香煎液外塗，治療真菌性皮膚癬證。丁香又是一味烹調的重要調味品。

用法用量

丁香入煎藥應後下，或沸後即服，以免有效成分過分揮發。也可用於丸藥中。如入煎劑，用2～5克，入丸散劑則酌減，外用適量。

簡便方

（1）丁夏丸（《百一選方》）：丁香、半夏各30克，研細，用薑汁製丸，如綠豆大，每次用薑湯煎送服20～30丸。治小兒受涼而引起的嘔吐。

（2）加味丁桂散（經驗方）：丁香、肉桂、木香、延胡索各等分，研細用。在月經將行或疼痛發作時，用2克放膠布上，外貼關元穴，如疼不止，加貼雙側三陰交。隔日換藥一次，每月貼6天為一療程。治療痛經。

注意事項

因本品性溫，故屬實熱及虛熱性質的病症應忌服。

② 香附

香附是莎草科多年生草本植物莎的根莖，又名香附子、香附米、莎草根。因其有香味而根莖多附於根上，所以稱為香附。性平，味辛、微苦、微甘。以體大，色棕褐，氣芳香者為佳。

功效

能行氣解鬱，調經止痛。治療肝鬱氣滯所致的胸脇、脘腹脹痛，消化不良，胸脘痞悶，乳房脹痛，月經不調，經閉痛經以及寒疝腹痛等病症。現代研究發現，本品的揮發油有輕度雄激素作用。本品的醇提取物有消炎、退熱、鎮痛、鎮靜、抑制平滑肌等作用。

藥性歌

香附辛平，疏肝解鬱，調經止痛，婦人勿缺。

主治病症

（1）肝氣鬱結：本品是疏肝解鬱的要藥，對於因肝氣鬱結而引起的胸脇疼痛、胸脘脹痛以及肝胃氣痛等較為適用。臨床上常與柴胡、青皮、陳皮、佛手、枳殼等藥配合。對於肝氣犯胃而引起的胃脘疼痛，涉及兩脇，胸悶不舒，即肝胃氣痛，偏寒者配合高良薑等，偏熱者配合梔子等。

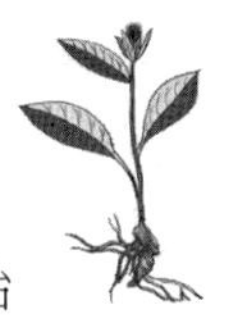

（2）婦科諸病：婦科疾病多與肝氣鬱滯有關，所以本品是治療各種婦科病的常用藥。對於因肝鬱氣滯而引起的月經不調、痛經等，特別是經前乳房脹痛較甚者，每與當歸、白芍、蘇梗、柴胡、青皮、川芎等配合使用。對於肝失疏泄而導致的崩漏，也可單用炒末，米湯調服，或與其他調經理氣藥配合。

此外，本品對於肝氣鬱滯而引起的其他乳房脹痛、乳房結塊等外科疾病也經常用；也有用本品配合川芎為末，調服治療偏正頭痛者；也用本品與解表藥合用，治療感受外邪而兼有氣滯者。

用法用量

本品目前在臨床上雖多生用，但傳統用本品有很多炮製要求。如李時珍說：「生則上行胸膈，外達皮膚；熟則下走肝腎，外徹腰足；炒黑則止血；得童溲浸炒則入血分而補虛；鹽水浸炒則入血分而潤燥；青鹽炒則補腎氣，酒浸炒則行經絡；醋浸炒則消積聚；薑汁炒則化痰飲。」在治療婦女病時，宜用製香附；治療出血病症時，宜用香附炭；治療肝胃氣痛時，宜用醋香附。入煎劑用5～9克。用於丸散劑則酌減。

簡便方

（1）快氣湯（《局方》）：香附（炒，去毛）32克，砂仁8克，甘草4克，共為細末，每用3克，用鹽湯調服。治療各種因氣滯而致胸膈痞悶、心腹脹痛，噫氣吞酸，嘔吐，宿酒不消而不思飲食者。

（2）醋附丸（《婦人良方》）：香附250克，醋煮，焙乾為末，醋和丸如梧桐子大，每服三、四十丸，米湯送下。治療月經不調，內臟虛冷，頭眩食少，時覺寒熱，腹中急痛，赤白帶下，胸中氣悶，胎氣不固等。

（3）治腰痛方（經驗方）：香附研末，每用涼開水送服4

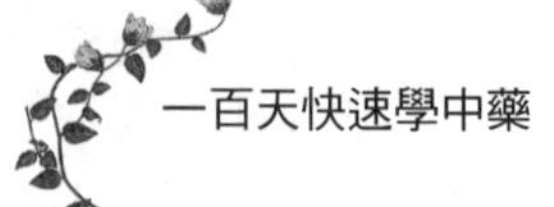

克，每日3次。治療各種腰痛。

注意事項

本品性苦燥，用之不當能耗傷氣血，無氣滯的虛證不宜用。

每日練習

1. 丁香的功效和主治病症與木香、沉香、檀香有何異同？
2. 香附的功用與主治病症是什麼？其與木香的作用有何不同？

5

① 川楝子

川楝子是落葉喬木川楝樹的成熟果實。又名楝實、金鈴子。性寒，味苦，有小毒。以外皮金黃色，體大，果肉厚者為佳。

功效

能行氣疏肝止痛，殺蟲，療癬。治療胸脇疼痛，蟲積腹痛，頭癬等病症。所含的川楝素是驅除蛔蟲的有效成分。

藥性歌

川楝苦寒，最擅疏肝，脇痛疝氣，驅蟲癬安。

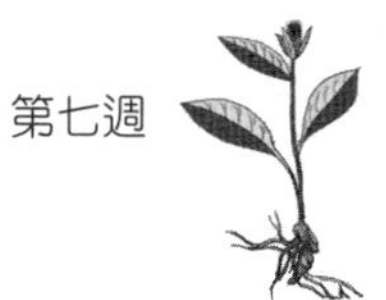

主治病症

川楝子肝氣鬱滯或肝胃不和所引起的脇肋部疼痛、脘腹疼痛和疝氣作痛等。也可用於某些寄生蟲和黴菌所引起的疾病。具體主要用於下列病症。

（1）肝鬱疼痛：所謂肝鬱疼痛是指因肝氣鬱滯而引起的各種疼痛病症，其疼痛部位多在肝經循行之處，如脇肋、少腹、前陰部等。所以臨床上常見的肋間神經痛、疝氣、婦女痛經等每與肝鬱有關。本品因性寒，所以對肝鬱化火或兼有熱象者尤為適宜。臨床應用時除了常與其他疏肝理氣藥如青皮、香附、鬱金等同用外，還應區別性質的屬寒與屬熱不同，如因寒凝而肝鬱氣滯的，每與吳茱萸、小茴香、肉桂等配伍，如已有熱象者，每與蒲公英、丹皮、梔子等合用。

（2）肝胃不和：如因肝鬱而橫逆犯胃引起胃痛、嘔吐等證者，稱為肝胃氣病，可配延胡索、柴胡、枳殼、白芍等，如已化火而口乾舌紅少津者，每配合生地、北沙參等。

（3）蛔蟲病：本品有驅蟲作用，但其驅蟲作用比苦楝根皮要弱。但因本品有止痛作用，所以對於因蛔蟲而引起的腹痛病症較為適合。

此外，本品還可外用：如把川楝子搗碎後用棉裹塞耳中，可以治療耳內的惡瘡，又如現代報導用本品研末，用熟豬油或凡士林調敷患處，可以治療頭癬。

用法用量

川楝子一般入煎劑，用5～10克。可以生用，也可以炒黃或鹽炙後用。炒後可降低毒性，減少其苦寒之性，避免損傷胃；用鹽炙後可引藥下行，增強治療下腹痛和疝痛的作用。

簡便方

（1）金鈴子散（《活法機要》）：川楝子、延胡索各30克，共為細末，每服6～9克，用酒或溫開水調下。治療熱厥心痛，或發或止，日久不癒者。現代可用於各種胸痛、心絞痛、胃痛等。

（2）導氣湯（《醫方簡義》）：川楝子9克，小茴香1.5克，木香、淡吳茱萸各3克。用長流水煎服。主治寒疝及偏墜，小腸疝痛。

注意事項

因本品有小毒，應注意不可用量過大，有食用10粒以上即發生中毒者。中毒後的主要表現為中毒性肝炎、呼吸困難、四肢麻木，抽搐，嚴重者可造成死亡。本品性味苦寒，所以脾胃虛寒者忌服。

② 小茴香

小茴香為傘形科多年生草本植物茴香的成熟果實。性溫，味辛。又名穀茴香、蕓穀茴香。以身乾，顆粒飽滿，色黃綠，香氣濃厚，無雜質者為佳，一般以產於內蒙古者品質較好。

功效

能祛寒止痛，理氣和胃。治療寒疝疼痛，睾丸偏墜，胃寒嘔吐食少，脘腹脹痛等病症。本品中含有揮發油的主要成分為茴香醚和小茴香酮。茴香油可促進腸胃的蠕動和分泌，既能排除氣脹、減輕疼痛，又能緩解痙攣。

藥性歌

小茴辛溫，祛寒暖肝，溫胃止吐，善治諸疝。

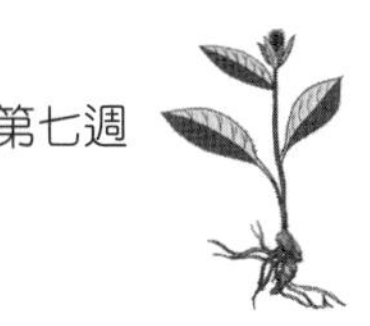

主治病症

本品主要用於各種寒疝少腹疼痛、睾丸偏墜，胃寒嘔吐食少等病症。臨床上多用於下列病症。

（1）寒疝腹痛和睾丸偏墜：寒疝是指感受寒邪而引起的腹部疼痛病症，多有腹中拘急，繞臍而痛，可伴出冷汗、惡寒肢冷、甚則手足麻木，或見陰囊冷痛。睾丸偏墜即現代所說的腹股溝疝，俗稱疝氣、小腸氣。本品因性溫，善祛肝經之寒氣，所以多用於上述病症，每與荔枝核、橘核、吳茱萸等同用。正因為本品擅長祛寒溫陽，也用於腎陽不足裡寒盛而致腰痛者，所以也常把本品歸於溫裡藥類。

（2）胃寒嘔吐和飲食減少：茴香能溫中行氣、和中開胃，所以多用於因胃寒而引起的胃痛、嘔吐、飲食減少、食後胃脹等病症，可與乾薑、木香、半夏等同用。

用法用量

小茴香一般生用，也可用鹽水炒過，取鹹能入腎，增強祛下焦肝腎寒邪的作用。入煎劑，用3～6克，如用在丸散劑內可酌減。

簡便方

（1）小茴香丸（《三因方》）：茴香、胡椒各等分，為細末，用酒糊成丸，如梧子大，每次服3克，空腹用溫酒送服。主治小腸氣（疝氣）疼痛，或疝氣下墜而不能復入者。

（2）茴香豬腎方（《證治要訣》）：茴香炒香後研末，另用豬腰子剖開作薄片，不令斷，層層摻藥末，水紙裹，煨熟，細嚼，用酒送服。治腎虛腰痛，轉側不能，嗜臥疲弱者。可用於各種慢性腰痛，腰部畏寒、四肢清冷者。

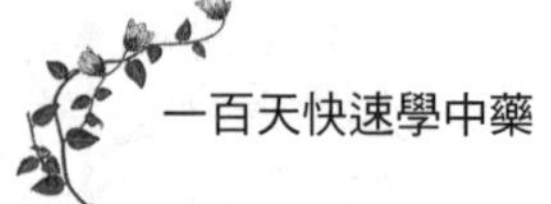

注意事項

因本品性溫，凡平素陰虛內熱者慎用。

每日練習

1. 川楝子與小茴香功用、主治有什麼異同？
2. 比較本週所學理氣藥的主治病症有何異同？

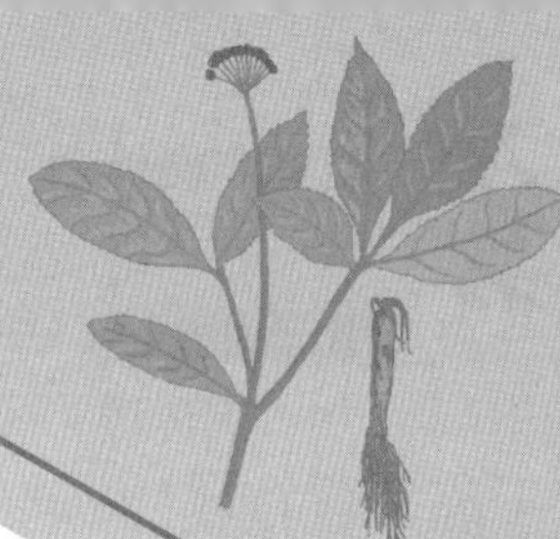

第八週

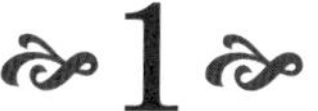

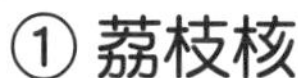

① 荔枝核

荔枝核為無患子科常綠喬木荔枝果實的內核。又名離枝，是因為白居易有詩：若離本枝，一日色變，三日味變。所以後人稱為離枝，衍化稱荔枝。性溫，味甘、澀。以乾燥、粒大、飽滿者品質為佳。

功效

能散寒止痛，行氣疏肝。治療胃脘痛，疝氣痛，婦女痛經等。

藥性歌

荔核甘澀，散寒疏肝，行氣止痛，常用治疝。

主治病症

本品主要用於各種疝氣疼痛、睾丸腫痛、胃痛、少腹痛等病症。臨床上多用於下列病症。

（1）寒疝腹痛：本品除了性溫能袪寒邪外，還善入肝經血分，行血中氣滯，所以對寒凝氣滯而引起的疝氣疼痛較為適宜。臨床上常與小茴香同用，特別適合用於少腹疼痛向下涉及前陰部者。如屬寒甚者，每合吳茱萸；如夾有熱邪者，加用川楝子等；如兼有睾丸腫痛者，多配合橘核、青皮等。

（2）寒凝氣滯所致的胃痛、少腹痛、痛經等：因本品能袪除肝經寒邪，並能行肝經氣滯，通肝經血分，所以用於寒凝氣滯血瘀所引起的胃痛、小腹兩側疼痛、婦女痛經等病症。

近年有用本品治療糖尿病而獲效的報導。

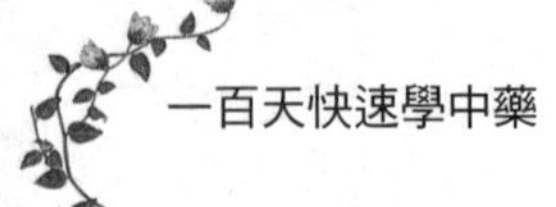

用法用量

荔枝核一般搗碎生用，也可用鹽水炒過，取鹹能入腎，增強祛下焦肝腎寒邪的作用。入煎劑，用6～12克，如用在丸散劑內可酌減。

簡便方

（1）荔香散（《景嶽全書》）：荔枝核3克，木香2.4克，為末，每次服3克，用白開水調服。主治心腹胃脘久痛不癒，屢屢發作。

（2）荔枝散（《世醫得效方》）：茴香、青皮（全者）、荔枝核各等分。銼為散，炒過，研細為末。用時以酒送服6克，每日服3次。主治睾丸腫大如斗（鞘膜積液）。

② 橘核

橘核為芸香科常綠小喬木橘及其栽培變種的成熟果實的種子。性溫，味苦。以色白、飽滿、子粒均勻者為佳。

功效

能散寒止痛，行氣疏肝。治療疝氣、睾丸腫痛、乳癰、腰痛等。

藥性歌

橘核溫苦，散寒行氣，疏肝止痛，治疝可試。

主治病症

本品主要用於各種疝氣疼痛、睾丸腫痛、胃痛、少腹痛等病症。臨床所治療的病症大體與荔枝核相同。

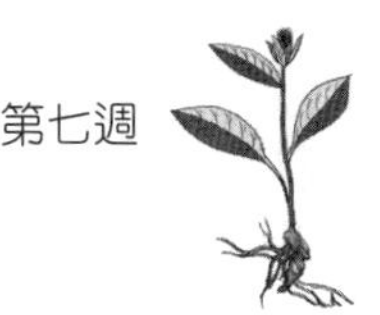

用法用量

橘核一般搗碎生用，也可用鹽水炒過，取鹹能入腎，增強祛下焦肝腎寒邪的作用。入煎劑，用3～10克，如用在丸散劑內可酌減。

簡便方

橘核丸（《濟生方》）：橘核（炒）、海藻（洗）、昆布（洗）、海帶（洗）、川楝子（去肉，炒）、桃仁（麩炒）各30克，厚朴（去皮，薑汁炒）、木通、枳實（麩炒）、延胡索（炒，去皮）、桂皮（不見火）、木香（不見火）各15克。為細末，用酒糊為丸，如桐子大，每次服70丸，空腹用鹽水或酒送服。主治陰囊腫大，睾丸腫脹或偏墜，或堅硬如石，或臍腹絞痛，或陰囊瘡毒，出黃水或潰爛。

注意事項

因本品能行氣耗氣，所以當用於實證，對虛證者不可投用。

每日練習

1. 中醫治療寒疝常用哪些藥物？這些藥物在治療疝氣時有何異同？

2. 荔枝核、橘核和上一節的木香、檀香等理氣藥在功用、主治方面有何不同？

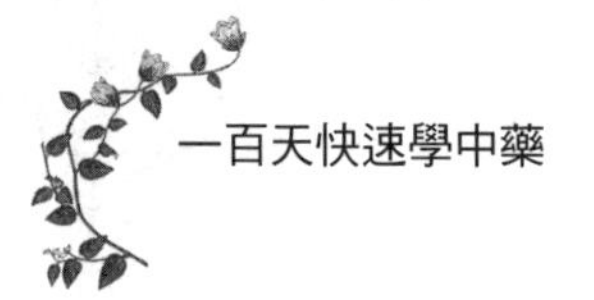

2

消食藥

消食藥的作用主要有兩個方面：一、是直接幫助食物消化，即所謂的化食積；二、是健脾胃，增強脾胃的運化作用。前者主要適用於飲食過量所導致的實證食滯，後者則主要用於脾胃虛弱所導致的虛證食滯。但消食藥中多數藥兼具有上述兩方面作用。

在臨床上應用消食藥時，每應根據病情與其他治法相互配合。如食滯於胃腸而致氣機阻滯，胃腹部脹滿者，可配合行氣藥，以幫助行氣寬中、消化食滯。如食積停滯而大便秘結者，可配合瀉下藥，以導滯通便；如伴見寒象者，可配合溫裡藥，以散寒行滯；如食滯鬱積而化熱者，應配合清熱藥以泄熱導滯。食滯每與濕濁互阻，則消食又可與芳香化濕之品配合使用。食滯可由脾胃衰退而致，而食滯日久也會導致脾胃虛弱，所以食滯常與脾胃虛弱並見，臨床上消食藥也常與補脾健胃藥配合使用，即為消補兼施。

① 山楂

山楂為薔薇科植物山楂的成熟果實，又名赤爪子。性微溫，味酸、甘。山楂有「北山楂」和「南山楂」之別。前者主產於山東、河南、河北、遼寧等地，多為栽培的山裡紅果實，以片大、皮紅、肉厚、核少者為佳；後者主產於江蘇、浙江、廣東、廣西、雲南等地，為野生的野山楂，以個勻、色棕紅、質堅者為佳。

功效

能健脾助運，消食化積，散瘀止痛。主要用於肉食積滯，胃脘脹痛，瀉痢腹痛，痛經經閉，產後瘀阻，疝氣疼痛，高脂血症等。近年研究發現本品具有降血壓、降血脂、治療動脈粥樣硬化等作用。

藥性歌

山楂酸甘，降壓降脂，兼能化瘀，肉積得安。

主治病症

（1）飲食積滯：山楂能幫助消化，消除食滯，特別對於油膩肉食的積滯和小兒的乳積具有較好的消除作用。可單用本品治療肉積，也可與木香、枳實、神曲、麥芽等行氣化食藥配合，治療各種飲食停滯的病症。

（2）瘀血內積：瘀血是人體內血液運行發生障礙後在體內瘀積而形成的一種病理因素，一旦出現瘀血，就可以發生各種各樣的病症。治療瘀血的藥物具有活血化瘀的作用，而山楂就是一味很好的、性質平和的活血化瘀藥。常用本品治療產後瘀血內滯而引起的腹痛、惡露不盡，還可用於治療婦女因瘀血內積而導致的痛經，其特點是經行時腹痛劇烈，下血塊，血塊下後腹痛得減。在治療上述病症時還可與當歸、川芎、益母草等配合。

此外，本品還可治療痢疾，便下赤白黏液，驅除條蟲。現代臨床上常用本品治療高血壓病、冠心病、高脂血症等。

用法用量

本品生用活血化瘀作用較強，如用炒山楂、焦山楂，則消積化食的作用較強。此外，治療痢疾泄瀉病症時宜用焦山楂，治療出血病症時宜用山楂炭。本品用於煎劑中，一般用9～15克，單用或驅蟲時用量較大，最大可用至250克。入丸、散劑中則用量酌減。

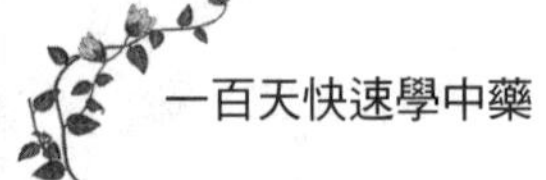

簡便方

（1）山楂飲（《簡便單方》）：山楂肉120克，水煮食山楂肉，並喝湯。治療食肉不消。

（2）治痢方（《醫鈔類編》）：山楂肉不拘多少，炒研為末，每次用3～6克，如大便中血多，以蜜拌，如白色黏液多，以白糖拌，以白開水調，空腹服。治療痢疾，大便中有紅血黏液。

注意事項

本品雖然性質平和，但屬克伐之品，所以對脾胃虛弱者不宜用，特別是因脾胃虛弱而造成的食欲不振、食滯不化病症，不可濫用。

② 神曲

神曲是用麵粉和其他藥物，如辣蓼、青蒿、杏仁等混合後，經發酵而成的曲劑，又名六神曲。性溫，味甘、辛。以陳久而無蟲蛀者為佳。

功效

能消食和胃，增進食欲。用於食積不化，脘腹脹滿，不思飲食，泄瀉或痢疾等病症，尤其適用於米麵食積和酒積者。本品中含酵母菌，具有幫助消化的作用。

藥性歌

神曲性溫，消食導滯，痢疾泄瀉，配用效著。

主治病症

（1）消化不良：用於各種飲食積滯所引起的胃腹脹悶、噯腐

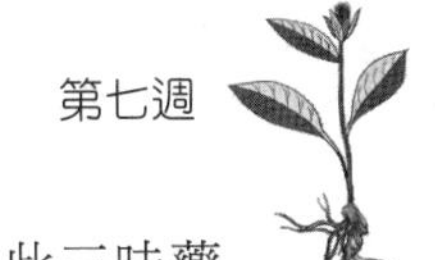

厭食。經常與其他消食藥配合使用，如山楂、麥芽等，此三味藥炒焦後共同使用，又稱為「焦三仙」。

（2）痢疾泄瀉：對飲食停滯所引起的痢疾、泄瀉，表現為大便不爽或裡急後重，便中多黏液，腹痛較著者，可單用或與蒼朮、吳茱萸等藥配合使用。

用法用量

本品一般都要炒黃或炒焦用。在煎劑中用6～12克，入丸散劑中酌減。本品用於某些含礦物藥的丸藥之中，既可作為賦形劑，又可防止礦物藥有礙消化，如磁朱丸等。

簡便方

曲術丸（《局方》）：神曲（炒）、蒼朮（用米泔水浸一夜再焙乾）各等分，研末，用麵糊為丸，如梧桐子大，每次服15～20丸，以米湯送下，每日兩次。主治夏暑季節暴瀉和飲食所傷，胸膈痞悶。

注意事項

本品性溫而燥，對於積滯化熱較明顯者不宜使用。服本品後每可引起反酸，所以平素胃酸過多者也不宜使用。有文獻提出孕婦應慎用。

③ 麥芽

麥芽為禾本科草本植物大麥的成熟果實，經發芽乾燥而成。又名大麥芽。性平，味甘。以色黃粒大、飽滿身乾、芽齊者為佳。

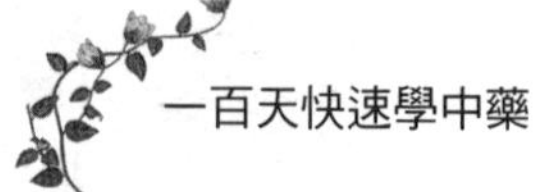

功效

能消食和中，回乳。用於食積不化，消化不良，不思飲食，脘悶腹脹證，尤其善於消化米麵食積。還可用於婦女斷乳及乳汁鬱積所致的乳房脹痛等病症。

藥性歌

麥芽平甘，食化胃開，消乳回乳，單用不凡。

主治病症

（1）消化不良及食滯：本品能消食開胃，故適用於各種消化不良、食滯內積而致的不思飲食、脘悶腹脹、噯腐吞酸者。臨床上常與神曲、穀芽、山楂等配合。如因脾虛運化無力而致食滯內積、食欲不振者，常配合黨參、白朮等補氣健脾藥。

（2）乳汁鬱積：婦女產後哺乳期如乳汁鬱積，就會引起乳房腫痛，甚至局部發紅結塊形成膿腫，即為乳癰。本品能化乳積，所以單用對該證有較好的療效，但應在膿腫形成之前投用，如已形成膿腫，應配合其他清熱解毒、通絡消腫的藥物。同時，本品還有回乳的作用，所以單以本品煎服，可用於婦女斷乳。

用法用量

傳統認為麥芽生用醒胃下氣的作用較好，如炒用則健脾助運的作用較好。但根據現代研究，本品中所含的具有助消化作用的澱粉酶在高溫下易破壞，如炒焦後，其含量僅為生品的1/6左右，所以用於助消化時不應炒得太焦。本品入煎劑用10～30克，如用於回乳可用至60～90克。但現代研究認為，本品煎後對澱粉的消化作用會有所減弱，所以有人主張治療這類疾病時，宜用生品微炒後研末沖服，所以也多入散劑用，每次用量酌減。

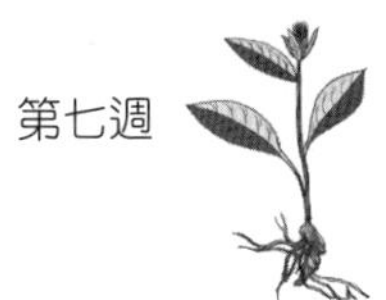

簡便方

（1）消食丸（《本草綱目》）：麥芽120克，神曲60克，白朮、橘皮各30克。為末，用蒸餅製成丸如梧桐子大，每次用人參湯送服30～50丸。主治各種食滯內停，不思飲食之證。

（2）麥芽散（《丹溪心法》）：麥芽60克，炒，研細末，用清湯調下，共服4次。治產後發熱，乳汁不通、乳房作脹，或欲回乳者。

注意事項

本品為消導藥，消而無補，所以對脾胃虛者不宜單獨使用，也不能長期應用。凡內無積滯的食欲不振，不宜用本品。

每日練習

1. 食滯證的形成原因和臨床表現是什麼？消食藥有何作用？
2. 山楂、神曲、麥芽都是消食藥，它們的主治病症有何不同？

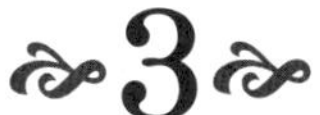

驅蟲藥

驅蟲藥是能驅除或殺死人體內寄生蟲的一類藥物。中藥的驅蟲藥主要用於各種腸寄生蟲病，如蛔蟲病、蟯蟲病、鉤蟲病、條蟲病、薑片蟲病等。近年研究發現中藥裡也有一些藥對血吸蟲、瘧原蟲等也有好的效果。

驅蟲藥對不同的寄生蟲有一定的選擇性，所以應針對不同的寄生蟲採用不同的藥物。驅蟲藥一般應空腹服用，使藥物能直接作用於蟲體。驅蟲藥多數具有一定的毒性，所以在使用時應注意劑量，對孕婦和老弱者在運用時尤應慎重。對腸道寄生蟲病的治療，還應注意飲食衛生，避免重新感染。在臨床上使用中藥驅蟲藥時，多要與其他中藥相配合。

① 使君子

使君子是使君子科藤本狀灌木植物使君子的成熟種子，又名五稜子、留求子等。性溫，味甘。以體大色紫黑，有光澤，果仁飽滿、色黃、味香甜、油性足而不泛油者為佳。

功效

能驅蟲，消積。主要用於蛔蟲病、蟯蟲病，以及因蟲積而引起的腹痛和小兒疳積等病症。

藥性歌

使君驅蟲，炒香服用，煎湯漱口，可治齒痛。

主治病症

可單用炒香後嚼食，治療蛔蟲病、蟯蟲病。如蟲較多，可配合苦楝根皮、檳榔等驅蟲藥，以增強驅蟲作用。如小兒疳積，見面黃肌瘦，食欲不振，或嗜食泥土、生米等異物，腹脹便溏者，可配合健脾胃和其他驅蟲藥，如黨參、白朮、雞內金、檳榔等。

此外，使君子也可用於治療陰道滴蟲病。古方書中用本品每日以麻油少許，浸三、五個，睡前取仁細嚼，久用可治面瘡、粉刺。本品還可外用，如用使君子煎湯漱口，治齲病疼痛；使君子

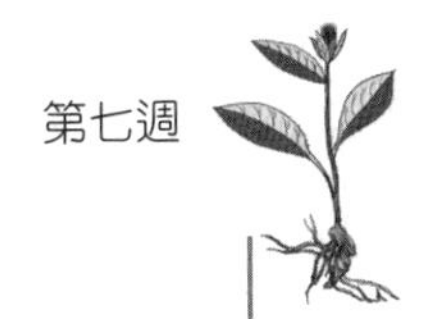

水浸劑可用來治療各種因真菌感染而引起的癬疾。

用法用量

使君子生食的副作用較大，且炒後更為香甜，所以宜用炒使君子仁。又因本品久貯後有效成分易喪失，所以用新鮮的當年所採收的為宜。本品入煎劑可用6～12克。如單用本品炒熟嚼服，小兒可按每歲1枚計，但總量不得超過20枚，空腹服，連服2～3天。

簡便方

使君子散（《幼科準繩》）：使君子10枚（瓦上炒，為末），甘草（膽汁浸一夜）0.4克，蕪荑0.4克，苦楝子5個（炮，去核）。共研為末，每次用3克，以水煎服。治小兒蛔蟲病、疳積。

注意事項

本品在驅蟲藥中是毒性比較小的，所以在規定劑量範圍內是較安全的。但如過量服用也會發生中毒，輕則發生呃逆、眩暈，重則嘔吐、腹痛、腹瀉，甚至出冷汗、抽搐、呼吸困難，血壓下降等。在服用使君子前後應忌飲熱茶，以免加重副作用。如發生中毒，輕者可用丁香泡湯頻服以解救，重者應送醫院。

② 檳榔

檳榔是棕櫚科常綠喬木檳榔的成熟種子，又名大腹子、海南子、檳榔子等。因古代在南方招待貴客時必要先呈上本品，所以稱為檳榔，以與賓、郎同音。性溫，味苦、辛。以體大，堅實，身重，斷面顏色鮮豔者為佳。

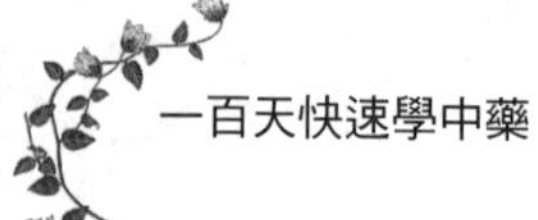

功效

> **藥性歌**
> 檳榔苦辛，諸蟲能清，利水消腫，積滯能行。

能驅蟲，瀉下導滯，行氣利水。主要用於治療絛蟲病、蛔蟲病、薑片蟲病，蟲積腹痛，積滯所致的痢疾、泄瀉，水腫腳氣，瘧疾等。近年來研究認為本品可用於健胃、消食、排膽結石等。

主治病症

（1）各種腸道寄生蟲病：如絛蟲病、蛔蟲病、薑片蟲病、蟯蟲病等。其中尤其對絛蟲病、薑片蟲病效果較好。這主要是因為檳榔中所含的檳榔鹼對這些蟲體有麻醉作用。在治療絛蟲病時，每與南瓜子同用，可增加療效；治療薑片蟲病，每與黑白醜合用；治療蛔蟲病，則可與苦楝皮合用。治療蟯蟲病時，可與百部等藥配合，用煎液在睡前作保留灌腸。

（2）食積氣滯：本品具有辛散行氣和緩瀉通便的作用，所以可用於食滯內停、氣滯腹脹等病症，可與其他消食、行氣配合使用藥。對於因濕熱積滯阻於腸而致的痢疾，症見痢下赤白、裡急後重、腹中疼痛者，可配伍木香、枳實、青皮、大黃、黃連等。

（3）各種水腫：本品又有利水消腫作用，所以對各種原因引起的水腫，如腎炎水腫、心臟病水腫、腳氣水腫等都能使用，如有大便秘結者，尤為適用。如屬寒濕性水腫，可與溫陽利濕藥配合；如屬濕熱性水腫，可與清化濕熱藥配合。

本品還可用於治療瘧疾，多與常山、草果等截瘧藥同用。在治療膽結石病時，可與金錢草、柴胡、枳實、鬱金等藥配合。也可作外用，如檳榔燒灰研細外敷，可治口角生瘡。檳榔煎液滴眼可作縮瞳劑。

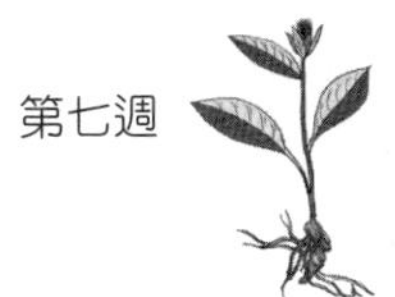

用法用量

本品生用，特別是新鮮者的藥力作用較強，多用於殺蟲、破積；經炒製後，藥力較緩，多用於理氣化食；炒焦後藥力更弱，一般用於體虛而有食積氣滯者。傳統用本品要用水浸泡月餘後再切成薄片，但這樣會使藥中的有效成分喪失一半，現多不用長期浸泡，或採用直接打碎成顆粒狀的方法，較為合理。入煎劑時可用6～15克，但如用於驅絛蟲、薑片蟲時，可用至60～90克。

簡便方

（1）檳榔散（《傷寒總病論》）：檳榔2個（一個生用，一個煨用），研成細末，用酒二盞煎成一盞四，分兩次服。治療傷寒用攻下或發汗後，胸脘痞滿，氣塞不通，或蛔厥，心腹部痛劇者（類似膽道蛔蟲病）。

（2）檳榔散（《普濟方》）：檳榔用大者半枚，以麥門冬煎湯磨取一錢，燉熱服。治療大小便不通，或小便尿血而刺痛。

注意事項

檳榔的下氣作用較強，體虛無實邪者不宜用。因本品有毒，所以用量不可過大，過量服用可致流涎、頭痛、噁心、嘔吐，甚至導致昏睡、驚厥。

③ 榧子

榧子是紅豆杉科常綠喬木植物榧的成熟種子，又名榧實。性平，味甘。以體大殼薄，種仁黃白色，油性足但不泛油，不破碎者為佳。

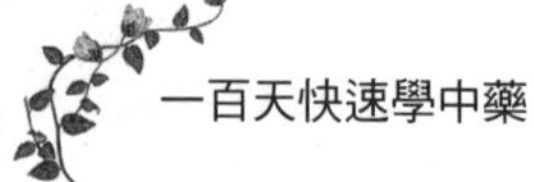

功效

能驅除腸道寄生蟲，如蛔蟲、絛蟲、鉤蟲、薑片蟲等。本品既能殺蟲驅蟲，又能潤腸通便，所以有助於蟲體排出。本品炒後香甜有效而較安全，尤適用於小兒。

藥性歌

榧子甘香，驅蟲效良，潤肺止咳，亦有專長。

主治病症

各種腸道寄生蟲病，可單用炒熟後嚼食，也可配入湯劑中用。如治療絛蟲病，每與檳榔、南瓜子同用；治療蛔蟲病，每與使君子、苦楝子、烏梅等同用。近年有報導用本品治療血絲蟲病，方法是用榧子肉150克，血餘炭30克，研末用蜜製成150丸，每次2丸，每日3次，服4～8天。本品還能潤肺止咳，治療肺燥咳嗽。

用法用量

本品可打碎後入煎劑，每次用15～30克。也可炒熟去殼取仁嚼食，或可入丸散劑內服用，用量酌減。

簡便方

驅蟲湯（《現代實用中藥》）：榧子（切碎）、使君子仁（切細）、大蒜瓣（切細）各30克，水煎服。治療十二指腸蟲病、蛔蟲病、蟯蟲病等。

注意事項

本品在驅蟲藥中性質較平和，不傷脾胃，對人體的毒性甚少，所以較安全。但因質地油潤，故便溏者不宜用。在中藥裡，具有驅蟲作用的藥除了以上討論的幾種外，還有苦楝皮、南瓜子、鶴草芽、雷丸、鶴虱、蕪荑、貫眾等，主要都用於祛除腸道寄生蟲。其中苦楝皮毒性較大，鶴芽草、雷丸等不宜入煎劑，而常用作散劑服。貫眾又是一味清熱解毒藥，炒炭後又能止血。

每日練習

治療蛔蟲、絛蟲、鉤蟲、蟯蟲、薑片蟲等分別主要用什麼藥？使用時應注意什麼問題？

4

止血藥

凡用以制止體內外出血的藥物稱為止血藥。

出血是一種較常見的病症，在臨床上可表現為咯血、吐血、咳血、便血、尿血、齒鼻衄血、婦女月經過多、創傷出血等。出血過多不僅會造成體內血液的不足，甚至可導致氣隨血脫，大量的出血可危及生命。因而使用止血藥對於一般的出血或急救都是很重要的。現代研究證實，中藥止血藥大多具有加速血凝或修復血管的作用。

中藥止血藥的種類甚多，分別適用於不同性質的出血病症。其中有涼血止血藥、收斂止血藥、化瘀止血藥、溫經止血藥等。涼血止血藥的性質寒涼，能清除血熱而止血；收斂止血藥的藥味多澀，有收斂的作用，適用於出血而無瘀滯者；化瘀止血藥兼具活血化瘀的作用，所以適用於既有出血，又有瘀血的病症；溫經止血藥性質溫熱，適用於虛寒性的出血。

中醫對出血的治療，除了運用各種止血藥外，還特別注重針對引起出血的原因進行治療，這樣才能取得較好的療效。

對出血病症的治療不能僅「見血止血」，更不能濫用涼血止血和收斂止血藥物，因為止血不當會致離經之血聚而成瘀，瘀血生成後，原有的出血更難得逾。所以在治療出血病症時要時時遵循「止血而不留瘀」的原則。此外，對出血過多的病症要防止氣隨血脫，如單用止血之法，則緩不濟急，應主以大補元氣，益氣固脫。

① 小薊

小薊是菊科多年生草本植物刺兒菜或刻葉刺兒菜的地上部分。性涼，味甘。以潔淨、較完整者、無黴變者為佳。

功效

能涼血止血、解毒斂瘡消癰、利尿。主治各種血熱妄行而致的咯血、衄血、吐血、尿血、崩漏、熱毒癰腫等病症。實驗證明本品能縮短出血時間，有一定的抑菌作用。

藥性歌

小薊性涼，消腫治瘍，能止出血，尿血尤良。

主治病症

（1）血熱出血諸證：因本品性寒涼，有清血熱而止血的作用，所以對血熱妄行的出血病症較為適宜。除了一般的吐血、咯血、衄血外，因本品兼有利尿作用，所以對熱結於下焦而尿血者更為適用，臨床上常配合蒲黃、木通、生地、滑石、淡竹葉等涼血利尿藥。現代有用於產後子宮收縮不全及血崩者。

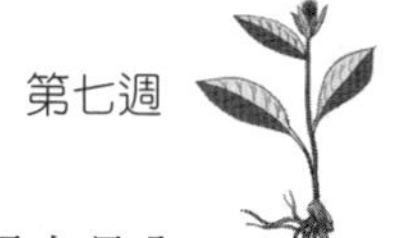

（2）熱毒癰腫：對於熱毒結聚而致的癰腫瘡瘍，可用本品內服或用鮮品搗爛外敷。現代有報導用本品的根治療傳染性病毒性肝炎者。本品也可用水煎洗治療婦女陰部作癢。

用法用量

小薊一般生用，也可炒炭用，以增強止血功能。入煎劑一般用10～15克，如用鮮品，可用30～60克入煎劑或搗汁服。

簡便方

（1）小薊飲子（《丹溪心法》）：生地黃、小薊、滑石、通草、炒蒲黃、淡竹葉、藕節、當歸、梔子、甘草各15克，水煎服。治下焦熱結而尿血、血淋。現代可用於各種小便尿血或尿中帶血而排尿澀痛，見有口渴、發熱或手足心熱、脈數、舌紅等熱象者。

（2）清心散（《聖濟總錄》）：小薊1把，絞汁，用酒半盞調服。治舌衄，即舌上出血不止者。

注意事項

本品性質平和，無明顯毒性，所以較少副作用，但因性涼，所以脾胃虛寒者慎用。有文獻認為本品有化瘀作用，所以無瘀滯者慎用，可供參考。

② 地榆

地榆是薔薇科多年生草本植物地榆和長葉地榆的根和根莖。因本品葉似榆樹葉而生於地上，所以稱為地榆。性微寒，味苦、酸。以身乾，質堅，切面呈棕紅色者為佳。

功效

能涼血止血、解毒斂瘡，治療各種熱性出血病症，如咯血、吐血、衄血、便血、痔瘡出血、尿血、崩漏等，也可治燙傷、濕疹、皮膚潰爛及痢疾等病症。現代研究發現本品有較好的抗燙傷、促凝血和抑菌等作用。

藥性歌

地榆涼血，便血勿缺，消癰治痢，燙傷當選。

主治病症

（1）血熱出血諸證：本品性寒涼，且味酸能澀，所以具有涼血止血、收斂止血的作用，為治療出血病症常用之藥。尤其是適用於偏於下部的出血，如便血、痔瘡出血、尿血、婦女崩漏等。可單用，也常與其他藥物配伍：治便血配合槐花、生地、黃芩、當歸等；治崩漏配合丹皮、生地、仙鶴草等。

（2）癰腫瘡瘍：本品具有較好的清熱解毒、祛濕斂瘡作用，所以在多種外科、皮膚科疾病中作為外用。如對燙傷，可單用研末麻油調敷，或配合大黃粉外用；治療濕疹、皮膚瘡瘍等，可用其煎液外洗或外敷，也可配合煅石膏粉、枯礬粉外用。

（3）濕熱痢疾：本品能清熱解毒、涼血止血，所以對腸道濕熱所引起痢疾有較好的療效，特別是痢疾便血較多者，尤為適用。可以單用，也可與白頭翁、黃柏、黃芩等藥配合。本品還可配合太子參、懷牛膝水煎服，治療血小板減少性紫癜。

用法用量

本品生用則解毒斂瘡作用較強，現代研究認為，本品所具有的抑菌作用在加熱後會減弱。如用於止血，則以炒用為佳。

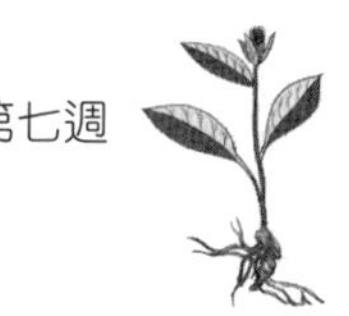

簡便方

（1）地榆湯（《聖濟總錄》）：地榆60克，甘草（炙，銼）15克，研細末，每次用6克，水煎去渣服，每晝夜3次。治療血痢不止，或治便血。

（2）地榆煎（《聖惠方》）：地榆60克（銼細），用醋250CC煎十餘沸，去渣，食前趁熱服100CC。治婦女陰道出血不止，面黃形瘦而虛弱者，也可治吐血。

注意事項

本品性苦寒，所以對虛寒性出血、下痢者忌用。因其具酸收之性，所以前人認為痢疾初起不可用，恐其澀邪難解，但現代臨床上用本品治療各種急性濕熱痢疾，效果較好。本品雖為治燒燙傷的常用中藥，但不宜用於大面積的燙傷，因其中所含的水解型鞣質能被身體吸收而引起中毒性肝炎。

每日練習

1. 比較涼血止血、收斂止血、化瘀止血、溫經止血等法用藥的作用和適應證有何不同？

2. 小薊和地榆的功用及主治病症有何異同？

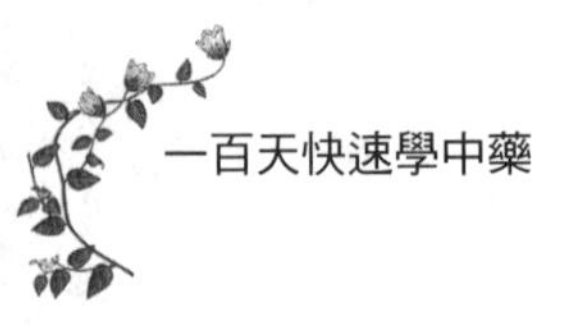

5

① 槐花

槐花是豆科落葉喬木槐的花蕾，又名槐米、槐芯。性微寒，味苦。以身乾，體大，緊縮，色黃綠者為佳。因槐花米中芸香苷等有效成分的含量高於已開放後的槐花，所以用槐花米品質較好。

功效

能涼血止血，清肝瀉火。用於治療血熱所致的便血、痔瘡出血、血痢、崩漏、吐血、衄血等病症。也可用於肝熱引起的目赤、頭痛、眩暈病症。現代實驗提示本品所含的芸香苷及其苷元槲皮素能保持毛細血管的正常抵抗力，並有消炎、抗痙、抗潰瘍、防治動脈硬化等作用。

藥性歌

槐花苦寒，降火清肝，生用降火，止血炒炭。

主治病症

（1）血熱出血諸證：本品具苦寒之性，所以對血熱妄行引起的各種出血病症都有較好的療效。本品與地榆一樣，也對偏於下部的出血效果更佳，如便血、血痢、痔瘡出血、婦女崩漏、尿血等。臨床上常與側柏葉、地榆等配合。

（2）肝火上炎：肝經火熱亢盛會引起頭面部的一些病症，如目紅赤腫痛，頭痛、眩暈等。槐花具清泄肝熱的功能，所以可用於這類疾病。臨床上既可單用，也可與夏枯草、決明子、菊花、

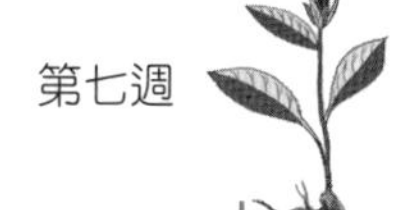

黃芩等同用。現代常用本品治療高血壓引起的頭痛、眩暈。

用法用量

本品生用降火清熱的作用較好，炒炭則止血作用較好，炒黃後也有利於有效成分的保留。入煎劑一般用6～12克，入丸散劑則用量酌減。

簡便方

（1）槐花散（《經驗良方》）：槐花（生炒各半）、梔子（去皮炒）各30克，共為細末，每次用6克，白開水在食前送服。治療便血。

（2）槐花散（《良朋彙集》）：陳槐花30克，百草霜15克，為末，每次服9～12克，用溫酒送下。治療婦女陰道下血而無明顯瘀滯者。

注意事項

本品性苦寒，所以對脾胃虛寒者及虛證出血者不宜投用。

② 側柏葉

側柏葉是柏科常綠喬木植物側柏的嫩枝葉，又名扁柏葉、叢柏葉、柏葉。性微寒，味苦而澀。以葉嫩，呈青綠色，無碎末者為佳。

功效

能涼血止血，祛痰止咳。用於

藥性歌

側柏寒苦，涼血止血，肺熱咳嗽，其效亦可。

各種出血病症，特別是血熱妄行者，也可用於肺熱咳嗽。實驗提示本品的提取物對小鼠有鎮咳、祛痰和中樞鎮靜等作用。

主治病症

（1）血熱出血諸證：本品既能涼血止血，又能收斂止血，可用於血熱所引起的出血病症，臨床上每與小薊、大薊、白茅根、黃連、生地等配合使用。但若與溫經止血藥如炮薑、艾葉等相伍，也能用於虛寒性出血病症。

（2）肺熱咳嗽：本品能清肺熱，又有化痰的作用，所以可用於因肺熱而致的咳嗽，痰黃稠難咳之證。臨床上每與北沙參、貝母、黃芩等清肺化痰藥配合使用。

本品還能煎汁合酒服用，治療關節疼痛病症。現代有用本品製成酊劑治療痢疾，用煎劑治療百日咳、潰瘍病併發出血者和高血壓病等報導。本品還可外用，如用本品的60％乙醇浸泡液外塗治療禿髮，用本品研末以酒調敷患處，治療深部膿腫和流行性腮腺炎等。

用法用量

本品生用則化痰止咳作用較強，如用於止血，則以炒用為佳。現代研究證實，在炒製後，其縮短出血時間和凝血時間的作用可加強。入煎劑用10～15克，如用於丸散劑中則酌減。

簡便方

（1）柏葉湯（《金匱要略》）：柏葉、乾薑各10克，艾葉1把，用水煎，加入童便（原用馬通汁，即馬糞用水化開，絞取清汁）適量。治療吐血日久不止，面色萎黃，脈虛數無力，屬中氣虛寒、氣不攝血者。

（2）側柏葉湯（《本草切要》）：側柏葉15克，木通、當

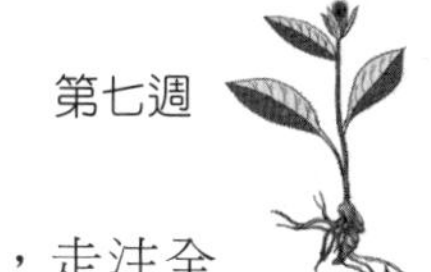

歸、紅花、羌活、防風各6克，水煎服。治療關節疼痛，走注全身，不能轉側，晝夜痛劇者。

（3）百日咳方（《福建藥物志》）：側柏葉15～21克，百部、沙參各9克，冰糖燉服。治小兒百日咳。

注意事項

本品性味苦寒，久服能傷胃氣。有報導用量過大或長期服用後有頭暈、噁心、胃部不適，食欲下降等反應，偶可致水腫、皮炎等過敏反應。

每日練習

1. 槐花、側柏葉的功用和主治病症有何異同？

2. 複習本週已經學習過的理氣、消食、驅蟲、止血藥的主要功效和主治病症。

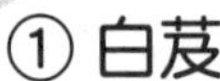

第九週

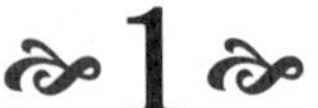

① 白芨

白芨是蘭科多年生草本植物白芨的地下根莖。因其根白，並連及而生，所以稱為白芨。性微寒，味苦、甘、澀。以身乾，體大，呈半透明狀，質堅者為佳。

功效

能收斂止血，消腫生肌。用於各種出血病症，也用於瘡癰腫毒、手足皸裂、肺癰等。實驗證明，本品有良好的局部作用，其中所含的黏液質可使紅細胞凝聚，促進血栓的形成。體外實驗提示本品對結核桿菌和其他某些細菌有抑制作用。

藥性歌

白芨質黏，止血收斂，吐血咯血，多有效驗。

主治病症

（1）各種出血病症：本品質黏而澀，具有良好的收斂止血作用，可用於吐血、咯血和各種外傷引起的出血。可用單味研末服，也可與其他止血藥配合使用。如對咯血，可配合枇杷葉、生地、阿膠等；對肺、胃因外傷而致的咯血、吐血等，可配合三七等。

（2）肌膚黏膜破損：本品有生肌作用，能促進瘡口的癒合，所以對手足皮膚皸裂、肛裂或瘡瘍後瘡口不能癒合等，都可用之，以本品研末外敷或調麻油外用。古人認為本品能補肺部的損

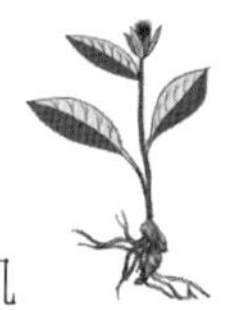

傷，所以用於肺癆病，不論有無咯血都能使用。利用本品的生肌作用，可治療胃和十二指腸潰瘍，如有胃少量出血，用之尤為適宜，可與烏賊骨製成散劑服用。

（3）癰腫：本品有消腫作用，可用於癰腫初起，紅腫熱痛者，常與金銀花、皂角刺、天花粉等同用。

本品還可與烏頭共研細末，每取少量，用紗布包裹後放入陰道內，治療子宮脫垂。也有用其煎劑或粉劑外用，治結核性瘺管、燒傷等。

用法用量

本品一般生用，入煎劑時用3～10克，如劑量過大，煎液黏膩難以服下。入丸散劑內，用量酌減，宜用溫開水調服。

簡便方

（1）白芨散（《醫學啟蒙》）：白芨、阿膠、款冬花、紫菀各等分，水煎服。治肺痿，可用於肺結核咳嗽、咯血。

（2）白芨丸（《外科大成》）：白芨研細，用酒糊成丸，每次服9克，用黃酒送服，連用半月。治療鼻淵，鼻中流清涕，頭痛。

（3）白芨粉：白芨研粉，每次6克，每日3次，開水沖服。用於上消化道出血，出血量較小者。

注意事項

本品具收斂之性，凡外感初起，火熱熾盛者不宜用。按「十八反」之說，本品與烏頭不能同時內服。

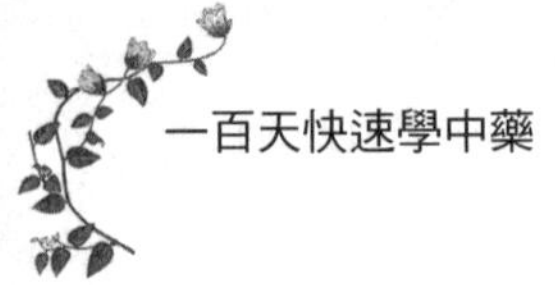

② 三七

三七是五加科多年生草本植物三七的根，又名山漆、參三七、田三七、田漆。其取名三七，有的說是因為該植物葉左三右四，有的則認為本品本名山漆，因能如漆黏物一樣癒合刀傷，後衍化稱為三七。性溫，味甘、微苦。以體大堅實、體重皮細、表面光滑、斷面呈灰綠、黃綠或棕黑色、無裂痕者為佳。

功效

能止血散瘀，消腫定痛。用於各種出血病症，如吐血、咯血、衄血、便血、尿血、血痢、崩漏等，也用於跌打損傷，產後惡露不下，外傷出血，癰腫，瘤腫，疼痛等病症。實驗證實，本品能縮短實驗動物的凝血時間，增加冠狀動脈血流量，並能降血壓、強心、降低毛細血管的通透力等。

藥性歌

三七甘苦，止血效宏，活血定痛，稱譽傷科。

主治病症

（1）各種出血病症：《本草新編》稱本品為「止血之神藥」，說明本品在止血上有很好的效果，可用於各種出血病症。由於三七同時具有化瘀的作用，所以不僅適用於伴有瘀血的出血病症，而且對一般出血病症也有「止血而不留瘀」的長處。臨床上可單用研末吞服，也可與止血煎劑配合使用。對外傷出血，可單用研末外用。

（2）瘀滯腫痛：因本品能活血化瘀，所以對於各種瘀血阻滯所引起的腫痛病症都能適用。如跌打損傷所致的血瘀腫痛，可單用研末內服，配合酒調外敷，並可與活血、行氣的方劑合用。

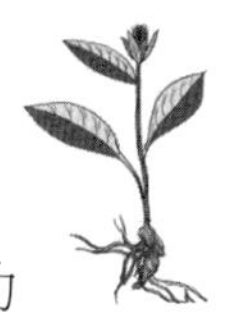

近年來用本品治療冠心病心絞痛，也是利用其活血化瘀定痛的功效。此外，現代臨床上用本品研粉治療胃痛、慢性肝炎、肝纖維化、急性壞死性節段性小腸炎、出血性腦中風等病。

三七外用也可治療多種疾病，如配合龍骨、象皮、血竭、乳香等為末，外用治療刀傷瘡口不收；本品磨汁塗眼周，可治療眼紅赤。

用法用量

三七一般作為散劑或製成丸藥使用，較少入湯劑。每次用1～3克。

簡便方

（1）化血丹（《醫學衷中參西錄》）：三七6克，花蕊石（煅存性）9克，血餘炭（煅存性）3克，共研細末，分兩次，開水送服。治咯血、吐血、衄血及兩便下血。

（2）軍門止血方（《回生集》）：人參、三七、白蠟、乳香、降香、血竭、五倍子、牡蠣各等分，研末外用。治各種外傷出血。

（3）三七散：三七研細，每次服2克，每日3次。用於各種心腦血管病，有活血化瘀、保護血管的作用。

注意事項

因本品有活血化瘀作用，所以孕婦慎用。

每日練習

1. 側柏葉、白芨、三七在治療止血的作用上，有何異同？
2. 白芨、三七除了止血外，還有什麼治療作用？

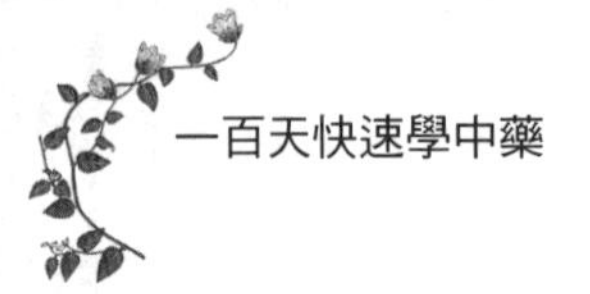

2

① 茜草

茜草是茜草科多年生草本植物茜草的根及根莖，又名茜根、血見愁、活血丹、過山龍等。性寒，味苦。以身乾，條粗長，表面紅棕色、內深紅色，分枝少，無莖苗及鬚根少者為佳。

功效

藥性歌

茜草寒苦，涼血止血，又能化瘀，通經可服。

能涼血止血，活血化瘀。可用於血熱所致的各種出血病症，也可用於血滯經閉，跌打損傷，各種瘀滯疼痛，痹證疼痛等。本品經現代實驗研究，發現浸出液能縮短家兔的血液凝固時間，水提取物對離體豚鼠子宮有興奮作用，能增加子宮收縮。此外還有止咳、祛痰、解痙和一定的抗菌作用。

主治病症

（1）各種出血病症：本品性寒，有止血作用，所以對血熱性的出血病症較為適用。可治療各種血熱病症，如吐血、咯血、衄血、便血、尿血、崩漏等，並經常與其他涼血止血藥同用。又因本品兼有化瘀作用，所以對出血而有瘀血者尤為適宜。治療沖任不固的出血、氣虛不攝的出血，則要與黃芪、白朮、烏賊骨等同用。

（2）血瘀經閉：本品具有活血化瘀作用，可用於婦女血瘀於裡所致的閉經，也可用於跌打損傷和關節疼痛之痹證，每與當歸、紅花、桃仁、赤芍等活血化瘀通經藥並用，也可單用泡酒

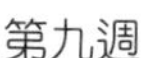

服。本品還用於治療疔瘡、蕁麻疹等，也與其活血的作用有關。

近年有人用本品配合橙皮製成片劑，治療慢性支氣管炎，也有用本品提取物製成片劑治療白細胞減少症、月經過多等。

用法用量

本品如用於活血多用生品，或用酒炒用；如用於止血，則多炒炭用；如用鮮品，則其涼血止血之力較強。入煎劑可用10～15克，如用鮮者可加倍，如用於丸散劑中，量酌減。

簡便方

（1）茜草丸（《聖濟總錄》）：茜草（銼）、雄黑豆（去皮）、甘草（炙，銼）各等分，研為細末，用水和為丸，如彈子大。每次服1丸，用溫開水送服。治吐血後虛熱躁渴，能防出血，並能解毒。

（2）茜梅丸（《本事方》）：茜草根、艾葉各30克，烏梅肉（焙乾）15克，共研細末，用煉蜜為丸如梧桐子大，每次服30丸，用烏梅湯送服。治衄血無定時。可用於各種慢性鼻衄、齒衄反覆發作者。

注意事項

本品性寒，如平素脾胃虛寒或內無瘀滯者慎用。

② 蒲黃

蒲黃是香蒲科水上草本植物水燭香蒲、寬葉香蒲或東方香蒲的花粉，又名蒲花、蒲厘花粉、蒲棒花粉等。性平，味甘。以色

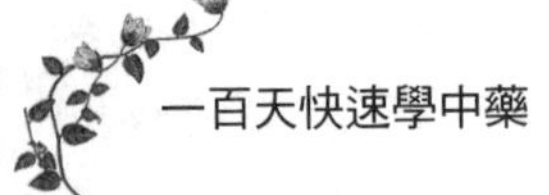

鮮黃，光滑，純淨，質輕，手撚之滑膩感強者為佳。如在藥內混入較多的蒲黃花絲、花藥，稱為「草蒲黃」品質較次。

功效

能止血，化瘀通淋。治療各種出血病症，如吐血、咯血、衄血、便血、尿血、崩漏、外傷出血等，又因本品能利尿、化瘀，所以對尿血而淋澀者尤為適用。此外還可用於胃脘、腹部疼痛、跌打損傷腫痛等病症。經實驗證實，本品能縮短凝血時間，增加血小板數量，增加產後子宮的收縮力，並有一定的降血脂作用。

藥性歌

蒲黃甘平，生用血行，炒則止血，止痛通淋。

主治病症

（1）各種出血病症：因本品性平，且有化瘀作用，所以不論對寒、熱性，或有無瘀滯的出血病症都能適用。可單用，也可配合其他止血藥。如屬血熱出血者，可配合生地、側柏葉、大薊、小薊等；如屬虛寒性出血可配合炮薑、艾葉等。如治小便淋澀疼痛，還可與滑石、小薊等同用。本品也可外敷止血。

（2）各種瘀滯疼痛：本品具活血化瘀作用，對於多種因瘀血內積所致的疼痛，有散瘀止痛之效。多用於治療胃脘痛、婦女痛經、產後腹痛等，常與五靈脂合用。

蒲黃也常用於外治，如外敷可治舌腫脹、重舌生瘡、陰部濕癢及耳中流膿等病症。現代臨床上常用於治療冠心病、高血脂症、高血壓症等。

用法用量

生蒲黃多用於散瘀止痛，而炒蒲黃則多用於止血，古人有

「生用活血行血，炒黑止血」之說。但現代實驗證實，生蒲黃也有止血作用，所以有人主張本品不必炒黑。入煎劑多用5～10克，因本品質輕而易浮在水面，所以宜用布包煎。如用於丸散劑中，量可酌減。外用適量。

簡便方

（1）蒲黃丸（《聖濟總錄》）：蒲黃（微炒）90克，龍骨75克，艾葉30克，研細後，用煉蜜為丸，如梧桐子大，每次服20丸，用米湯送下。治婦女月經過多，或淋瀝不斷。

（2）失笑散（《局方》）：蒲黃（炒香）、五靈脂（酒研、淘去砂土）各等分，研細，用醋調6克，熬成膏狀，再用水煎，食前熱服。治產後心腹部疼痛欲死。現代用於治療胃脘痛、腹痛、痛經等屬瘀血內阻者。

注意事項

因本品能使子宮收縮，所以孕婦宜慎用。常用的止血藥較多，除上所述外，還有苧麻根、白茅根、棕櫚炭、血餘炭、艾葉、灶心土等。

每日練習

1. 茜草、蒲黃的止血作用有何異同？
2. 試比較各種止血藥所治療的出血病症有何不同？

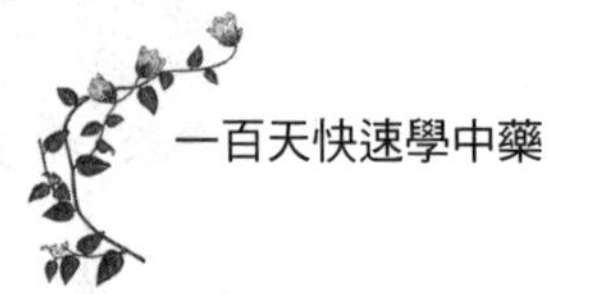

3

活血藥

凡能幫助血行、疏通血脈、去除瘀血的藥物稱為活血藥，又稱為活血化瘀藥。其中活血作用較強的又稱為破血藥或逐瘀藥。

活血藥能使血行通暢、瘀滯消散，瘀血一去，則原有的瘀積、疼痛、腫脹、經閉等症狀就會消除。因為瘀血在臨床上是一種很常見的病理狀態，所以活血藥在臨床上的應用相當廣泛，適用於各種血行不暢或瘀血內阻的病症。近年來，活血藥和活血化瘀法成為中醫治法研究中的一個熱門，並取得了很多新的成果。如活血藥被廣泛地用於治療冠心病、腦中風後遺症、肝硬化、腫瘤、子宮外孕、急腹症、閉塞性脈管炎等疾病，並在更多的疾病中被配合運用。同時對活血藥的作用機理也進行了較為系統的研究。

在臨床上運用活血藥時，應根據病情和治療作用的需要，配合其他的治法。如根據氣為血之帥的理論，行氣有助於血行，所以在應用活血藥時，常配合行氣藥，以產生氣行則血行的作用；在治療寒瘀時，應配合溫裡藥，以溫化寒瘀；在治療熱瘀時，應配合清熱藥，以清化熱瘀；在治療痰瘀時，應配合化痰藥；在治療濕濁與瘀血相結的病症時，應與祛濕化濁藥配合；在治療痞結腫塊時，則需與軟堅散結之品配合；如用於體虛的患者，又當與補益藥並用等。

因活血藥具有耗血動血的作用，所以對於婦女月經過多、孕婦及易於出血者應慎用。

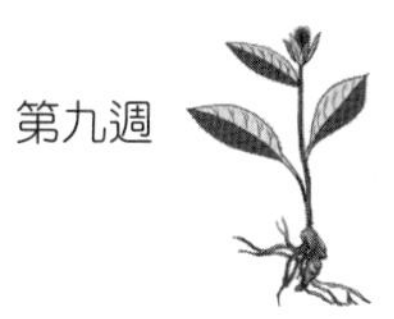

① 川芎

川芎是傘形科植物川芎的根莖，又名芎藭、西芎等。有認為，因本品專治頭腦諸疾，而頭屬穹藭之處，所以名為芎藭。性溫，味辛。以體大，質實，斷面色黃白，油性大，香氣濃者為佳。

功效

能活血行氣，祛風止痛。治療有瘀滯的月經不調，痛經經閉，胸脇刺痛，跌打腫痛，頭痛，風濕痹痛，腫瘤疼痛等病症。現代研究證實本品含有的有效成分川芎嗪能擴張血管，增加冠狀動脈血流量和心肌收縮功能，改善血液循環，抑制血小板聚集，減少血栓形成，所以對各種缺血性疾病有效。川芎中所含其他的生物鹼、揮發油、內酯類等成分也都具有一定的藥理作用。

藥性歌

川芎辛溫，活血行氣，善於調經，止痛效穩。

主治病症

（1）血瘀氣滯證：本品辛散溫痛，既能活血，又能行氣，所以對血瘀氣滯所致的病症，尤其伴有疼痛者都能使用，如月經不調、痛經、胃脘痛、痹證疼痛等。在臨床上多配合其他藥物應用：如對婦女月經病，每配合紅花、桃仁、當歸、丹參、香附、益母草等活血理氣調經藥；對肝鬱血瘀氣滯而胸脇疼痛者，配合柴胡、白芍、香附等舒肝理氣藥；對瘀阻心脈者，多配伍丹參、鬱金、降香等同用；對痞塊疼痛者，多配伍五靈脂、延胡索、赤芍、紅花等；對跌打損傷、瘀血腫痛者，多配合三七、乳香、沒藥等。

（2）各種疼痛病症：本品有良好的止痛作用，可用於多種疼痛病症，如頭痛、風濕痹證的肌肉關節疼痛，每與其他藥物配合使用。因本品辛溫，性善升散，所以在治療各種類型的頭痛時每每用之，但各有不同配伍。如對風寒性頭痛，可配合羌活、槁本、細辛等；對風熱性頭痛，可配合菊花、石膏、黃芩等；對風濕性頭痛，可配合羌活、獨活、防風等；對血虛頭痛，可配合當歸、熟地、首烏；對瘀血頭痛則配合赤芍、桃仁、紅花、乳香等。另外，對於風寒濕所引起的關節、肌肉疼痛，可配合獨活、桂枝、細辛、麻黃等。

近年來，臨床上用本品治療放射線引起的骨髓造血功能障礙、血細胞減少症，配合益母草治療慢性腎炎，配合紅花治療心絞痛等。

用法用量

本品一般生用，但如為了治療頭痛，或作活血行氣之用，也可用酒製川芎，上行通血絡的作用較強。入煎劑一般用3～6克，如用作活血時，用量可稍大，而治療偏頭痛時，用量宜大，據臨床經驗，可用至30克。但用量過大易致嘔吐、眩暈等反應。近年來還用川芎嗪製成片劑，治療各種心腦血管的疾病。

簡便方

（1）散偏湯（《石室秘錄》）：川芎30克，白芍15克，香附6克，白芥子9克，鬱李仁、柴胡、甘草各3克，白芷1.5克，水煎服。治療偏頭痛。

（2）川芎丸（《宣明論方》）：川芎500克，天麻120克，為末，煉蜜為丸，每丸3克。每次服1丸，細嚼，茶或酒食後送服。治療頭風眩暈，偏正頭痛，身體拘急倦怠。

（3）宮血湯：川芎25克，加白酒30CC，水250CC，浸1小時

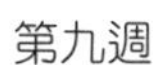

後用小火燉煎，分2次服，連服3天。治療功能性子宮出血。

注意事項

本品性辛溫竄散，不宜用於實熱和陰虛火旺者。因能動血和耗血，所以對各種出血性疾病和體虛者應慎用。

② 乳香

乳香是橄欖科小喬木卡氏乳香及其同屬科植物的樹幹皮部滲出的油膠樹脂，又名熏陸香、多伽羅香、馬尾香等。因其樹脂在樹上垂滴如乳頭，所以稱為乳香。性溫，味苦辛。以淡黃色，顆粒狀，半透明，無砂石樹皮等雜質，粉末黏手，氣味芬芳者為佳。

功效

能調氣活血，舒筋止痛，排膿消腫。治療氣血凝滯所致的各種心胸脘腹疼痛，癰腫瘡毒，跌打損傷，痛經，產後腹痛等病症。

藥性歌

乳香辛苦，血氣得活，能消癰腫，定痛亦可。

主治病症

（1）血瘀氣滯證：本品既能活血，又能行氣，對於因血瘀氣滯引起的各種病症，特別是疼痛病症較為適宜。如對血瘀致的胃痛，與沒藥、五靈脂、香附等配合；對胸痹、冠心病心絞痛者，可與沒藥、丹參、川芎等配合；對跌打損傷所致的瘀血腫痛，可與沒藥、血竭、麝香等配合；對風濕痹痛，關節疼痛、肢體拘攣者，可與羌活、獨活、當歸等配合。

（2）癰腫瘡瘍：本品能活血消腫、生肌止痛，為治療外科病的常用藥。如對癰腫初起時紅腫熱痛，可配合金銀花、連翹、天花粉等；治療某些癰疽、瘰鬁、痰核等堅硬不消者，常配合沒藥、麝香、雄黃等同用。對瘡瘍破潰後久不收口者，可與研末外用。

本品還可用於治療遺精、呃逆等病症。

用法用量

本品可入煎劑，但因其氣味濃烈，較難聞，又能引起噁心，所以宜用炒乳香或醋炙乳香，而且用醋炙後，能增強其活血止痛、收斂生肌的作用。入煎劑用3～9克，用於丸散劑中酌減。

簡便方

（1）抽刀散（《攝生眾妙方》）：乳香3克，胡椒49粒，共為末，男用薑湯下，女用當歸湯下。治療突然發生的心口部疼痛。可用於急性胃痛和心絞痛。

（2）乳香定痛散（《外科發揮》）：乳香、沒藥各6克，寒水石（煅）、滑石各12克，冰片0.3克，為細末，外搽患處。治療瘡瘍疼痛難忍者。

注意事項

因本品能活血，所以孕婦慎用。對平素脾胃較弱者，不宜大量使用，以免對脾胃產生刺激。治療瘡瘍時，對已潰者和膿多者均不宜使用。

每日練習

1. 什麼是活血藥？運用活血藥要注意哪些問題？

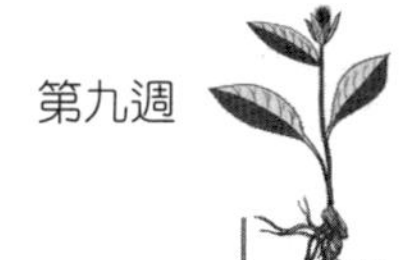

2. 川芎和乳香的作用和主治病症有什麼異同處？

4

① 鬱金

鬱金是薑科多年生草本植物薑黃、鬱金、莪朮等的塊根，又名玉金。因本品能解除鬱遏而斷面黃色，故稱為鬱金。性寒，味辛、苦。本品因產地、品種不同，名稱也各異。如產於四川的薑黃塊根，名黃鬱金，又名黃絲鬱金、廣鬱金，以體大、肥滿、外皮皺紋細、斷面橙黃色者為佳；產於浙江的鬱金塊根為溫鬱金，又名黑鬱金、川鬱金，以體大、外皮少皺縮、斷面為灰黑色者為佳；產於四川的鬱金塊根名白絲鬱金，以體大、皮細、斷面結實者為佳；產於四川的莪朮塊根，名為綠絲鬱金，商品品質較差。

功效

能活血解痛，行氣化痰解鬱，涼血清心，利膽退黃。治療因肝氣鬱滯血瘀內阻所致的各種病症，如胸腹脇肋脹痛、吐血、衄血、癲狂、月經不調、痛經、膽石證、腫瘤痞塊等。現代研究發現本品含多種揮發油，還有各種薑黃素等。

藥性歌

鬱金辛寒，解鬱化痰，涼血止血，開竅消疸。

主治病症

（1）血瘀氣滯證：因本品能辛散行氣和活血，所以對各種血瘀氣滯所致的胸腹脇肋疼痛病症都能適用。如偏於氣者，可配合木香、蘇梗等；如偏於血瘀者，可配合丹參、赤芍等。如屬婦女痛經，可與香附、當歸、白芍等同用。

（2）痰濁蒙蔽心包：本品具辛散苦泄、消化鬱滯痰濁的作用，所以對痰濁蒙蔽心包引起的神志異常多用之。如治療濕溫痰濁蒙蔽心包所致神昏譫語，可配合石菖蒲、梔子、竹瀝等，以清心化痰開竅；對痰迷心竅的癲狂、癲病，則多與白礬、膽南星等配合。

（3）肝膽濕熱：肝膽濕熱蘊結或可發生黃疸，或結成結石。本品能行氣解鬱、疏理肝膽，清化濕熱，所以肝膽濕熱病症多用之。如為濕熱黃疸，多與茵陳、梔子、黃柏、大黃相配合；如屬結石之證，則與金錢草、虎杖、雞內金等配合。

（4）血熱出血：本品性寒，能清血中邪熱，所以對血熱所致的出血病症每多用之。尤其適用於肝鬱化火而致的吐血、衄血、婦女倒經等，可與丹皮、梔子等配合；對熱結下焦所致的小便淋澀、出血疼痛、尿血，可配合生地、小薊、滑石等同用。

現代有用本品的片劑治療心臟早搏，也有用本品治療肝纖維化，或製成注射液，治療急慢性肝炎。

用法用量

本品多生用，但為了加強祛痰的作用，也可用礬水製鬱金。廣鬱金的行氣作用較強，適用於血瘀氣滯證偏於氣滯者；川鬱金的活血作用較強，適用於血瘀氣滯證瘀血較甚者。如入煎劑用3～9克，入丸散劑，每次服2～3克。

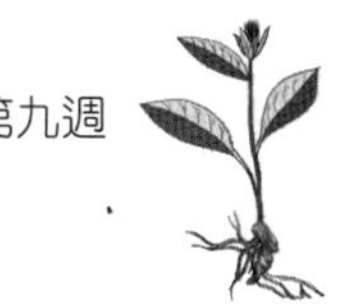

簡便方

（1）鬱金散（《普濟方》）：鬱金、蒲黃、乾地黃各等分，研細末，在食前，用車前草湯送服3克。主治血淋，小便時尿道內澀痛、尿血者。

（2）白金丸（《本事方》）：鬱金210克，白礬90克，研細用米糊為丸，如梧桐子大，每次服50粒，白開水送下。治因憂鬱而致痰濁阻於心竅發生的癲狂。

（3）早搏方：川鬱金研粉或壓片劑，每次5～15克，每日3次，3個月為1個療程。治療心臟早搏。

注意事項

鬱金為活血行氣藥，所以對無氣滯和瘀血者、陰虛火旺所導致的出血者、孕婦等均不宜投用。按「十九畏」之說，本品與丁香不能同用。

② 延胡索

延胡索是罌粟科多年生草本植物延胡索的塊莖，又名玄胡索、元胡、元胡索等。性溫，味苦、辛。以體大、飽滿、質堅、色黃、內色黃亮者為佳，主要產於浙江；個小、色灰黃、中心有白色者為次。產於東北者有山延胡索、迷延胡索等。產於江蘇者名蘇延胡，質較欠佳。

功效

能理氣止痛，活血化瘀，治由氣滯血瘀所引起的胸脇、脘腹疼痛，婦女經閉、痛經、產後瘀阻、

藥性歌

延胡辛苦，氣血無阻，疼痛諸證，用之當舒。

跌打損傷等病症。現代研究證實，本品的主要鎮痛成分為生物鹼，延胡索乙素還有明顯的鎮靜、催眠、安定、退熱等作用。

主治病症

（1）氣滯血瘀諸證：本品具有較好的辛散溫通作用，能疏通氣血，所以對各種因氣滯血瘀而引起的病症都能適用。如對胸痺疼痛者，可配合瓜蔞、薤白、丹參等；對胃脘、胸脇疼痛而偏於氣滯者，配合柴胡、香附、枳殼、鬱金等，偏於血瘀者，配合桃仁、紅花、丹參等，偏於寒性者，配合高良薑、乾薑等，偏於熱性者，配合川楝子、梔子等；對於疝氣疼痛，可配合小茴香、荔枝核、橘核等；對婦女痛經、產後腹痛等，配合當歸、川芎、蒲黃等；對跌打損傷、風濕疼痛，配合乳香、沒藥、桂枝等。

（2）疼痛諸證：本品對有明顯氣滯血瘀而引起的疼痛病症固然有較好的療效，對其他多種病症中所表現的疼痛也有良好的止痛效果，如治療頭痛、腹痛、關節痛、牙痛等。當然，在臨床上如能結合發生疼痛的原因治療，止痛的效果會更好。

現代有把延胡索的有效成分製成片劑或注射液，用之可提高止痛效果。也有用本品治療咳喘病等。

用法用量

本品生用止痛理氣的作用較強，而炒炙之品多用於和血調經，其中用酒炒者，活血止痛作用較好，用醋製者，入肝祛瘀止痛作用較勝。現代研究提示，本品用醋製後，可使其止痛有效成分的溶解度增加，從而提高止痛的效果。入煎劑可用4～9克，如用於丸散中，則每次用量2～5克。

簡便方

三神丸（《濟生方》）：延胡索（醋煮去皮）、當歸（去

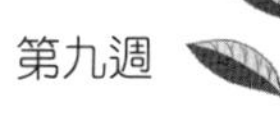

蘆，酒浸，銼，略炒）各30克，橘紅60克，共為細末，酒煮米糊丸，如梧桐子大，每次服70丸，漸加至100丸，用艾葉湯或米湯送下。治未婚女腹中刺痛、月經少、痛經。

注意事項

因本品有活血作用，所以對月經量過多、先期者及孕婦等應忌用。

③ 丹參

丹參是唇形科多年生草本植物丹參的根及其根莖，又名紫丹參、赤參。因本品色紫紅而形稍類參，所以稱為丹參。性微寒，味苦。以條粗，內紫黑色，有菊花狀白點者為佳。

功效

藥性歌

丹參寒苦，化瘀效宏，養心止痛，調經有功。

能祛瘀止痛，活血通經，清心除煩。治療各種婦科疾病，如月經不調、痛經、閉經等，也用於各種積聚痞塊、肝脾腫大、心煩不眠、胸痹心痛、瘡瘍腫痛等病症。現代對本品的研究較多，發現本品中含有丹參酮Ⅰ、ⅡA、ⅢB等多種成分，具有提高機體的耐缺氧力，擴張冠狀動脈，改善心肌收縮力，促進組織的修復與再生，抑制凝血，啟動纖溶，鎮靜安定和調整體內免疫功能等多方面的作用。

主治病症

（1）瘀血病症：因本品具有良好的活血化瘀作用，所以是一味治療瘀血病症的主藥。又因本品性偏寒，所以對熱瘀證尤為適用。如治療因瘀血而引起的腹中腫塊，可與三稜、莪朮、皂角刺等配合；配合檳榔、青皮、橘皮、茴香等，治療外陰部腫痛。近年來用丹參製成注射液、片劑等，治療冠心病、腦血管意外、動脈硬化等，也是取其活血的作用。但研究證實，本品製劑作靜脈注射雖能改善冠脈循環，但對腦血管有收縮作用，所以對冠心病伴發腦血管循環障礙者，靜脈給藥宜慎重。現代臨床報導，本品還用於治療中心性視網膜炎、系統性紅斑狼瘡、硬皮病、肝炎、銀屑病、彌散性血管內凝血等多種病症。

（2）婦科疾病：本品又是一味調經要藥，古人說：「一味丹參散，功同四物湯。」在臨床上每根據月經不調、痛經、閉經等病的性質，分別配合理氣、清熱、涼血和其他活血之品。

（3）養心安神：因本品除活血外，還有補益心血的作用，所以對心血不足而引起的心悸、夜眠不安等病症，可用本品配合茯神、合歡皮、夜交藤、柏子仁等，以養血安神。

本品還可作外用，如用丹參配合苦參、蛇床子煎湯外洗，治療皮膚瘙癢、蕁麻疹及疥瘡等；配合白芍、白芷，用豬油熬膏外敷，治療婦女乳房腫痛。

用法用量

本品一般生用，如用於養心安神可用辰砂拌丹參或炒丹參。如本品用於寒性病症，可用酒製。入煎劑用5～9克，但如用於瘀血重證，可用至15～30克。入丸散劑則酌減。近年用本品製成注射液，或與降香製成複方丹參注射液，廣泛用於臨床。

簡便方

丹參飲（《醫學金針》）：丹參30克，白檀香、砂仁各4.5克，水煎服。治心腹各種痛證，屬半虛半實者。本方能行氣化瘀

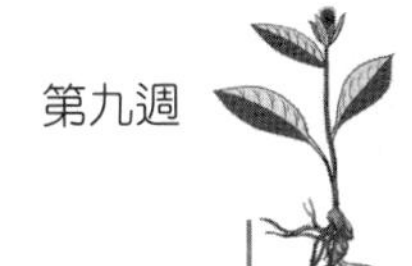

止痛，可用於各種胃痛、腹痛、心絞痛等病症。

注意事項

本品雖然有「功同四物」之說，但畢竟以活血為主，補血作用較少，所以對血虛之證不宜單獨運用。按「十八反」之說，本品與藜蘆相反，但目前尚未有實驗以證實。本品常用於治療腫瘤病，但有人提出，本品不論透過任何用藥途徑，都可能促使癌腫擴散，所以不能盲目用本品治療癌腫。

每日練習

1. 鬱金、延胡索、丹參的作用有何相似之處？又有哪些主要的不同之處？

2. 鬱金、延胡索、丹參除了活血作用外，還有哪些作用？能治哪些疾病？

5

① 益母草

益母草是唇形科一年生或二年生草本植物益母草的全草，又名茺蔚草、坤草。性微寒，味苦、辛。以質嫩、莖細、葉多、色灰綠、無雜質者為佳。而質老，枯黃無葉者為次。現代研究發現本品的有效成分以嫩莖及葉中為多。

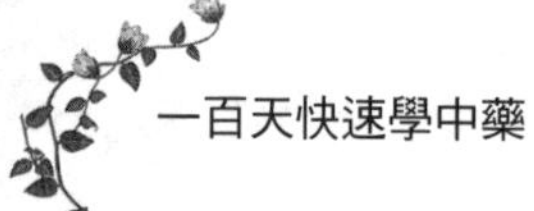

功效

能活血調經，利水消腫。治療婦女月經不調、痛經、經閉、惡露不盡，還可用於水腫尿少、高血壓病等。實驗證明，本品的水煎劑、乙醇浸劑等，對子宮有興奮作用，並能擴張血管、增加冠狀動脈的血流量。本品還能調整機體的免疫功能，對血栓形成的各個過程都有一定的抑制作用。

藥性歌

益母苦辛，活血調經，利水降壓，產後多請。

主治病症

（1）婦科諸證：本品有「行血而不傷新血」的特點，在婦科經產病中經常使用，尤其適用於各種月經不調、閉經、痛經、產後瘀血腹痛、惡露不盡等。可與當歸、川芎、赤芍等同用，也有單用煎服或熬膏服。本品還有治療赤白帶下的作用，可單用研細服，也可配合其他藥物。

（2）腎炎水腫：本品能利尿，並能改善腎臟的血流狀態，所以對腎炎水腫有效。可單用，也可與茯苓、車前子等配合。因本品還有降血壓的作用，所以對腎炎水腫而血壓又高者更為適用。

近年報導，用本品製成注射液可治療冠心病等。

用法用量

本品生用，入煎劑用量較大，可用10～30克，單用或治療腎炎時用量可增大到60～100克，鮮品量還可酌加，如入丸散劑中則酌減。

簡便方

治惡露不下方（《聖惠方》）：益母草研絞汁，每次服1小杯。治療產後惡露不下，腹痛。現代把本品熬成膏，即益母草

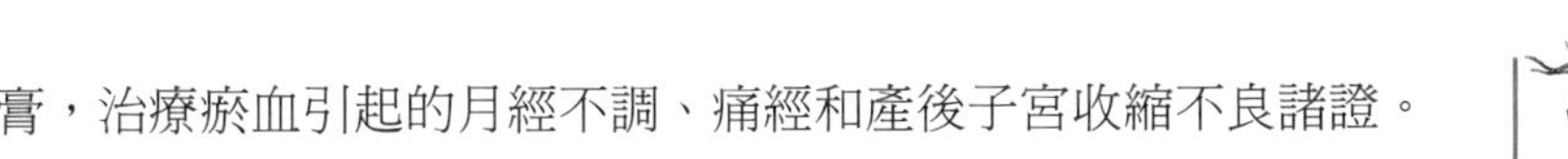

膏，治療瘀血引起的月經不調、痛經和產後子宮收縮不良諸證。

注意事項

本品性質較平和，但畢竟是通利活血之品，所以陰血不足者不宜用。另外，雖稱為「益母」，在產前及產後的虛證卻不宜投用。

② 桃仁

桃仁是薔薇科落葉小喬木植物桃或山桃的乾種仁，古代文獻又稱為桃核。性平，味苦。以粒均勻，飽滿，無破皮碎粒者為佳。

功效

能活血祛瘀，滋潤通便止咳。主要用於因瘀滯而引起的痛經、經閉、產後腹痛、結聚痞塊、跌打損傷等，也可用於腸燥便秘、肺陰不足的咳嗽等病症。現代研究證實本品含苦杏仁苷、揮發油、脂肪酸等。本品的醇提取液有抗血凝作用，表明本品可活血化瘀。

藥性歌

桃仁苦平，治瘀要品，通絡消腫，便秘可行。

主治病症

（1）瘀血諸證：本品為治療瘀血病症的常用藥物，對各種因瘀血而引起的腫塊、疼痛、臟腑功能失調等，都能投用。在治療婦女月經不調、痛經、閉經等病時，每與紅花、丹參、川芎、當歸等同用，在治療跌打損傷時，每與紅花、蘇木、穿山甲片等同用。近年來桃仁提取物用於治療肝纖維化和肝硬化等病症取得較

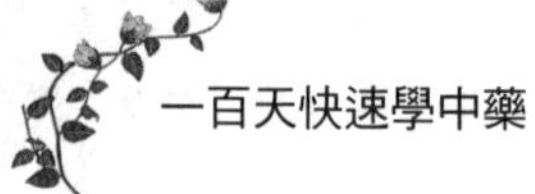

好的效果。

本品用於治療瘡瘍癰疽諸證，也是取其活血化瘀消腫的作用。如配合金銀花、連翹、蒲公英等，治療各種熱證瘡瘍；配合冬瓜仁、蘆根、薏苡仁等，治療肺癰（肺膿瘍）；配合敗醬草、大黃、丹皮等治療腸癰（闌尾炎）等。

（2）腸燥便秘：本品富含油質，能潤腸通便，多與柏子仁、杏仁、鬱李仁等配合使用。

（3）咳嗽氣喘：本品能潤肺止咳，可與杏仁配合治療咳嗽、氣喘。

用法用量

本品生用，其活血作用較強；也有炒用，多用於潤腸通便。入煎劑用6～10克，用於丸散劑中量酌減。

簡便方

（1）桃仁散（《楊氏家藏方》）：桃仁（焙）、紅花、當歸（洗、焙）、杜牛膝各等分，為末，每服9克，用溫酒送下，空腹服。治療閉經，五心煩熱者。

（2）桃核承氣湯（《傷寒論》）：桃仁10個（去皮、尖），大黃10克，桂枝5克（去皮），甘草（炙）、芒硝各5克，水煎服。治療熱結膀胱，神志如狂，少腹部急結疼痛，屬下焦蓄血證者。

注意事項

因本品為活血藥，所以血虛者及孕婦忌用。

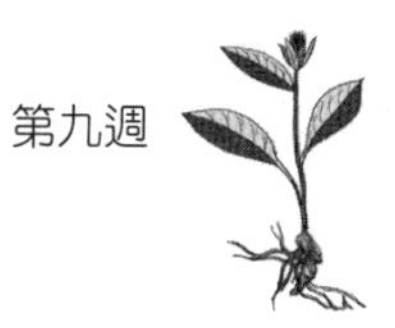

③ 紅花

紅花是菊科一年生草本植物紅花的不帶子房的筒狀花，又名草紅花、杜紅花、刺紅花、紅藍花。性溫，味辛。以身乾，花細長，色紅而鮮豔，質柔韌，手握軟如茸毛，無枝葉雜質者為佳。另有一種「藏紅花」，係鳶尾科植物番紅花的柱頭，與紅花作用相似，但要名貴得多，目前多需進口。

功效

能活血化瘀，通經止痛，主要用於因瘀滯而引起的痛經、經閉、產後腹痛、結聚痞塊、跌打損傷、瘡瘍腫痛等病症。現代研究發現本品含紅花苷、新紅花苷、紅花　苷等成分，有增加冠狀動脈血流量、降低血壓、抑制血小板聚集、增強纖溶等作用，對子宮有興奮作用，尤其對已孕子宮更為明顯。

藥性歌

紅花辛溫，祛瘀止疼，活血通經，少則血生。

主治病症

（1）瘀血諸證：本品也是治療瘀血病症的常用藥物，對各種因瘀血而引起的腫塊、疼痛、臟腑功能失調等，都能使用。在治療婦女月經不調、痛經、閉經等病時，每與桃仁、丹參、川芎、當歸等同用，在治療跌打損傷時，每與桃仁、蘇木、穿山甲片等同用。可見，桃仁與紅花在治療瘀血病症時是經常同用的。如治療熱性病因熱鬱血瘀而致斑疹色暗者，可與清熱涼血之品，如紫草、大青葉等同用。

（2）化瘀止痛：本品有較好的活血化瘀作用，所以對各種因瘀滯而引起的疼痛病症每要投用。如對跌打損傷而致的瘀血腫痛，每與蘇木、赤芍、當歸、乳香等配合；對胸痹心痛者，每與桂枝、瓜蔞、丹參等配合。對各種痹證疼痛日久不癒而有瘀滯者，每與白芥子、桃仁、穿山甲片等配合。

本品還可製成酊劑或油劑外用搽局部而止痛，或熬膏外敷而治褥瘡。也有把本品製成注射液，肌肉注射或靜脈滴注治療血栓性脈管炎、冠心病、腦血栓、突發性耳聾等。

用法用量

本品入煎劑用3～9克。用量大時，活血作用較強，但如用量小（如1～3克）時，則能和血養血、祛瘀生新，所以古人說：「多用則破血，少用則養血。」在補血劑中少加紅花，可以有助血行，更好地發揮補血藥的作用。

簡便方

通經方（《朱氏集驗醫方》）：紅花、蘇木（捶碎）、當歸各等分，切細，每用30克，把紅花、蘇木先用水煎開，再放入酒一小杯，加入當歸再煎，空腹溫服。治療婦女經閉。

注意事項

本品有較強的活血作用，所以有出血傾向者不宜用。因本品能興奮子宮，所以孕婦忌用。

每日練習

1. 益母草、桃仁、紅花在功用上有何相同之處？又各有什麼不同之處？

2. 益母草、桃仁、紅花與川芎、乳香、鬱金、延胡索都是活血藥，它們的作用有哪些主要的不同點？適應的病症有何不同？

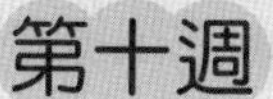

1

化痰藥

凡是能消除體內痰濁的藥物，稱為化痰藥。

痰是人體水液代謝障礙後所產生的病理變化，痰形成後，又成為新的病理因素，引起許多病症。在生理狀態下，體內的水液透過肺、脾、腎、三焦等臟腑的正常功能而不斷地形成和在體內運行，如果這些臟腑的功能發生任何障礙，都能使水液瀦留，這樣就形成了痰。應該注意的是，中醫學所說的痰，既有能看到的有形之痰，也有看不到的無形之痰，而是透過辨證，認為某些病症是由痰所引起，如某些頭暈、目眩、心悸、嘔吐、胸脘痞滿、神昏譫語、腫塊、苔膩、脈滑等。

痰是致病特點是病位廣泛，病症複雜，內而各臟腑，外則筋骨皮肉等，無所不到，既可發生臟腑的病變，也可發生肢體的病變。如痰阻於肺，致咳嗽、氣喘、痰多；痰蒙心竅，致神志失常；痰阻於肝，致頭暈、目眩、甚則抽搐；痰阻於胸，致胸悶、氣急；痰阻於經絡，致肢體麻木、半身不遂、口眼歪斜；阻於咽喉，則致咽中如梗，吐之不出，吞之不下；阻於皮下，致皮下有結節、腫塊；痰注關節，致肢體疼痛，關節變形；阻於骨與肌肉，致陰疽漫腫，或成瘺管溢膿等。痰還每兼有寒、熱、燥、濕等不同性質，所以又有寒痰、熱痰（痰熱）、燥痰、濕痰等不同。痰乂常與瘀血、食積等邪兼夾為患，即痰瘀、痰食等。所以在運用化痰藥時，要根據痰的不同分佈部位、不同性質、兼夾病邪的不同而選用恰當的藥物。

在臨床上，治療痰所引起的病症，應注意針對造成痰的原因進行治療，所以要重視對臟腑功能的調整、強調氣機通暢對於化痰的重要意義。在用藥時，要根據病情，配合其他藥物治法。如對寒痰，應配合溫陽之品；對熱痰應配合清熱之品；對燥痰要配合潤燥之品；對濕痰者每配合化濕、利水藥；對脾虛生痰者，應與健脾藥配合；對痰聚於肺者，應與宣降肺氣的藥配合；對兼夾瘀血、食積等其他病邪者，則應分別配合化瘀、消食之品等。

化痰藥屬祛邪之品，用之不當，對人體正氣往往可造成損害，所以在臨床上不可濫用，對正氣不足而又兼痰者的治療，每需扶正祛邪並施。

① 半夏

半夏是天南星科多年生草本植物半夏的塊莖，又名野芋頭、蠍子草、地文等。因其生於五月，正當夏季之半，所以名為半夏。性溫，味辛，有毒。以體大，去皮淨，色白，質堅實，粉性足者為佳。生半夏毒性較大，臨床上用明礬製過的稱為清半夏，用薑和明礬製過者，稱為薑半夏，用明礬、甘草和石灰製過者，稱為法半夏。另有一種市售水半夏，作用與半夏不同，不能當半夏用。

功效

能燥濕化痰，降逆止嘔，消痞散結，外用消腫解毒。治療痰多咳喘，風痰眩暈，痰阻頭痛，嘔吐反胃，胸脘痞悶，梅核氣等病症。現代藥理實驗證實，本品具有一定的鎮咳、抑制腺體分泌、止吐作用。另外還發現了本品的抗早孕、抗癌作用。

藥性歌

半夏辛溫，有毒宜慎，止嘔化痰，此物最珍。

主治病症

（1）各種濕痰病症：本品為化痰要藥，能治療各種因痰而引起的病症，因本品性溫燥，特別對於濕痰為患者尤為適用。如濕痰聚於肺所致的咳嗽、氣逆、痰多稠厚者，可與陳皮、茯苓等配合；對濕痰蒙蔽清陽而致的眩暈、耳鳴，可配合白朮、天麻、澤瀉、茯苓等。

（2）痰氣交結證：氣機不暢為生痰原因之一，而痰形成後，又能更阻滯氣機，所以易造成痰氣交結的病症。半夏辛散，既能理氣，又能化痰。如痰氣交結於心下，致胃脘痞滿者，可配合乾薑、黃連、黃芩等，以辛開苦降；如痰氣阻於咽喉，致咽中似有物梗阻，吐之不出，吞之不下，即是「梅核氣」，可配合厚朴、紫蘇、茯苓等。

（3）嘔吐噁心：半夏又是止嘔要藥，對於各種原因引起的嘔吐每多有效。但在臨床使用時，往往根據嘔吐的不同原因配合其他藥物：如因寒或痰濕犯胃引起的嘔吐，配合生薑、茯苓等；如胃熱嘔吐者，配合黃連、竹茹等；如胃陰不足而吐者，配合麥冬、石斛等；如胃虛不納者，配合人參、白蜜等；如為妊娠嘔吐，可配合蘇葉、灶心土、竹茹等，並與安胎藥同用。

（4）癰疽腫毒：本品外用具有消腫解毒的作用，所以用於癰疽瘡瘍初起時局部紅腫疼痛者，也可用於毒蛇、毒蟲的咬傷。可取生半夏研末或鮮半夏搗爛外敷。

用法用量

生半夏因有毒，甚少用作內服，多為外用。清半夏辛燥之性已減，可用於體弱痰多者；薑半夏毒性甚少，而燥濕、祛痰、辛通、止嘔的作用較強，適用於寒痰、嘔吐者；法半夏的化痰作用較好，痰甚者多用之。入煎劑，用5～10克，有用生半夏者，用量不宜超過1克，有特殊用法者，應謹慎，並以久煎為宜。入丸散劑

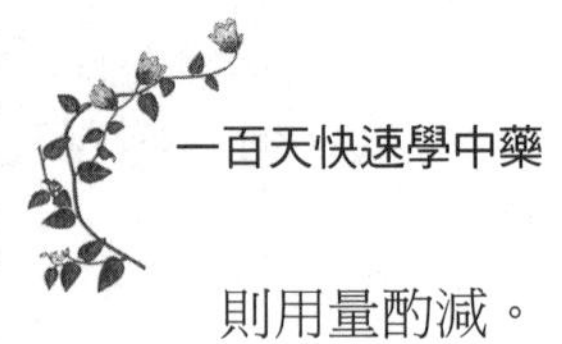

則用量酌減。

簡便方

（1）小半夏湯（《金匱要略》）：半夏10克，生薑5克，水煎服。治療心下有支飲而嘔吐者。可用於各種胃炎引起的嘔吐。

（2）半夏散（《傷寒論》）：半夏（洗）、桂枝（去皮）、甘草（炙）各等分，研細，每次服4克，用白開水調服。治療少陰病，咽中痛。可用於虛熱上炎所致的咽喉腫痛。

注意事項

本品性溫燥，用之不當能耗傷陰液，對各種陰液不足者應慎用。古書載本品不能用於孕婦，但妊娠嘔吐用本品未見有不良反應。按「十八反」之說，本品不能與烏頭配伍，但現代實驗尚未能證實。

生半夏服用過量會引起中毒，表現為口腔及咽喉黏膜有燒灼和麻辣感，胃中不適，噁心等，胸前壓迫感，甚至會引起窒息和四肢麻木。

② 天南星

天南星是天南星科多年生草本植物天南星、異葉天南星或東北天南星的塊莖，又名虎掌、南星等。因其根圓白，形如南山壽星老人，所以名為南星。又因其葉類虎掌，所以又名虎掌。性溫，味苦、辛，有毒。以身乾，色白，體堅實，粉性大，有側芽者為佳。本品很少生用，一般都用生薑、明礬製過，稱為製南星。也有拌入豬、牛的膽汁而製成膽南星。

功效

能燥濕化痰，祛風止痙。治療各種頑痰咳嗽，胸膈脹悶，風痰眩暈，中風痰壅，癲癇，破傷風等病症。生南星外用能消腫止痛，治療癰疽痰核等外科疾病。現代實驗證實，本品及其製品，有一定的抗驚厥、鎮痛、止痛、祛痰和抗腫瘤等作用。

藥性歌

南星辛苦，化痰通絡，止痙消腫，內服外用。

主治病症

（1）各種濕痰病症：本品性溫而燥，對於各種濕痰阻滯、氣機不暢引起的疾病經常使用，其作用與半夏相類，所以兩者也經常配合使用。如對濕痰阻於肺而咳嗽、痰多者，可配合半夏、陳皮、枳實等；如用於痰熱證，可選用膽南星，也可與黃芩等清熱藥配伍使用。

（2）風痰病症：所謂風痰是指風邪與痰相結，阻於臟腑或經絡的一種病理因素。在臨床上較為常見的是風痰上擾引起頭痛、眩暈，可配合半夏、天麻等；風痰阻於經絡而致手足麻木，或半身不遂、口眼歪斜等，可配合半夏、白僵蠶、白附子等；如風痰阻於心竅而致神志失常或癲癇，則可與石菖蒲、明礬、朱砂等配合。

（3）癰疽腫毒：利用本品的辛散消腫作用，外用可治療各種癰疽腫毒。如本品生用研末醋調敷患處，可治癰疽痰核或毒蛇咬傷等。

近年來用本品治療某些腫瘤取得一定效果。如用本品製成酊劑、栓劑、外敷劑，或用其製成針劑作局部注射，治療子宮頸癌。也有用本品製粉，浸醋中，取液外塗，治療腮腺炎。

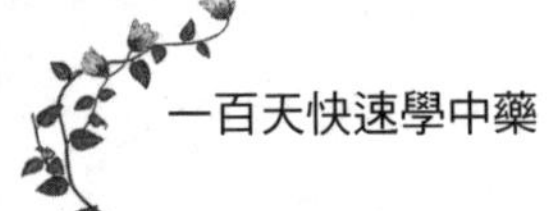

用法用量

本品生用毒性較大，所以多用製南星，其祛風化痰、通絡解痙作用較強。膽南星的燥烈之性已大減，性質偏涼，所以對痰熱證，或風痰證尤為適宜。入煎劑用3～6克，治療癌腫時，用量可稍大，但也不宜超過15克。

簡便方

（1）三生飲（《局方》）：生南星30克，木香0.3克，生川烏（去皮）3克，生附子（去皮）15克，共為細末，每用15克，加生薑15片，以水煎服。治療腦中風後半身不遂、口眼歪斜、喉中痰壅者。

（2）天南星膏（《楊氏家藏方》）：天南星為細末，用生薑汁調攤紙上，外貼於患處。治療口眼歪斜（顏面神經麻痹）。

注意事項

本品性溫燥，所以對陰虛者慎用。因有毒，所以在臨床使用應謹慎，特別是生品有較強的刺激性，可致口腔黏膜糜爛、壞死。用量過大出現中毒症狀有舌腫大，口唇腫大，流涎，口舌麻木，聲嘶，張口困難等。又因本品對肝臟有一定毒性，所以不宜長期服用，肝病患者不宜用。孕婦一般也不宜用。

每日練習

1. 痰是如何生成的？痰病有何特點？治療痰病應注意什麼？

2. 半夏、天南星在功能、主治病症上有何異同？在使用時應注意什麼問題？

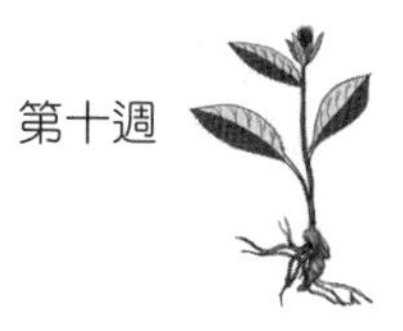

2

① 瓜蔞

瓜蔞是葫蘆科多年生草質藤本植物瓜蔞，或雙邊瓜蔞的成熟果實，又名瓜蔞、地樓。性寒，味甘。整個果實稱為「全瓜蔞」，皮和種子分別入藥者，稱為瓜蔞皮、瓜蔞子（仁）。以體大，色橙黃，糖味濃者為佳。皮以顏色鮮豔，芳香帶辣味，無果柄者為佳，子以均勻，飽滿，油性足者為佳。

功效

能清熱化痰，寬胸散結，潤腸通便。皮以清熱化痰、寬胸理氣作用為強，子以潤燥化痰、潤腸通便效果為好。現代研究證實，本品含有抗菌、抗癌成分，並有治療冠心病的有效成分。

藥性歌

瓜蔞甘寒，潤化熱痰，胸痺熱咳，服之能安。

主治病症

（1）痰熱咳嗽：本品適用於熱痰、燥痰引起的咳嗽。如為熱痰咳嗽，其痰色黃，質黏難咯，口渴，苔黃，脈數，可配合黃芩、枳實、膽南星等同用；如為燥痰咳嗽，多為乾咳無痰，或痰黏成絲，難以咯出，咳勢如嗆，苔少而乾，可配合貝母、天花粉、桔梗、沙參等同用。

對肺癰咳吐膿痰者，亦可與魚腥草、敗醬草、冬瓜仁、蘆根等配合使用，有清肺排膿作用。

（2）胸痺、結胸：胸痺是氣機鬱結於胸而致胸部痞悶，或胸痛涉及後背的一種病症，可見於冠心病、胃病等。結胸是痰氣交阻於胸部而致疼痛的一種病症，可見於胃炎、肝膽疾病。本品能利氣散結，引導痰濁下行，所以對這類疾病較適宜。治療胸痹者，可配合桂枝、薤白、半夏等；治療結胸可配合半夏、黃連等。

（3）大便秘結：本品子中含油脂，所以對腸道津液不足的便秘有潤下通便的作用。可配合麻仁、鬱李仁、玄參、柏子仁等同用。

本品也可外用，如研成末，用醋外敷，可治丹毒紅腫。

用法用量

本品一般生用。入煎劑用10～15克。

簡便方

（1）瓜蔞薤白白酒湯（《傷寒論》）：瓜蔞1枚（搗），薤白10克，白酒20CC，水煎服。治療胸痹，胸背疼痛，喘息短氣。可用於治療冠心病和胃病疼痛，出現以上表現者。

（2）瓜蔞散（《普濟方》）：瓜蔞2個，明礬如棗子大。明礬放入瓜蔞內，燒存性，研末，另用蘿蔔煮爛，蘸藥末服下，用蘿蔔汁送服。治療喘證。

注意事項

本品性寒而滑利，所以對脾胃虛寒、大便泄瀉，有寒痰或濕痰者均不宜投用。

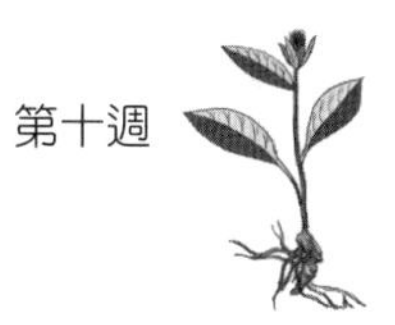

② 貝母

貝母有川貝母和浙貝母兩種：川貝母又名川貝，為百合科多年生草本植物卷葉貝母、烏花貝母、稜砂貝母等的鱗莖，性微寒，味苦、甘；浙貝母又名浙貝、象貝母，為百合科多年生草本植物浙貝母的鱗莖，性寒，味苦。川貝因產地和品種不同，有「白爐貝」「黃爐貝」「松貝」「青貝」等不同，總以質堅實，粉性足，色白者為佳。浙貝中體大者名為「大貝」，又名「元寶貝」，個小者名為「珠貝」，均以鱗葉肥厚，表面及斷面白色，粉性足者為佳，元寶貝優於珠貝。

功效

川貝和浙貝都能止咳化痰，清熱散結，能治療痰阻於肺的咳嗽、氣急等病症。但川貝偏於潤肺，適宜治療肺虛久咳，痰少咽燥等病症；浙貝偏於清熱、散結，適宜於肺熱咳嗽和痰結之證。現代研究證實本品中含有多種生物鹼、皂苷。

藥性歌

貝母性寒，化痰散結，川貝甘潤，浙貝苦泄。

主治病症

（1）痰熱咳嗽：本品主要用於肺中痰熱或燥熱所引起的咳嗽。如對肺熱咳嗽而咯黃痰質稠者，配合瓜蔞、知母、桑白皮等；對肺陰不足的久咳咽乾者，配合沙參、麥冬、百合等；對痰熱內蘊者，配合魚腥草、金蕎麥、桔梗等；對肺癰吐膿血者，配合蘆根、薏苡仁、敗醬草、魚腥草、桃仁等。

（2）癰疽瘰鬁：本品特別是浙貝母，散結的作用較強，所以對瘰鬁（淋巴結結核）可配合玄參、牡蠣等，對癰腫初起者，可

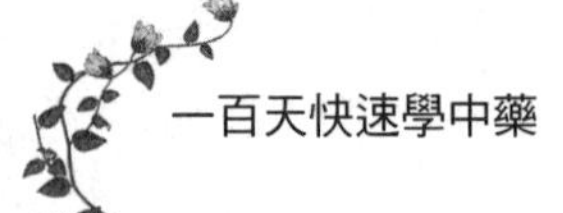

配合天花粉、金銀花、連翹、地丁等。

用法用量

本品一般生用。入煎劑用3～10克，川貝因價格較高，臨床上多研末另吞服，用1～1.5克。

簡便方

（1）貝母丸（《聖濟總錄》）：貝母（去心）、杏仁（去皮心，炒）各45克，甘草（炙）0.9克。研末，煉蜜為丸如彈子大，每次用1丸含化咽津。治療肺熱咳嗽多痰，咽喉作乾。

（2）貝母化痰丸（《醫級》）：川貝母30克，天竺黃、硼砂各3克，文蛤（醋炒）1.5克，共為末，枇杷葉刷淨蜜炙，熬膏作丸，如芡實大，每用時含化咽之。治療肺癰、肺痿。

（3）川貝蒸梨：用生梨1個，川貝母粉3克，冰糖一小塊。把梨從頸部橫切，挖去梨心，加入川貝母粉、冰糖，再加蜂蜜一小匙，蓋上梨蓋，隔水蒸20分鐘，取食。可潤肺化痰止咳，治療小兒新舊咳嗽。

注意事項

對於寒痰、濕痰所致諸證不宜使用。按「十八反」之說，本品反烏頭，但尚無實驗證明。

③ 竹瀝

竹瀝是禾本科植物鮮淡竹或其他同屬植物的莖杆，用火烤灼而流出的澄清液汁，又名竹油。性寒，味甘。以色黃白、透明，無沉澱雜質者為佳。

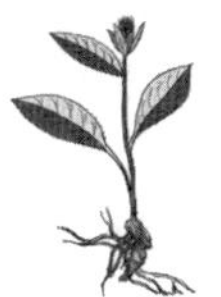

功效

能清熱豁痰，清心定驚。治療熱病神昏，中風痰迷，小兒痰熱，驚癇抽搐等病症。動物實驗證實，本品有明顯的鎮咳和祛痰作用。

藥性歌

竹瀝甘寒，清熱豁痰，通絡開竅，亦治咳喘。

主治病症

（1）痰熱閉竅：如心竅為痰熱所閉，會出現神昏譫語，喉中痰聲轆轆，可用本品清化痰熱。臨床上可配合清心開竅的安宮牛黃丸等同用。

（2）痰阻經絡：痰阻於經絡，可致肢體麻木拘急，或半身不遂，可用本品加少許薑汁和服。

（3）痰熱壅肺：痰熱壅阻於肺，致咳喘氣逆，胸悶口渴，咯吐黏稠黃痰，可用本品配合黃芩、貝母、半夏等。

本品也可外用，如用以點眼，可治小兒紅眼。

用法用量

本品生用，或單用，或兌入所用煎劑中。每次用30～60克。

簡便方

竹瀝湯（《千金要方》）：竹瀝60克，生葛根汁30克，生薑汁10克，混合後，熱水燉溫服。治療風痱四肢不收，心神恍惚不知人，不能言者。可用於中風或其他疾病發生神昏、四肢癱瘓，喉中痰多者。

注意事項

本品性寒，對素體脾胃虛寒、因寒痰及風寒致咳者，不可投用。除了前面所討論的化痰藥外，較常用的化痰藥還有：旋覆

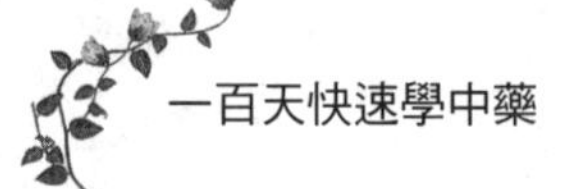

花、昆布、海藻、皂莢、竹茹、天竹黃、荸薺、膨大海、木蝴蝶、礞石、海浮石、海蛤殼、黃藥子等。

每日練習

1. 瓜蔞的主要功用及主治病症是什麼？其皮與子的作用有何不同？

2. 貝母與竹瀝的作用、主治病症有何異同？

3

止咳平喘藥

止咳平喘藥是指以治療咳嗽、氣喘為主要作用的藥物。

咳嗽和氣喘的主要病位都在肺，其引起病因有外感和內傷的不同。外感者，係六淫外邪犯肺後，致肺氣失於宣降，痰氣阻肺所致；內傷者則因脾虛、食積等原因，痰濕內生，上阻於肺，引起肺氣不能宣降所致。止咳平喘藥的作用主要是宣肺、瀉肺、清肺、降肺、潤肺、斂肺、化痰等。

造成咳喘的原因很多，病症的性質又各異，所以在臨床上應根據造成咳喘的原因而分別選用不同性質的止咳平喘藥，並應與其他有關藥物相配伍，以解除引起咳喘的原因和加強止咳平喘藥物的作用。治療咳喘，主在宣降肺氣與化痰，所以應重視配合行氣之品，氣行則痰易消，氣順則咳喘易平。

具有止咳平喘作用的藥物並不限於以下所介紹的幾種，還有許多在其他類藥物中，如前面已介紹過的解表藥中的麻黃、清熱藥中的射干、消食藥中的萊菔子等。特別是化痰藥，大多也具有止咳平喘的作用，所以在學習時要前後聯繫起來進行比較。

① 杏仁

杏仁是薔薇科落葉喬木植物杏、山杏、東北杏等同屬植物的成熟種仁，又名杏核仁、苦杏仁、杏梅仁等。性溫，味苦，有小毒。以顆粒均勻，飽滿肥厚，味苦，不泛油者為佳。另有一種甜杏仁，個較大，藥用有效成分如杏仁苷的含量較少，一般只作食品用。

功效

能止咳平喘，潤腸通便。治療外感咳嗽，喘急，喉痹，腸燥便秘等病症。實驗證明，本品所含的杏仁苷在體內能分解為劇毒的氫氰酸，微量的氫氰酸有鎮咳、平喘的作用。而本品所含的苦杏仁苷還有抗癌和促進造血功能等作用。

藥性歌

杏仁苦溫，宣肺止咳，降氣平喘，便通不塞。

主治病症

（1）咳嗽氣喘：本品為止咳平喘的要藥，對各種咳喘多能用之。如對外感風寒而咳喘者，配合麻黃、桔梗、甘草等；對風熱外感者，配合桑葉、菊花、牛蒡子等；對肺熱咳喘者，配合石膏、麻黃、甘草等。

（2）腸燥便秘：本品質潤多油，對腸液不足的便秘每與其他潤下通便藥同用，如桃仁、柏子仁、麻仁等。

用法用量

本品傳統使用要去皮尖，但有人提出，其皮中有效成分含量較多，不宜去之。本品一般生用，如炒過用於治便秘。入煎劑用5～10克，並宜搗碎後用。用於丸散劑用量酌減。現代研究認為，本品所含的有效成分在高熱下易破壞，所以不宜久煎或多炒。

簡便方

杏仁煎（《楊氏家藏方》）：杏仁（去皮尖，微炒）、胡桃肉（去皮）各15克，加生蜜少許，同研極細，每30克作10丸，每次服1丸，用生薑湯嚼送下，飯後和睡前各一次。治療咳喘日久不癒，夜不能安臥者。

注意事項

本品多油性滑，大便溏泄者不宜。另外，本品有一定毒性，使用不可過量。

② 白前

白前是蘿藦科多年生草本植物柳葉白前或芫花葉白前的根及根莖。性平，味辛、甘。以根莖粗，鬚根長，無泥土及雜質者為佳。

功效

能祛痰，降氣止咳。用於肺氣壅實，痰多而咳嗽不爽，氣逆而喘者。本品中所含的皂苷具有祛痰等作用。

藥性歌

白前辛甘，擅長祛痰，降氣止咳，痰喘能安。

主治病症

主要用於咳喘而有痰者。在臨床上每根據病情而與其他藥物配伍，如偏於寒證者，與麻黃、半夏、杏仁等配合；偏於熱證者，與桑白皮、地骨皮、黃芩等配合；如係外感風寒者，與荊芥、防風、紫苑、桔梗等配合。本品降氣化痰作用較強，對於咳喘而喉中痰鳴者尤宜，如兼見水腫者，可配合紫菀、半夏、大戟等。

用法用量

本品一般生用，如要增強其化痰止咳作用，可用蜜製。入煎劑用5～10克。

簡便方

久嗽方（《近效方》）：白前90克，桑白皮、桔梗各60克，甘草30克，切細，用水煮至1/3，空腹服。治咳嗽日久不癒，或兼有咳血者。

注意事項

本品屬祛邪藥，對於虛證的咳喘不宜投用。

③ 前胡

前胡是傘形科多年生草本植物白花前胡及紫花前胡的根。性微寒，味苦、辛。以身乾，飽滿，質嫩而堅，斷面黃白色，香氣濃者為佳。

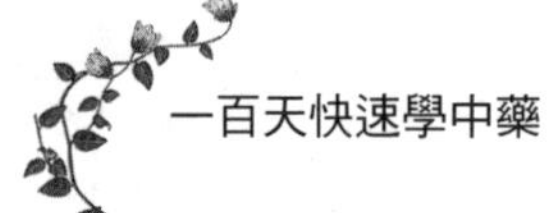

功效

能降氣祛痰，宣散風熱。治療外感風熱及肺氣不降的咳喘之證。

藥性歌

前胡性寒，苦辛能散，風熱得祛，止咳化痰。

主治病症

（1）咳嗽痰多證：本品能降氣化痰，用於痰壅於肺，肺氣不降而致咳喘、痰稠、胸悶者。臨床上每與貝母、桑白皮、杏仁等配合。本品化痰作用與桔梗相似，但本品性降而桔梗性升。本品與白前皆為化痰止咳之品，但本品性寒涼，而白前性偏溫。而臨床上，兩者亦可同用，通治各種咳嗽。

（2）外感風熱證：對於外感風熱、肺氣失宣而引起的咳嗽、痰少、口渴者，可配合薄荷、菊花、桔梗、牛蒡子等同用。

本品外用其鮮根搗敷，可治無名腫毒。

用法用量

本品一般生用，如用蜜炙者，其化痰止咳的作用較強。入煎劑用5～10克，用於丸散劑中酌減。

簡便方

前胡飲（《聖惠方》）：麥門冬（去心）45克，前胡、貝母（煨微黃）、桑根白皮（銼）各30克，杏仁（湯浸，去皮尖，麩炒微黃）15克，甘草（炙微赤，銼）3克。共為細末，每服12克，加生薑以水煎服。治療咳嗽痰黏，心胸不利，時有煩熱。可用於各種肺熱咳嗽，痰黏難咯，口渴者。

注意事項

本品具辛散之性，非外感所致的咳嗽及肺陰虛的咳嗽皆不

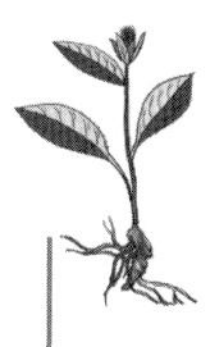

宜。

每日練習

1. 在運用止咳平喘藥時應注意什麼問題？
2. 杏仁、白前、前胡在功用和主治病症方面有何異同？

4

① 紫菀

紫菀是菊科多年生草本植物紫菀的根及根莖，又名青菀、返魂草根、紫菀茸。因其根色紫而質柔宛，所以名為紫菀。性微溫，味苦、甘。以根長，色紫紅，質柔韌不易折斷者為佳。

功效

能潤肺下氣，祛痰止咳。主要用於咳嗽氣逆，咯痰不爽，或肺虛久咳，痰中帶血等病症。實驗證明，本品煎劑及其提取物對動物有祛痰、鎮咳和一定的抗菌作用。

藥性歌

紫菀潤肺，下氣化痰，諸般咳嗽，有此不難。

主治病症

（1）外感內傷咳嗽：本品性質溫而不熱，質潤而不燥，能宣肺氣而無耗散之弊，所以可用於治療各種咳嗽。如對外感風寒咳嗽，可配合荊芥、桔梗、百部等；對小兒久咳不癒者，可配合杏仁為丸服；對勞熱久嗽，痰內帶血者，可配合阿膠、知母、貝母等。

（2）小便不通：本品能宣通肺氣，從而通調水道，所以也用於小便不通之證，可單用或與利水藥配合。

用法用量

本品一般生用，但如要增強其補肺、潤肺作用，也可用蜜炙。入煎劑用5～10克。

簡便方

（1）紫菀散（《聖濟總錄》）：紫菀30克，杏仁（去皮尖）、細辛、款冬花各3克，研為細末，2～3歲小兒每次服2克，用米湯調下，每日3次。治療小兒咳嗽氣逆，喉中有痰聲。

（2）紫菀丸（《雞峰普濟方》）：紫菀、茜草各等分，研末以蜜為丸，如櫻桃大，每次含化一丸。治療吐血、咯血、咳血。

注意事項

本品性偏溫，對實熱咳嗽不宜使用。

② 款冬花

款冬花是菊科多年生草本植物款冬的未開放花蕾，又名款冬、九九花、看燈花。因本品生於冬季草冰之中，至冬而開花，所以稱為款冬。性溫，味辛。以身乾、肥壯、色紫紅鮮豔、花梗短、無泥沙者為佳。

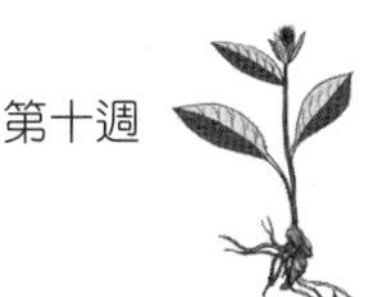

功效

能潤肺止咳，消痰下氣。治療各種咳嗽，喘逆痰多，勞嗽咳血等病症。實驗證明本品的煎劑有鎮咳、祛痰、平喘等作用。

藥性歌

冬花辛溫，善治咳嗽，潤肺下氣，紫菀相投。

主治病症

各種咳嗽：款冬花是治療咳嗽的常用藥，經配伍後可用於各種咳嗽。如對肺寒咳嗽，可配合麻黃、生薑；對肺燥熱而咳者，可配合沙參、麥冬等；對咳喘而咳血者，可配合百合、貝母、青黛等；對肺癰咳吐膿痰者，可配合桔梗、冬瓜仁、薏苡仁、敗醬草等。

本品與紫菀的作用相似，但款冬花作用偏於止咳，紫菀則偏重於化痰，在臨床上這兩味藥每多配合使用。

近年的研究提示，本品製成醇浸膏可緩解哮喘；煎劑及注射劑有升高血壓的作用，可用於休克。

用法用量

本品可生用，為了加強其潤肺作用，也可用蜜炙。入煎劑用2～9克。

簡便方

（1）款冬花湯（《聖濟總錄》）：款冬花60克，桑白皮（銼）、貝母（去心）、五味子、甘草（炙、銼）各15克，知母10克，杏仁（去皮尖，炒）30克，共研為末，每次用6克，水煎去渣服。治療突發咳嗽。

（2）百花膏（《濟生方》）：款冬花、百合（蒸，焙）各等分，為末，用煉蜜製丸，如桂圓大，每次用一丸，在飯後及睡前嚼，用薑湯送下。治療咳喘日久，或痰中帶血。

注意事項

本品辛溫，對肺有實熱者不宜。

③ 葶藶子

葶藶子是十字花科一年生或二年生草本植物獨行菜或播娘蒿的種子，前者又稱「北葶藶」亦稱「苦葶藶」，後者又稱「南葶藶」，亦稱「甜葶藶」。性寒，味苦、辛。以身乾，籽粒飽滿，呈紅棕色，無泥沙雜質者為佳。

功效

能瀉肺平喘，利水消腫。治療痰涎壅盛，咳喘痰多，水腫，小便不利等病症。實驗證實，本品具有強心等作用。

藥性歌

葶藶苦辛，瀉肺化飲，利水準喘，胸腹水盡。

主治病症

（1）痰飲咳喘：對於咳喘不能平臥，面目水腫者，用本品能瀉肺中之痰飲，使咳喘得平。每與大棗同用，可保護胃氣。

（2）胸腹積水：對於胸腹有水內積，小便不利者，用本品能通調水道，利水消腫。可配合杏仁、大黃、防已、椒目等。

用法用量

本品如生用則力較猛，如炒用則力較緩。苦葶藶的下泄作用

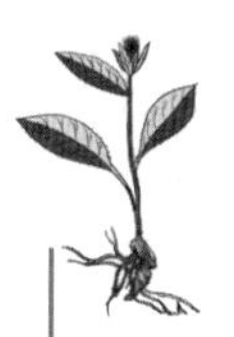

較強，甜葶藶下泄作用較緩，不易損傷胃氣。入煎劑用3～10克。

簡便方

葶藶散（《世醫得效方》）：甜葶藶75克（隔紙炒令紫），為末，每次用6克，用水煎服。治療肺氣壅滯，咳喘不得平臥，或吐膿血。

注意事項

本品為攻邪之品，對於肺腎氣虛而致的咳喘和脾腎氣虛所引起的水腫不宜使用。

每日練習

1. 紫菀、冬花的性味、功效、主治病症有何異同？

2. 葶藶子與以前所學的止咳平喘藥在功用和主治病症上有何異同？

5

① 百部

百部是百部科多年生草本植物直立百部、蔓生百部及對葉百部的塊根。因其根眾多，有數以百計的根排列，如部隊一樣，所以名為百部。性微溫，味甘、苦。以根條飽滿，色黃白，肥潤，堅實者為佳。

功效

能潤肺止咳，滅虱殺蟲，治療各種急慢性咳嗽，百日咳，肺勞等，還可治蟯蟲病、頭蝨、體虱等。實驗證明，本品所含的生物鹼有平喘、鎮咳、鎮痛、抗菌及殺滅某些寄生蟲的作用。

> **藥性歌**
>
> 百部苦甘，咳嗽得安，能殺諸虱，蟯蟲亦堪。

主治病症

（1）各種咳嗽：本品對各種咳嗽在適當配伍之後都能適用。如對風寒犯肺的咳嗽，可配合荊芥、桔梗、紫菀、陳皮、白前等；對陰虛的肺勞咳嗽，可配合沙參、麥冬、貝母、百合等；對久咳而津氣兩傷者，可配合黃芪、沙參、麥冬等；對百日咳，可單用，也可與貝母、瓜蔞皮、白前、地龍等配合。近年有用本品治療慢性支氣管炎、肺結核等獲效。

（2）多種寄生蟲病：本品對腸道寄生蟲有殺滅的作用，特別對蟯蟲病有效，可在睡前用其煎液保留灌腸。也可用本品的煎液或乙醇浸液外塗用，殺死頭蝨、體虱、陰虱等。

本品還有許多外用法，如製成酊劑外洗治療癬證等。

用法用量

本品有殺蟲作用，口服雖可生用，但其味苦有小毒，易傷胃氣，所以多用蜜炙百部，可增加潤肺止咳的作用，特別是對久咳陰虛者，更為適宜。入煎劑用5～10克，蜜炙百部的量可酌增為10～15克。入丸散劑則酌減。

簡便方

止嗽散（《醫學心悟》）：炙甘草1.5克，白前、百部、紫菀、桔梗各4.5克，橘紅3克，水煎服。治療寒邪犯肺後，肺氣失宣

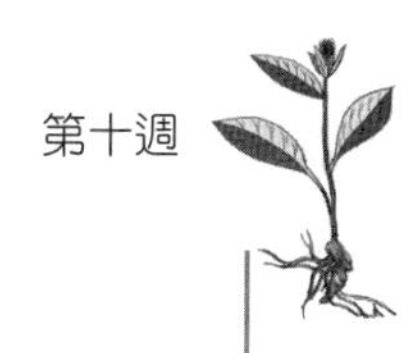

而咳嗽。

注意事項

本品生者不宜久用、過量用。

② 枇杷葉

枇杷葉是薔薇科常綠小喬木植物枇杷的葉。性微寒，味苦。以身乾，葉片大而完整者為佳。

功效

能化痰止喘，和胃降逆。治療咳喘痰稠，胃熱口渴，嘔吐等病症。實驗提示，本品中所含的苦杏仁苷分解的氫氰酸有止咳作用，所含的油脂質有祛痰作用，所含的熊果酸有抗炎作用。

藥性歌

枇杷葉苦，降逆止嘔，善治咳嗽，注意配伍。

主治病症

（1）肺熱咳嗽：本品性寒涼，適宜用於肺熱咳嗽，可配合桑白皮、馬兜鈴、黃芩等；如屬燥熱咳嗽，可配合桑葉、麥冬、石膏、阿膠等。現代把本品製成糖漿或熬膏，治療各種咳嗽。

（2）胃熱氣逆：本品味苦性降，用於胃氣上逆而引起的嘔吐、呃逆等證。如胃熱嘔吐配合竹茹、黃連、陳皮等。

用法用量

本品可以生用；用於治咳嗽，可用蜜炙；用於治嘔吐、呃

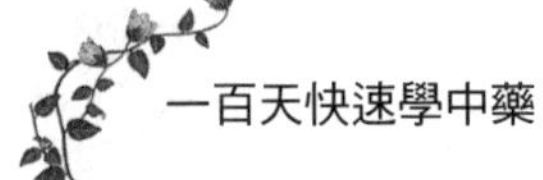

逆，可用薑汁製。入煎劑一般用5～9克。

簡便方

枇杷葉湯（《聖濟總錄》）：枇杷葉（炙，去毛）120克，陳皮（湯浸去白，焙）150克，甘草（炙，銼）90克，共為粗末，每次用6克，加生薑同煎，去渣溫服，不拘時。治療呃逆不止，飲食不入者。

注意事項

因本品性寒，所以對胃寒及因風寒引起的嘔吐不宜使用。

③ 蘇子

蘇子是唇形科草本植物紫蘇的成熟果實，又名紫蘇子。性溫，味辛。以顆粒飽滿，均勻，灰棕色，氣清香，無雜質者為佳。

功效

能降氣化痰，止咳平喘，潤腸通便。治療咳喘痰盛，腸燥便秘等病症。

藥性歌

蘇子辛溫，腸燥能潤，善平咳喘，亦除痰盛。

主治病症

（1）咳喘痰盛：本品可用於咳喘而痰多，喉間痰壅，胸膈滿悶之證，可與半夏、陳皮、厚朴等配合；如為老人脾虛不運，食滯夾痰，咳喘痰盛者，可配合白芥子、萊菔子同用。

（2）腸燥便秘：本品油脂較多，又有降氣之功，對腸燥腑氣

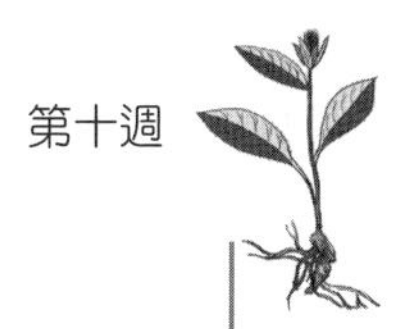

不能下行者較為適宜。可與麻仁、柏子仁、桃仁等配合。

用法用量

本品一般生用，如炒製，其性較緩。入煎劑用5～10克。

簡便方

（1）蘇子散（《滇南本草》）：蘇子3克，巴旦杏仁（去皮尖）30克，老人再加白蜜6克，共為末，大人每次服9克，小兒每次服3克，白開水送下。治療小兒或老人久咳不癒，喉內痰聲如拉鋸，喘逆者。

（2）紫蘇麻仁粥（《濟生方》）：紫蘇子、麻仁各不拘多少，研爛水濾取汁，煮粥食用。治療大便艱澀。

注意事項

本品性下滑，所以虛證咳喘和脾虛便溏者不宜用。除了以上介紹的止咳平喘藥外，還有馬兜鈴、桑白皮、白果、洋金花、南天竹子等都屬於止咳平喘藥，而且在以前曾學過的藥物中也有一些具有止咳平喘的作用，可以前後聯繫。另外，馬兜鈴因含有腎毒性的馬兜鈴酸，臨床上要謹慎使用。

每日練習

1. 請把已學過的具有止咳平喘作用的藥物功效和主要主治病症作一歸納。

2. 百部、枇杷葉、蘇子在止咳平喘方面的作用有何異同?

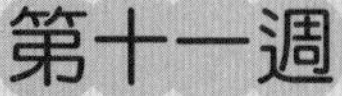

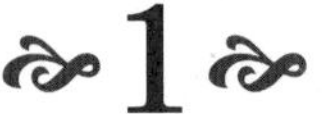

安神藥

安神藥是指具有安定神志作用的一類藥物。

心主神，神志不安可出現多種病症，如心悸、失眠、癲狂、癲癇等。引起心神不安的原因甚多，其中有因心血虛不能養心者，有心氣虛而不能內斂者，有瘀血或痰飲內阻而心不能司其職者，也有因邪熱內擾而心神不安者等。所以安神藥的安神效果是透過不同的作用而產生的。其中有來源於金石礦物類的藥物，性質多重而沉降，具有鎮靜安神的作用，稱為「重鎮安神藥」；也有具有滋養心血或補益心氣作用的藥物，因能透過補養而恢復心主神的作用，所以稱為「養心安神藥」；還有具有清泄心熱而保護心神不受擾的藥物則稱為「清心安神藥」等。這些藥都有不同的適應證，但在臨床上，引起心神不安的原因往往不是單純一個，心虛與邪實可並見，應辨明病機的輕重主次，把有關藥物配伍使用。

正由於發生心神不安有許多原因，所以對這類病症的治療應針對其發生的原因，不能單純從安神藥入手。如因心血不足者，當配合補血藥；因心氣不足者，當配合補益心氣藥；因心陽外脫者，當配合補心回陽藥；因心火亢盛者，應配合清心瀉火藥；因瘀血內阻者，當配合活血化瘀藥；因痰飲內阻者，當配合化痰祛飲藥；因腎水不足，不能上涵心火者，當配合補益腎水藥等。

安神藥中有一些礦物藥，在使用時應打碎並先煎，如用於丸散劑內不可久服，以免損傷胃氣，其中也有少數藥如朱砂等具有毒性，在

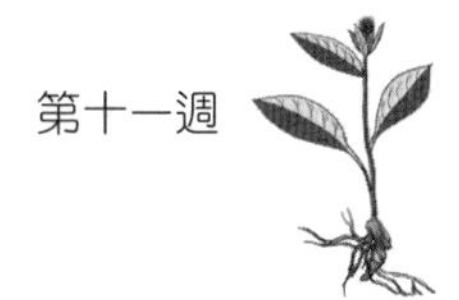

應用時應注意炮製方法和用量，使用時間也不宜過長。

① 酸棗仁

酸棗仁是鼠李科落葉灌木或喬木植物酸棗的成熟種子，又名棗仁、酸棗核。因形類似棗而果實味酸，所以稱為酸棗。性平，味甘。以粒大，完整，飽滿，有光澤，紅棕色，無核殼者為佳。

功效

能寧心安神，斂汗生津。治療虛煩不眠，驚悸多夢，體虛多汗，津傷口渴等病症。實驗證明，本品對動物有鎮靜和催眠作用，有效成分為酸棗仁苷。

藥性歌

酸棗仁甘，養血神安，善治失眠，亦能止汗。

主治病症

（1）失眠心悸：因本品具有滋養陰血的作用，能養血安神，所以適用於心血不足引起的病症。如心肝血虛而致陰虛陽亢，發生虛煩不眠者，可配合知母、茯苓、川芎等；如勞傷心脾而致驚悸心慌，夜眠不安者，可配合人參、白朮、龍眼肉等。

（2）體虛出汗：對於因體虛而致的自汗、盜汗，可配合人參、糯稻根、五味子等。

用法用量

本品傳統有生、熟兩種用法，認為生用治多眠，熟用治不眠。但現代研究提示，本品生熟用均有鎮靜作用，而生者更為顯著，如久炒油枯就會失效。實驗證實，如本品用量過大，反而會影響正常睡眠或引起昏睡。入煎劑用6～15克，應打碎入煎劑。也可研末吞服，每次用2克。

簡便方

（1）酸棗仁湯（《金匱要略》）：酸棗仁、知母、茯苓、川芎各10克，甘草5克，水煎服。治療虛勞虛煩，夜不能眠。用於多種失眠症。

（2）盜汗方（《普濟方》）：酸棗仁、人參、茯苓各等分。共為細末，每次用6克，米湯調服。治療睡中盜汗。

注意事項

本品性滑利，對於大便泄瀉、滑精者及因肝膽熱盛而致失眠、心悸者不宜用。

② 柏子仁

柏子仁是柏科常綠喬木植物側柏的成熟種仁，又名柏仁、柏子、柏實、側柏子。古人認為，柏樹的樹枝與其他樹不一樣，多向西而指，西方在五行屬白，所以取名為柏樹；加之其葉扁而側生，所以稱為側柏。性平，味甘。以粒大，飽滿，色黃白，油性大而不泛油，無皮殼雜質者為佳。

功效

能養心安神，潤腸通便。治療虛煩失眠，心悸怔忡，陰虛盜汗，腸燥便秘等病症。

藥性歌

柏子平甘，善治失眠，亦通便秘，驚悸得安。

主治病症

（1）失眠心悸：本品能養心安神。對於心血不足而心神不藏所致的心悸怔忡、失眠健忘等病症，可與當歸、熟地、石菖蒲等配合。如屬氣血兩虛所致者，可與黃芪、丹參、當歸、酸棗仁等配合。

（2）大便秘結：本品多油，可養血潤燥，增加腸液而通便。每與柏子仁、杏仁、鬱李仁、松子仁等配合。

本品也可治療盜汗，與牡蠣、麻黃根、白朮、人參、大棗等配合。

用法用量

本品一般生用。因其多油，如平素大便溏泄者，為避免其性滑，可用柏子霜。入煎劑用6～15克。

簡便方

（1）通便丸（《本草衍義》）：柏子仁、大麻子仁、松子仁各等分，同研，製丸如梧桐子大，每次服二三十丸，食前服。用於老人體虛便秘。

（2）柏子養心丸（《體仁彙編》）：柏子仁（蒸曬去殼）120克，枸杞子（酒洗曬）、麥冬（去心）、當歸（酒浸）、石菖蒲（去毛洗淨）、茯神（去皮心）、玄參、熟地（酒浸）各60克，甘草（去粗皮）15克。研末用蜜製丸，如梧桐子大。每次服40～50丸，用燈芯湯或桂圓湯送服。治療勞損過度，心血不足，精神恍惚，夜多噩夢，心悸健忘，遺精等。

注意事項

柏子仁多油而性滑，大便作泄及體內多痰者慎服。

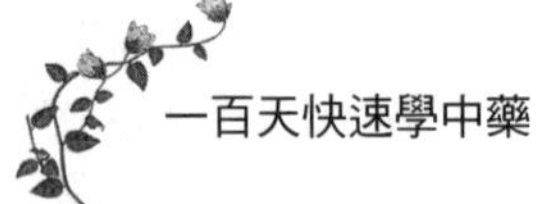

每日練習

1. 安神藥具有什麼作用？在使用時應注意哪些問題？
2. 酸棗仁和柏子仁在功效、主治病症方面有何異同？

2

① 龍骨

龍骨是古代動物的骨骼化石。性平，味甘、澀，分為五花龍骨和白龍骨兩類。前者又名花龍骨，以質脆、分層，吸濕性強者為佳；後者以質硬，色白，吸濕性強者為佳。一般以前者品質為優。

藥性歌

龍骨甘澀，鎮驚安神，善能收斂，治頭昏沉。

功效

能鎮驚安神，平肝潛陽，收斂澀精，外用可生肌斂瘡。治療驚癲狂，怔忡健忘，失眠多夢，自汗盜汗，遺精淋濁，吐血衄血，崩漏帶下，瀉痢脫肛，潰瘍久不收口等病症。

主治病症

（1）心神失常諸證：本品具重鎮之效，能鎮攝心神，對於心神不能安定的各種病症都能適用。如與牡蠣、桂枝等配合，治療心中煩躁不安，驚悸者；如因痰熱而致驚、癲狂者，可配合膽南星、天竺黃、琥珀等；如心氣不足而失眠多夢、心悸健忘者，可與石菖蒲、遠志、酸棗仁等配合。

（2）頭暈目眩：如由肝陽上亢而引起的頭暈目眩，可與牡蠣、白芍、代赭石等平肝潛陽藥並用，有平息肝風之功。

（3）滑脫諸證：本品味澀，具固澀的作用，可用於各種滑脫病症。如津不內守所致的自汗、盜汗，可與牡蠣、浮小麥等同用；如元氣虛脫而冷汗淋漓者，可與人參、附子等同用；如腎虛遺精者，可與山茱萸、牡蠣、芡實、金櫻子等同用；如為帶下、崩漏不止，可配伍牡蠣、烏賊骨等；如為小便白濁，可配合赤石脂、茯苓、萆薢等。

（4）瘡口不斂：本品性澀，善能收斂，對各種瘡瘍膿腐已盡而瘡口久不收斂者，可配合赤石脂、烏賊骨、五倍子等研細外用。對濕疹流水瘙癢者，可用枯礬配合研細外用。

用法用量

本品生用，鎮驚安神的作用較好，如煅用，則收斂固澀、外用生肌的作用較好。入煎劑用9～15克，入丸散劑則酌減。

簡便方

（1）龍骨散（《景嶽全書》）：煅龍骨、當歸、香附（炒）各30克，棕櫚炭15克，共為細末，每次用12克，空腹米湯送服。治療婦女血崩不止。

（2）產後虛汗方（《聖惠方》）：龍骨、麻黃根各30克，研細為散，每次以粥湯調服6克，不拘時。治療產後出虛汗不止。

注意事項

龍骨具收斂之性，凡火熱、濕濁、痰飲之實邪未盡者，不宜使用。

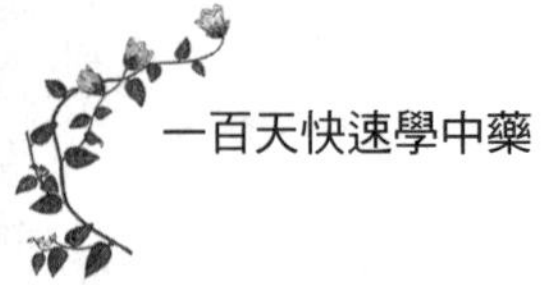

② 磁石

磁石是天然磁鐵礦的礦石，又名吸鐵石。因其能吸引鐵，如慈母吸引孩子，所以取名為磁石。性寒，味辛。以色黑，有亮星，具吸鐵性者為佳。

功效

能潛陽納氣，鎮驚安神。治療頭暈目眩，視物昏花，耳鳴耳聾，驚悸失眠，腎虛氣喘等病症。現代研究發現，飲水磁化後能改善人體的血液黏度，改變水的某些性質，對人體有一定的益處。

藥性歌

磁石辛寒，潛陽平喘，其性重鎮，驚悸得安。

主治病症

（1）心神不安諸證：本品屬重鎮安神藥，對心神不安引起的驚悸失眠、煩躁不安、癲狂癲癇等病症都可應用。臨床上每與朱砂、龍骨、牡蠣、青礞石等安神化痰之品配合。

（2）陽氣上逆：如陽氣過盛，或陰液不足不能攝納陽氣，都能導致陽氣上逆。本品具重鎮潛陽的作用，能與其他藥物配合治療這類病症。如肝陽上亢而頭暈目眩，或頭痛耳鳴者，與白芍、石決明、菊花等平肝潛陽藥配合；因肝腎陰虛而致虛陽上亢，出現視物昏花，頭暈者，可與地黃、菊花、枸杞子等配合；如腎陰虧虛而耳鳴、耳聾者，可與熟地、山茱萸、茯苓、五味子等配合。

（3）腎虛氣喘：腎主納氣，如腎氣不足則可引起氣短而喘逆，動則尤甚。本品可助腎納氣，每與人參、熟地、五味子等配合使用。

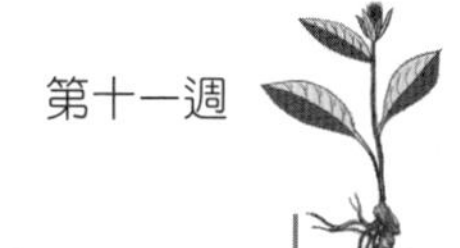

近年來也有用本品治療老年性白內障、陽痿等報導。

用法用量

本品可生用，但為了使有效成分易於煎出，也可煆後用。入煎劑用10～30克，應打碎後先煎。用於散劑，每次用1～3克。

簡便方

（1）神曲丸（《千金要方》）：磁石60克，光明砂30克，神曲120克，為末，煉蜜為丸，如梧桐子大，每次用米湯送服30丸，每日3次。治療腎虛，眼生黑花，視力減退。

（2）磁石酒（《聖濟總錄》）：磁石15克（搗碎），木通、石菖蒲（米泔水浸一二日，切，焙）各250克，用袋盛後，酒1000CC浸，寒天7日，暑天3日，取飲。治療耳聾耳鳴。

注意事項

本品性重鎮，難以消化，故體虛脾胃弱者慎用，用於丸散劑者，不宜久服。

③ 遠志

遠志是遠志科多年生草本植物細葉遠志及卵葉遠志的根。因本品有益智強志的作用，所以稱為遠志。性溫，味苦、辛。以皮厚，條粗者為佳。

功效

能安神益智，祛痰消腫。治療

藥性歌

遠志苦辛，益智安心，化痰止咳，癰腫消盡。

各種心神不安的病症，如失眠多夢，健忘驚悸，神志恍惚等，也可用於咳嗽痰多，瘡瘍腫毒等。實驗證實，本品能加強催眠藥對動物的作用，並可抗驚厥，也有明顯的祛痰作用。

主治病症

（1）心神不安諸證：本品透過與其他藥物的配伍，可用於各種心神不安的病症。如因心脾氣血不足而心悸、失眠者，可配合人參、當歸、黃芪、茯神、桂圓肉等；對因驚恐而致驚悸、失眠者，可配合朱砂、青龍齒、茯神等，對心氣不足的健忘證，可配合人參、茯苓、石菖蒲等。

（2）咳嗽痰多：本品具化痰作用，所以多配合桔梗、半夏、陳皮、杏仁等宣肺化痰藥，治療各種因外感和內傷引起的咳嗽痰多。因本品有化痰作用，也用於痰蒙心竅而致的神志失常者。

（3）瘡癰腫痛：本品有消散癰腫的作用，可內服，也可配合用本品外敷，如用本品以酒煎後，服酒，用其渣外敷，治療乳房腫痛。

本品也可研細後搐鼻，治療頭痛等病。

用法用量

本品可生用；也可用甘草水製過，則可減去燥性，緩和藥性；還有用蜜炙者，可增加其化痰止咳作用，並可減少對胃的刺激。入煎劑用3～9克，在丸散劑中酌減。

簡便方

（1）定志小丸（《古今錄驗》）：石菖蒲、遠志（去心）、茯苓各6克，人參90克，研末以蜜為丸，如梧桐子大，每次服六、七丸，每日5次。治療心氣不足，憂愁悲傷不樂，時發時癒，健忘等。

（2）遠志湯（《聖濟總錄》）：遠志（去心）、石菖蒲（切細）各30克，研末，每次用6克，水煎去渣服。治療胃部疼痛日久不癒。

注意事項

本品對胃黏膜有一定的刺激作用，用量過大（如服遠志末6克），易引起嘔吐。對於因虛而引起的心神不安，不宜單用本品。

具有安神作用的藥物還有一些，如琥珀、合歡皮、朱砂、青龍齒、牡蠣、夜交藤等，在其他類的藥物內也有一些具有安神的作用，在學習過程中可自行進行歸納。

每日練習

1. 龍骨、磁石、遠志的安神作用有何異同？
2. 龍骨、磁石、遠志除了安神作用外，還有哪些功效？

3

平肝息風藥

凡能平肝氣、肝陽上逆，息內生肝風的藥物稱為平肝息風藥。

平肝息風藥具有降逆、平肝、潛陽、息風、止痙、清肝等方面的作用。如按其作用特點分類，其仲介殼金石類藥物的潛陽重鎮作用較明顯，多用於肝陽上亢者；蟲類藥的息風作用較好，在肝風內動時每用之；清肝熱類藥物雖在前面清熱藥中已討論，但在肝陽上亢和肝熱內盛而動風病症中每用之，又稱為涼肝息風藥；而對肝陰不足致虛風內生者，主用滋陰之品，稱為滋陰息風藥。

正因為肝氣上逆、肝陽上亢、肝風內生的原因有多方面，所以在治療這些病症時，應針對其發生的原因施治，除了選用適當的平肝息風藥外，還應與其他治法的藥物配合使用。

平肝息風藥中有一些介石礦物藥，應打碎並先煎。其中有一些蟲類藥，往往有一定的毒性，用量不宜盲目過大。其中一些溫燥藥，不宜用於陰血不足的病症。

① 珍珠

珍珠是軟體動物門珍珠貝殼動物合浦珠母貝或蚌科動物三角帆蚌、褶紋冠蚌等雙殼類動物的外套膜受刺激而形成的顆粒狀分泌物，又名珍珠。性寒，味甘、鹹。以粒大圓整，色光，有特殊彩光，剖面顯層者為佳。

功效

能鎮心安神，息風定驚，清肝除翳，收斂生肌。治療驚悸，癲癇，驚風，肝熱目赤腫痛，翳障肉等，外用可療瘡面日久不斂等。

藥性歌

珍珠甘寒，療瘡清肝，鎮心安神，驚悸得安。

主治病症

（1）心神不安：本品能鎮心安神，對於各種心神不安的病症，如心悸、怔忡、失眠等，可單用，也可與其他養心安神藥，如朱砂、茯神、酸棗仁等配合。

（2）動風痙厥：本品有定驚息風的作用，對於小兒驚風、癲癇或熱性病中熱盛動風等證，可配合牛黃、冰片、膽南星、麝香等清化痰熱、止痙之品同用。

（3）肝熱目疾：本品能清肝明目、消退翳障，對於肝熱上擾引起的目生翳障、紅赤腫痛等，可配合冰片、硼砂、朱砂等外用點眼。

（4） 諸瘡潰爛：本品具收斂生肌解毒之功，可用於各種瘡瘍潰後久不收口，或咽喉腫痛糜爛、口舌生瘡等病症。每與牛黃、龍骨、冰片等藥配合使用。

本品對皮膚有滋養作用，所以近年來也作為美容的重要藥物，可內服，也可外用。

用法用量

本品一般用生品，但需經水飛研極細後為佳。現代用其水解物，更有利於吸收。一般不入煎劑，可配入丸散劑內，或單服，每次內服0.3～1.5克。

簡便方

（1）珍珠丸（《聖濟總錄》）：珍珠末、伏龍肝（即灶心土）、丹砂各0.1克，麝香3克，同研粉，用蜜和丸如綠豆大，每用1丸，以溫水送下。治療小兒驚啼及夜啼不止。

（2）珍寶散（《丹台玉案》）：珍珠9克，硼砂、青黛各3克，冰片1.5克，黃連、人中白（煅）各6克，上為細末，外用患處。治療口內諸瘡。

注意事項

本品屬寒涼重鎮之品，不宜久服。

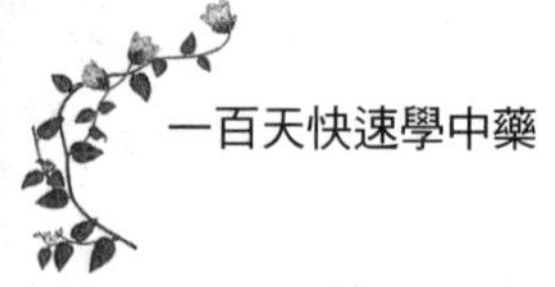

② 牡蠣

牡蠣是牡蠣科動物長牡蠣或大連灣牡蠣或近江牡蠣的貝殼。性微寒，味鹹。以顆粒大，整齊，內面光潔，無泥沙雜質者為佳。

功效

能平肝潛陽，軟堅散結，收斂固澀。治療肝陽上亢或陰虛陽亢所致的頭痛，眩暈，耳鳴，心悸，失眠，煩躁不安等，也用於痰火鬱結之瘰鬁，痰核，以及各種虛汗，遺精，帶下，崩漏等病症。

藥性歌

牡蠣鹹寒，潛陽平肝，能止滑脫，散結軟堅。

主治病症

（1）肝陽上亢：本品能重鎮潛陽，所以可用於各種肝陽上亢而致的頭痛、頭脹、眩暈、面時烘熱等病症。如屬肝熱陽盛者，可與菊花、夏枯草、鉤藤等配合；如屬陰虛陽亢者，可與白芍、龜甲、生地等配合；如屬熱性病後期，陰虛風動而見手指蠕動、震顫者，可與鱉甲、龜甲、阿膠等配合。

（2）心神不安：本品有重鎮安神的作用，可用於心神不安之心悸、失眠、驚癇等病症。可與龍骨、代赭石、珍珠母、酸棗仁等配合。

（3）滑脫諸證：本品具收斂之性，特別是煅製後，其收澀之性更著，所以可用於各種滑脫不禁之證。如對自汗、盜汗，可與黃芪、麻黃根、浮小麥、糯稻根等配合，也可單用研末外撲用；對遺精者，配合潼蒺藜、芡實、蓮鬚、金櫻子等；對婦女帶下頻多、崩漏不止者，可配合煅龍骨、烏賊骨等收澀藥。

（4）痰瘀結塊：本品有軟堅散結的作用，所以對瘰鬁、痰核、積聚痞塊等都能投用。如治療瘰鬁與玄參、貝母等配合；治療肝脾腫大與當歸、柴胡、地鱉蟲等配合；治療肌膚內痰核，與白芥子、半夏、製南星等配合。

本品在近年來也用於制酸，治療胃酸過多、潰瘍病。

牡蠣與龍骨作用相似，臨床上多同時使用，治療肝陽上亢、心神不安、汗出過多、正氣外脫、白帶頻多、崩漏不止、胃酸過多、小兒缺鈣等多種病症。

用法用量

本品用於平肝潛陽、安神散結時多生用，而用於固澀收斂時則以煆(1)用為佳。入煎劑用15～30克，治療瘰鬁等用大劑量時，可用至90克以上。如研末或入丸散劑內，則每次用3～6克。(1)煆：熱氣、火氣。

簡便方

（1）牡蠣散（《千金要方》）：牡蠣、白朮、防風各90克，研細，每次服4克，用酒送下。治療盜汗，受風則頭痛。

（2）止暈湯（《山東中草藥手冊》）：牡蠣、龍骨各18克，菊花9克，枸杞子、何首烏各12克，水煎服。治療眩暈。

注意事項

本品性寒，所以寒證患者慎用，必要時應與其他藥物配伍使用。

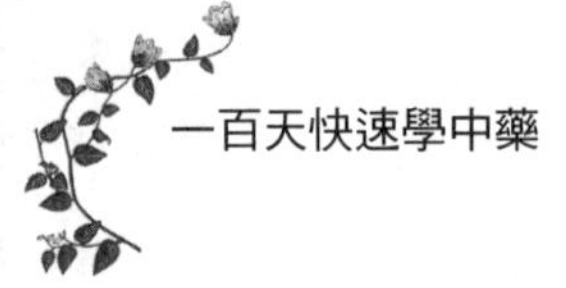

③代赭（ㄓㄜˇ）石

代赭石是赤鐵礦的礦石。因本品色赭（紅），古代又以出於代郡地區者有名，所以習稱代赭石。性寒，味苦。以色棕紅，斷面顯疊層狀，每層有釘頭者為佳。

功效

能平肝鎮逆，安神止血。治療因肝陽上亢所致的頭痛、眩暈，也可用於胃氣上逆所致的嘔吐、呃逆及肺氣上逆所致的咳喘，還用於心神不安的心悸、失眠和各種出血病症等。

藥性歌

代赭苦寒，降逆平肝，又能止血，心神得安。

主治病症

（1）肝陽上亢：本品具重鎮之性，又性寒能清肝熱，所以每用於肝陽上亢引起的頭痛、眩暈等，每與磁石、石決明、鉤藤、牛膝等平肝潛陽藥配合；如肝火較盛者，可與梔子、菊花、夏枯草等清肝火藥配合；如兼有肝腎不足者，可與生地、龜甲、白芍等補益肝腎藥配合。

（2）諸氣上逆：本品有降逆作用，對於各種氣機上逆所引起的病症較為適用。如胃氣上逆而嘔吐、呃逆者，可與半夏、旋覆花等配合；如肺氣上逆引起的咳喘，由肺熱而致者，可與桑白皮、瓜蔞、黃芩等配合；由痰濕而引起者，可與半夏、陳皮、旋覆花等配合；由腎不納氣而引起者，可與人參、山藥、山茱萸、補骨脂等配合。而其治肝陽之上逆，也是因其具有降逆的作用。

（3）心神不安：本品可鎮心安神，用於心悸、失眠，可與磁石、朱砂、龍骨等安神藥並用。

（4）血熱出血：本品性寒能清血熱而止血，且能降逆，治氣火上逆而引起的出血更為適宜。對血熱而出血者，可與生地、丹皮、黃芩、大薊、小薊等配合；便血配合槐花、地榆等；對婦女崩漏，可配合艾葉炭、蒲黃、棕櫚炭等；如為崩漏日久不癒，沖任失固者，可配合赤石脂、五靈脂、山茱萸、煆龍骨、煆牡蠣等補肝腎、固澀之品。

用法用量

本品一般生用，如用於止血，可煆用。入煎劑應先煎，用15～30克。如研末內服，每次用3克。

簡便方

（1）代赭石湯（《禦藥院方》）：代赭石（打碎）90克，陳皮60克，桃仁、桂、吳茱萸各15克，加薑，水煎服。治療諸逆氣上沖，氣道阻塞不通。

（2）旋覆代赭湯（《傷寒論》）：旋覆花10克，人參6克，生薑10克，代赭石15克，甘草6克，半夏9克，大棗6枚，水煎服，治療胃氣虛，胃氣上逆而噯氣、嘔吐、呃逆者。

注意事項

本品性寒，虛寒病症不宜。因性重鎮下墜，所以孕婦慎用。

每日練習

1. 珍珠、牡蠣、代赭石的作用和主治病症有何相同處？

2. 珍珠、牡蠣、代赭石除了平肝作用外，還各有什麼功用？能治療哪些病症？

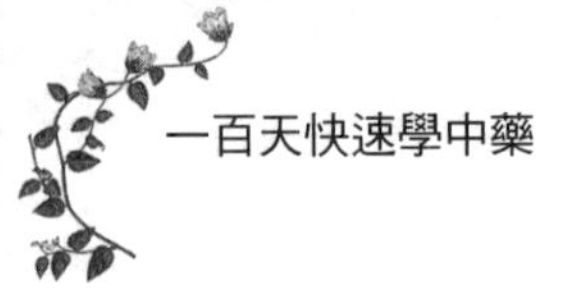

4

① 天麻

天麻是蘭科多年生寄生草本植物天麻的塊莖，又名赤箭、明天麻。性平，味甘。以質地堅實而重，有鸚哥嘴，斷面明亮，無空心者為佳；而質地輕泡，有殘留莖基，斷面色晦暗，空心者為次。

功效

能祛風止痙，平肝潛陽，疏通經絡。現代發現本品有鎮靜、抗痙厥作用，並能增加腦血流量，增進免疫功能和誘生干擾素等。

藥性歌

天麻甘平，息風止痙，暈痛能除，通絡身輕。

主治病症

（1）眩暈頭痛：眩暈頭痛的原因較多，對於肝陽上亢引起者，本品能平肝潛陽，可與牛膝、石決明、鉤藤等配合；對於血虛而虛陽上亢者，本品又可與當歸、白芍等配合。對於風痰引起者，本品能祛風化痰，可配合白朮、半夏、陳皮等。本品又可配合川芎、半夏、附子等治療偏正頭痛。

（2）肝風內動：肝風的主要表現為肢體的抽搐，本品有入肝祛風止痙的作用。如因熱極生風者，可與羚羊角、鉤藤、龍膽草等涼肝息風藥配合；如小兒慢驚風，出現肢體痙攣、抽搐，可與人參、白朮、白僵蠶等配合；如為破傷風，出現牙關緊閉，角弓反張者，可配合天南星、白附子、防風等。

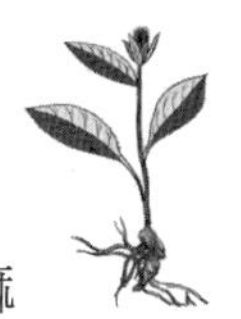

（3）肢體痹痛：因本品有疏通經絡的作用，所以對肢體麻木、疼痛、手足活動不遂等病症有效。如對因風濕而引起者，可配合秦艽、苡仁、羌活、獨活等祛風濕之品；對因血虛而引起者，配合當歸、川芎、牛膝、杜仲等補血養肝之品。

用法用量

本品一般生用，如用炒製、煨者，則性質較為平和。入煎劑用3～9克，也可用於丸散劑，每次服用量1～1.5克。

簡便方

（1）天麻丸（《魏氏家藏方》）：天麻15克，全蠍（去毒，炒）30克，天南星（炮，去皮）15克，白僵蠶（炒去絲）6克，共為細末，酒煮麵糊為丸，如天麻子大，一歲每服10～15丸，用荊芥煎湯送下，治療小兒各種驚風。可用以治療各種痙厥、抽搐。

（2）天麻酒（《十便良方》）：天麻（切）、牛膝、杜仲、附子各60克，研細末，用生絹袋盛後放3千克酒內浸7天，每次溫服一小盞。治療婦女風痹，手足活動不遂。

注意事項

本品性平祛風而偏溫燥，凡陰血虛少而虛風內生者不宜單用本品，應與養血藥並用。

② 鉤藤

鉤藤是茜草科常綠木質藤本植物鉤藤及其同屬多種植物帶鉤的莖枝，又名釣藤、雙鉤藤、鉤鉤等。性微寒，味甘。以質輕而堅韌，雙鉤，莖細，光滑，色紫紅，無枯枝鉤者為佳。

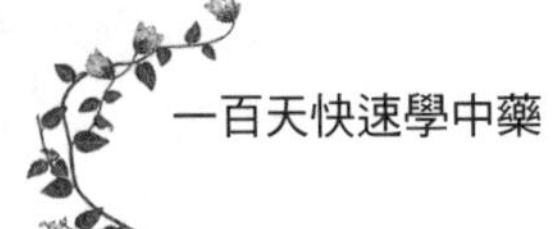

功效

能清熱平肝，息風定痙，降血壓。治療頭痛眩暈，感冒夾驚，驚抽搐，妊娠子癇，高血壓病等。動物實驗證明，本品的降血壓作用較明顯，其作用緩和而持久，同時能減慢心率、擴張血管。另外還有一定的鎮靜作用。

藥性歌

鉤藤甘寒，清熱平肝，治暈定痙，降壓亦堪。

主治病症

（1）肝陽上亢：本品治療肝陽上亢引起的眩暈，可配合天麻、菊花、石決明、磁石、代赭石等；如有肝火上逆者，可配合夏枯草、黃芩、梔子、苦丁茶等。

（2）肝風內動：本品可用於各種肝風內動證，如高熱痙厥者，可與羚羊角、石決明、天麻等清熱涼肝息風藥等配合；小兒驚風者，每與白僵蠶、地龍、桑葉、蟬蛻等配合。但本品的清熱作用不強，如肝熱甚者，應配合清熱瀉火涼肝之品。

用法用量

本品一般生用。入煎劑可用5～9克，大劑量可用至30克。實驗證明，本品在煮沸20分鐘以後，降壓成分有明顯減少，所以應後下。

簡便方

（1）鉤藤飲子（《普濟方》）：鉤藤、蟬蛻各15克，黃連、甘草、大黃（微炮）、天竺黃各30克。共研細末，每次用1.5～3克，加生薑、薄荷少許，水煎服。治療小兒各種癇症抽搐。

（2）天麻鉤藤飲（《雜病症治新義》）：天麻、鉤藤、生石決明、梔子、黃芩、川牛膝、杜仲、益母草、桑寄生、夜交藤、

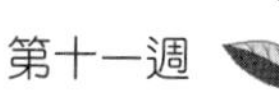

朱茯神各適量，水煎服。治療肝陽上亢引起的頭痛眩暈，耳鳴眼花，震顫，失眠，高血壓病等。

注意事項

本品性偏涼，無火熱者慎用。本品所含鉤藤鹼有毒，不宜長期、大量使用。

③ 決明子

決明子是豆科一年生草本植物決明或小決明的成熟種子，又名草決明、馬蹄決明。性微寒，味苦、甘。以身乾，粒飽滿，色黃褐，無雜質者為佳。

功效

能清肝明目，潤腸通便。治療肝熱引起的目赤腫痛，畏光多淚，以及腸燥導致的便秘。現代研究發現本品有較好的降血脂效果。

藥性歌

決明子苦，可降肝火，目疾能癒，便秘能瘥。瘥：（ㄔㄞˋ）病痊癒。

主治病症

（1）肝熱亢盛：本品能清肝熱，對於肝陽上亢而頭痛眩暈者，可配合鉤藤、天麻、石決明等；對肝火盛者，可配合菊花、夏枯草、梔子、黃芩等清肝之品；如肝火上炎於目而目赤腫痛、淚出畏光者，可配合菊花、穀精草、丹皮等。

本品對肝陰不足引起的視物不明病症有明目作用，可與補益肝腎之品配用。

（2）腸燥便秘：本品性潤，能潤下大便。可單味煎服或開水泡代茶飲，也可配合於潤腸通便方中。

本品也可與山楂、澤瀉等配合，用於高脂血症。

用法用量

本品可生用，如單用泡代茶飲者，可先炒黃。入煎劑用10～15克，單用可每日30克以上。

簡便方

（1）決明子散（《聖惠方》）：決明子、蔓荊子（用好酒煮，曬乾）各等分，共研細末，每次用溫開水送服6克，食後及睡前服。治療視物不明。

（2）治眼煎（《河北中藥手冊》）：決明子、菊花各9克，蔓荊子、木賊各6克，水煎服。治療急性結膜炎。

注意事項

本品有通便作用，所以對大便溏泄者忌用。

每日練習

1. 天麻、鉤藤、決明子的功用和主治病症有何異同？
2. 試比較介石礦物類和植物類平肝息風藥的作用有什麼異同？

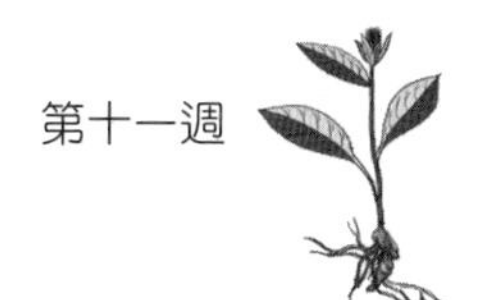

5

① 全蠍

全蠍是鉗蠍科動物東亞蠍的蟲體，又名全蟲、蠆。如單用其尾，稱為蠍尾。性平，味辛。以完整不破碎，色黃褐，鹽霜少者為佳。鹽霜過重，易回潮變質。

功效

能息風止痙，攻毒散結，通絡止痛。治療驚風，癲癇，中風，半身不遂，口眼歪斜，偏頭痛，風濕痹痛，破傷風，淋巴結結核，風疹瘡腫等。現代研究提示本品能抗痙厥，擴張血管，降壓，鎮靜等。

藥性歌

全蠍止痙，風動當尋，解毒散結，痹痛能定。

主治病症

（1）動風痙厥：本品為息風止痙的常用藥，對於熱性病熱盛動風、小兒急慢性驚風、中風、癲、破傷風等都能使用，對高熱動風者，配合羚羊角、龍膽草、石膏、水牛角等涼肝息風藥；對脾虛慢驚風者，配合人參、白朮等補脾藥；對中風半身不遂者，配合白附子、地龍、川芎、赤芍等；對破傷風者，可配合天南星、防風、蟬蛻等。

（2）經絡閉阻之病症：本品具搜剔經絡的作用，所以對多種原因引起經絡閉塞不通造成的疼痛病症或肢體麻木諸證有良好的效果。如因風痰阻於上而引起的偏正頭痛，可配合川芎、白芷、細辛等；風濕痰瘀阻於經絡骨節的痹證疼痛，可配合地龍、白芥子、桃仁、白花蛇等。

（3）瘡瘍腫塊：本品有解毒散結、通絡止痛的作用，常用於各種瘡瘍腫毒、瘰鬁痰核等病症。近年來本品也作為治療淋巴結結核和癌腫的重要藥物。

用法用量

本品一般用全蟲，如單用其尾，則作用尤強。所以對於重危病症可先用蠍尾研末吞服，病情緩解後再用全蠍。入煎劑用2～6克，用蠍尾酌減。但不宜久煎，以免損耗有效成分。用於丸散劑內每次用1.5～2克。

簡便方

（1）止痙散（湖北《中草醫藥經驗交流》）：全蠍、蜈蚣、天麻各30克，白僵蠶60克，共研細末，每次服1～1.5克。治療B型腦炎抽搐，也可用於其他熱性病的抽搐。

（2）麝香散（《普濟方》）：麝香（研）、乾蠍各0.1克，為末，外敷傷口。治療破傷風。

注意事項

本品性偏燥，如血虛陰傷者不宜久用。對因虛而引起的動風之證，不宜用本品。孕婦亦應慎用。

② 蜈蚣

蜈蚣是蜈蚣科動物少棘巨蜈蚣的蟲體，又名百腳、天龍。性溫，味辛，有毒。以身乾，蟲體條長完整，頭紅身黑綠色者為佳。

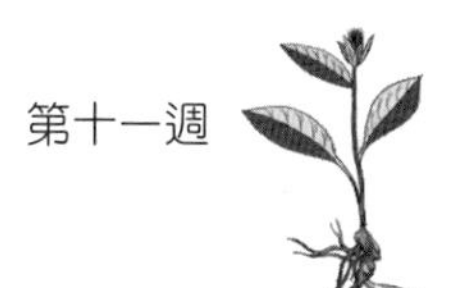

功效

能息風止痙，解毒散結，通絡止痛。治療各種急慢驚風，破傷風引起的痙厥，瘡瘍腫毒，瘰鬁潰爛等病症。現代研究提示，本品有一定的抗痙厥、抗腫瘤作用等。

藥性歌

蜈蚣溫辛，息風止痙，解毒散結，痹痛得輕。

主治病症

（1）動風痙厥：本品的息風止痙作用與全蠍相似，可用於熱性病熱盛動風、小兒急慢性驚風、中風、癲癇、破傷風等，臨床上這兩味藥常配合使用，並根據病情配伍其他藥物。如治療小兒高熱驚風，可配合羚羊角、鉤藤、白僵蠶、黃連、龍膽草等；治療癲癇火盛者，可配合天竺黃、貝母等；治療破傷風配合天南星、防風、蟬蛻等；如治療中風半身不遂，可配合白附子、天南星、地龍、赤芍等。

（2）經絡閉阻之痛證：本品與全蠍相似，具搜剔經絡的作用，所以對多種原因引起經絡閉塞不通造成的疼痛病症也有良好的效果。如因風痰阻於上而引起的偏正頭痛，可配合川芎、白芷、細辛等；風濕痰瘀阻於經絡骨節的痹證疼痛，可配合地龍、白芥子、桃仁、白花蛇等。

（3）瘡瘍腫塊：本品也有解毒散結、通絡止痛的作用，常用於各種瘡瘍腫毒、瘰鬁痰核等病症。如單用內服配合研末外用，治療瘰鬁、毒蛇咬傷等；配合雄黃研末和豬膽汁外敷，治療瘡癰腫毒。

近年來，本品還製成注射液治療傳染性肝炎，取得較好的療效。

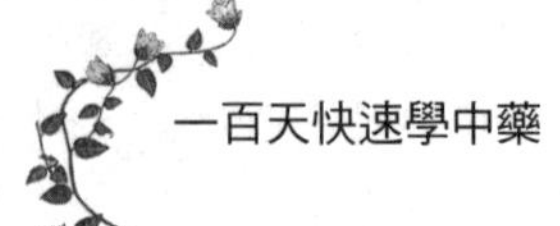

用法用量

本品生用藥力較強，炙用較緩。傳統提出要去頭、足、尾，但現代研究認為頭、足、尾內有效成分較多，不宜去之。入煎劑用1～5克，或用1～3條。丸散劑用量酌減。

簡便方

（1）萬金散（《聖惠方》）：蜈蚣1條（全者去足，炙為末），丹砂、輕粉各等分，研勻，乳汁和丸，如綠豆大，每歲用1丸，乳汁送服。治小兒急驚風。

（2）蜈蚣星風散（《醫宗金鑒》）：蜈蚣2條，江鰾9克，南星、防風各7.5克，共研細末，每次用6克，黃酒調服，每日2次。治療破傷風初起，邪在表而見寒熱拘急，口噤咬牙難開。

注意事項

本品屬溫燥藥，凡血虛、陰傷者不宜用，且其性猛，故不宜盲目重劑猛投和長期使用。孕婦忌用。

③ 地龍

地龍是巨蚓科環節動物參環毛蚓及縞蚯蚓的全體，前者稱「廣地龍」，後者稱「土地龍」，又名蚯蚓、曲蟮。性寒，味鹹。以條大，肉厚，潔淨者為佳。

功效

能清熱定驚，平喘通絡。治療高熱痙厥，驚癇，肢體麻木，半身不遂，關節痹痛，也可用於肺熱喘

藥性歌

地龍鹹寒，息風清肝，通絡定痙，利尿平喘。

咳，尿少水腫，高血壓病等。實驗證明，本品具有降壓、平喘、解熱、鎮靜、抗驚厥等作用。近年從本品中還得到一種抗凝物質，用於治療心血管病。

主治病症

（1）肝風內動：本品性寒，可清肝熱，對於熱性病熱盛動風者，可配合鉤藤、大青葉、生地、石膏等清熱涼肝藥；對於肝火亢盛而致癲狂、癲癇者，可配合龍膽草、代赭石、膽南星、梔子等清泄肝火藥；對於肝陽上亢所致的頭痛、眩暈，可配合石決明、菊花、牡蠣等。

（2）經絡痹阻：本品善走竄而通經絡。如由風濕痰瘀阻於經絡所致的筋骨、關節疼痛，屬熱性者，可與忍冬藤、赤芍、絡石藤、知母等配合；屬寒性者，可與川烏、桂枝、乳香等配合。如中風氣虛血滯而半身不遂者，可與黃芪、當歸、桃仁等配合。

（3）咳喘：本品有平喘作用，對於肺熱咳喘尤為適宜。可單用研末服，也可配合於咳喘方中，如與麻黃、杏仁、石膏等合用。

（4）小便不利：本品有清熱利尿作用，所以可用於熱結膀胱所致的小便不利、尿閉等，臨床上可與其他清熱利尿藥合用。

（5）高血壓病：本品具有較好的降血壓作用，可以配入降血壓方中使用，對高血壓病效果尤為顯著。

本品還有較好的清熱解毒作用，可用於各種熱毒病症。如用活地龍放入白糖內，取其分泌液，外用治流行性腮腺炎、燙傷、下肢潰瘍、帶狀皰疹等。

用法用量

本品一般生用，治外證時還可用新鮮者。入煎劑用6～12克。如研末吞服，每次用1～2克。

簡便方

（1）地龍散（《聖濟總錄》）：地龍（去土，炒）、半夏（薑汁製）、赤茯苓（去黑皮）各15克，共為末，每次用3克，以生薑、荊芥湯調下。治療風頭痛及產後頭痛。可用於各種血管神經性頭痛。

（2）治赤眼方（《聖惠方》）：地龍（炙乾）研細末，每日睡前用茶水調服6克。治療目赤腫疼痛難癒。

（3）地龍粉：

地龍焙乾研粉，每次1～3克，每日3克，飯前吞服。用於支氣管哮喘，可清熱解痙平喘。

注意事項

本品性偏寒，所以平素脾胃虛寒便溏者不宜用。

每日練習

1. 全蠍、蜈蚣、地龍都是動物類平肝息風藥，其功用和主治病症有何異同？

2. 平肝息風藥中哪些藥既能平肝陽，又能息肝風？

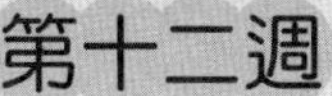

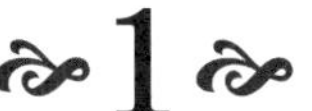

開竅藥

心藏神，而心竅是心主神志的所在，如果心竅閉塞就會導致心神的失常，出現神昏譫語。這類疾病可見於熱性病中因邪熱亢盛而閉心包者，或濕熱性疾病中因痰濕蒙蔽心包者，或中風、驚風、癲癇等內科雜病中痰熱、痰濁、痰瘀閉阻心包者。凡具有開通心竅作用，能蘇醒神志的藥物稱為開竅藥。

開竅藥多具有芳香走竄之性，所以又稱為芳香開竅藥。這些藥物透過其開竅作用，使閉塞於心竅的邪熱、痰濁、瘀血等得以清除，從而心神能恢復正常，神志自能蘇醒。正因為造成心竅閉塞的原因是多方面的，而所形成的心竅閉塞的病症類型也各不相同，所以開竅藥的作用也不完全相同。如竅閉的性質有熱閉和寒閉的不同，所以對熱閉者，要治以清心開竅，對寒閉者，要治以溫通開竅。在臨床上還應根據竅閉的發生原因，針對病因進行治療：對熱勢亢盛者，配合清泄邪熱藥；對痰濕內阻者，配合化痰祛濕藥；對痰熱內甚者，配合清化痰熱藥；對痰瘀與邪熱互結而閉竅者，當配合清化痰熱及活血化瘀藥等。不能見到竅閉只知用開竅藥。如竅閉神昏與動風痙厥並見，應開竅與息風二法並用。

另外，引起神昏譫語的病症除了竅閉外，還有是因正氣外脫而造成的，與竅閉一虛一實，在治療原則上完全不同，不可混淆。脫證的救治以補虛固脫為大法，其藥物將在補益藥和固澀藥仲介紹。但也有閉證與脫證同時出現者，稱為內閉外脫，則開竅之法又當與固脫法結合並施。

開竅藥是急救治標藥，性質走竄，所以只能暫時使用，如久用，反而會耗傷人體的元氣。本類藥物因具芳香之性，所以一般不入煎劑，以防有效成分揮發，多製成丸散劑用，也便於攜帶及急救使用。

① 麝香

麝香是麝科動物林麝、馬麝或原麝成熟雄體香囊腺中的分泌物經乾燥而成，又名當門子、元寸香等。性溫，味辛。香囊整體者稱為「毛殼麝香」，以飽滿，皮薄，捏之有彈性，香氣濃烈者為佳；如從香囊內取出乾燥的分泌物，稱為「麝香仁」，即當門子，以粒多，質柔潤，香氣濃烈者為佳。本品多有偽品，應注意鑒別。

功效

能開竅醒神，活血散結，止痛，催產等。治療溫熱病熱入心包所致的神昏、中風痰厥，驚，心腹暴痛，跌打損傷，痹證疼痛，瘡瘍腫毒等。現代研究提示，本品有抗炎作用，能增強β腎上腺素能藥物的作用，並有升高血壓、興奮呼吸、收縮子宮等作用。

藥性歌

麝香辛溫，開竅醒腦，活血止痛，此物最好。

主治病症

（1）竅閉神昏：因本品辛溫走竄通絡，所以對各種竅閉神昏之證都能使用。如對熱性病熱閉心包的熱閉證，可配合犀角、牛黃、冰片等；對痰濕或寒邪閉於心包者，可配合蘇合香、丁香、沉香等。

（2）散瘀止痛：本品善於走竄疏通血絡，對於各種因瘀而引

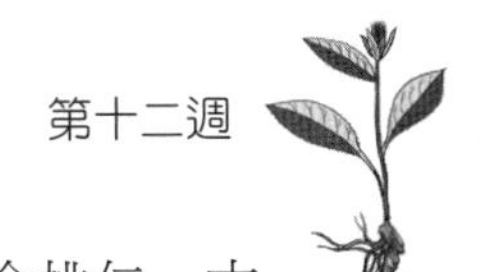

起的痛證有較好的止痛效果。如對胸痹心痛者，可配合桃仁、木香、乳香、蘇合香等散瘀行氣止痛藥，近年多用以治療冠心病，在許多治療冠心病的中成藥中配合了本品；如對婦女痛經、產後瘀滯所引起的腹痛，可與當歸、川芎、香附、益母草等養血、化瘀藥合用；對風濕痹證的疼痛，可與祛風化濕通絡藥合用；對跌打損傷所引起的疼痛，可與乳香、沒藥、蘇木等合用。

（3）瘡瘍腫毒：本品能辛散活血，在癰疽瘡腫初起時，可配合雄黃、牛黃、乳香、忍冬藤等，可內服，也可外用。

還可利用本品的走竄通絡作用，治療哮喘、胸悶、胃腹痛等病症，除內服外，也可外用，如配入膏藥中作穴位敷貼。

用法用量

本品不入煎劑，也不用炮製。可配入丸散劑內用，每次用0.03～0.1克。因本品較稀少而名貴，所以一般都用其人工合成品，即人工麝香酮，作用與天然麝香相似。

簡便方

（1）麝香湯（《聖濟總錄》）：麝香（另研，入煎劑中）、木香各30克，桃仁（麩炒）35枚，吳茱萸（水浸一宿，炒乾）30克，除麝香外，搗研細末，每次用6克，水煎，加童便半盞煎，去渣，加入麝香1克，攪勻服。治突然心痛。

（2）麝香散（《瘍科遺編》）：麝香0.3克，月石、牙皂、明礬、雄精各3克，共研細，每次服1.5克。治痰迷心竅，神識不清之證。

注意事項

本品辛香芳烈，走竄力強，用之不當，會耗傷人體正氣，所以凡是元氣虛損，氣血大傷的虛證不可投用，孕婦亦忌用。本品多用於急救，中病即止，不可濫用。又據現代報導，本品可升高血壓，高血壓患者慎用。

② 冰片

冰片是龍腦香科常綠喬木植物龍腦香樹脂的加工品，又名龍腦冰片、梅花腦、梅片、片腦等。性微寒，味辛、苦。以片大而薄，潔白，鬆脆，清香氣濃者為佳。本品現多有代用品，如從菊科植物艾納香中提取品製成者，稱為「艾片」；用松節油和樟腦作原料製成者，稱為「機製冰片」。後者在市場上較常用。

功效

能開竅醒神，清熱止痛，明目去翳。治療神昏，痙厥，各種瘡瘍，咽喉腫痛，口瘡，目赤翳障等病症。

藥性歌

冰片辛寒，醒神竅開，熱毒腫痛，目疾能安。

主治病症

（1）竅閉神昏：因本品具辛竄之性，所以對各種竅閉神昏者可配合其他開竅藥，如麝香、牛黃等使用。

（2）熱毒腫痛：本品性寒能清熱解毒，性散能消散腫毒，所以常用於各種癰腫疔毒、咽喉腫痛等病症。如與麝香、牛黃、珍珠等配合能解各種熱毒腫痛；咽喉腫痛可配合硼砂、玄明粉、朱砂等外吹局部；對耳內流膿者，可配合黃連、枯礬、龍骨為末，研細外吹耳等。

（3）目赤生翳：對於熱毒上攻於目而引起的目紅腫疼痛，或

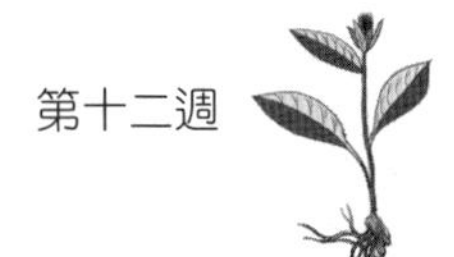

生翳障等，可配合珍珠、麝香、爐甘石等研極細末外用。

近年有文獻報導，用本品配成6%的酊劑外搽痛處，治療癌腫疼痛。

用法用量

本品均生用，不入煎劑。入丸散劑中每次服0.03～0.1克。

簡便方

冰硼散（《外科正宗》）：冰片1.5克，朱砂1.6克，玄明粉、硼砂各15克，共研極細末，吹搽患處，每日三五次。治療咽喉口齒新久腫痛，久咳嗽後咽啞作痛。可用於各種咽喉的急慢性炎症及口腔、陰道的真菌感染。

注意事項

本品屬辛散走竄藥，對氣血不足之虛證及孕婦均應慎用，也不可久服，以免耗傷人體正氣或影響胎兒。

③ 石菖蒲

石菖蒲是天南星科多年生草本植物石菖蒲的根莖，又名菖蒲。性溫，味辛。以條粗，表面色紅棕，斷面色類白，香氣濃者為佳。本品原以「一寸九節者良」，所以又稱為「九節菖蒲」，但現在市場上所用的「九節菖蒲」是毛茛科植物阿勒泰銀蓮花的根莖，與本品不是同一種植物，不宜混用。

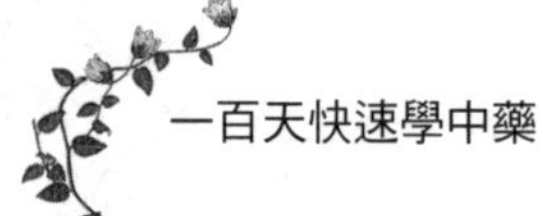

功效

能開竅寧神，化濕祛痰，行氣和胃。治療濕濁蒙蔽清竅所引起的神志昏亂，健忘，耳鳴，濕阻氣滯所引起的胸腹脹悶、疼痛，還可用於風寒濕痹，跌打損傷，癰疽疥癬等病症。現代研究證明，本品有一定的鎮靜作用，並可促進消化液的分泌，減輕平滑肌的痙攣，具有一定的止咳、祛痰、利膽、抗痙厥等作用。

藥性歌

菖蒲辛溫，化濕開竅，耳目能明，心神可調。

主治病症

（1）痰濕蒙蔽清竅：清竅一般是指心竅而言，當濕痰或穢濁之邪蒙蔽了清竅之後，就會引起神識不清，表現為時有譫語，神志似清似昧，時清時昧。此外，清竅也可指頭面諸竅，痰濕也可阻礙清陽之氣上升，從而使頭面諸竅出現各種病症，如頭重、耳鳴、耳聾等。石菖蒲性芳香能化濕祛痰，所以可用於這類病症。如在濕溫病中濕熱痰濁蒙蔽心包者，可配合鬱金、梔子、連翹等；如痰氣鬱結而致癲狂者，可配合鬱金、明礬等；如健忘者，可配合遠志、茯苓等；如耳鳴、耳聾者，可配合豬腎、蔥白等。

（2）濕阻脾胃：本品可用於濕阻脾胃的多種病症。如濕阻中焦引起的胸脘痞悶作脹，不思飲食者，可配合蒼朮、厚朴、陳皮等；如濕邪困中而吐瀉者，可配合白朮、陳皮、半夏等；如屬腸胃濕熱盛、胃氣已敗而致的下痢不食者，可配合黃連、石蓮子、陳皮等。

本品搗爛外用，可治癰腫發背、跌打損傷等。配合苦參外洗用，可治濕疹。

用法用量

石菖蒲一般生用，可入煎劑，但不可久煎，以免損失其中的芳香成分。可用5～10克，用鮮品或大劑量有用10～25克。但也有人提出，本品不宜超過7.5克，如用於通利大小便，可用到10克。

簡便方

（1）菖蒲飲（《聖濟總錄》）：石菖蒲（切，焙）、高良薑、青橘皮（去白，焙）各30克，白朮、甘草（炙）各15克，共為粗末，每次用6克，水煎服。治療霍亂吐瀉不止。

（2）菖蒲鬱金湯（《溫病全書》）：鮮菖蒲、炒梔子、鮮竹葉、丹皮各9克，鬱金、連翹各6克，木通5克，竹瀝15克，玉樞丹1.5克（沖），水煎服。治療濕溫病濕熱釀痰蒙蔽心包，神識昏蒙，時清時昧，似清似昧。

注意事項

本品性香燥，不宜用於陰虛血少之證，對吐血、滑精者亦應慎用。

每日練習

1. 開竅藥主要治療什麼病症？在使用時應注意哪些問題？
2. 麝香、冰片的功效和主治病症有何異同？
3. 石菖蒲治療的神昏病症與麝香、冰片所治者有何不同？

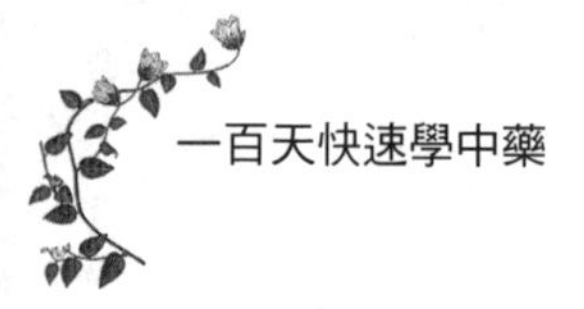

2

補氣藥

人體因氣血陰陽不足而導致的虛證，當用補益藥來調治。補益藥又稱補養藥、補虛藥，是指具有補益療虛和扶正祛邪作用，治療各種虛證的藥物。根據補益的作用不同，又可分為補氣藥、補血藥、補陰藥、補陽藥等幾類。

補氣藥是指能補益元氣和臟腑之氣，增強機體活動能力的藥物。元氣是人體生命之本，對於保持生命活力有重要的意義，而人體中「脾為後天之本」「肺主一身之氣」，所以補氣藥重點是補益脾肺之氣。補氣藥多為氣味甘溫、甘平之品，能補益臟腑之氣，增強機體的活力。

人體脾氣虛弱的主要臨床表現為神倦乏力，食少便溏，甚則肢體水腫，也可因中氣虛後，中氣下陷而久瀉脫肛，胃、肝、子宮等內臟下垂；肺氣虛弱的主要表現為少氣懶言，語聲低微，氣短易汗等。因脾、肺兩臟多可同時虛弱，所以上述症狀每可並見。

發生氣虛後，對全身各臟器、組織的功能都有很大的影響，如氣虛後導致不能生血或引起血行無力、水濕不化而生成痰濁、氣虛不能攝血而導致出血不止等。而血虛、陽虛、痰濕內盛、瘀血內阻等許多因素也會兼有氣虛或加重氣虛。所以在臨床上補氣藥不僅可用於脾、肺氣虛之證，還在許多虛證的治療中被配伍使用。

補氣藥雖然性質較為平和，但如無氣虛者用之，也會產生壅遏氣機等弊病。所以一定要掌握好本類藥物的適應證。另外，用補氣藥時每要配合理氣之品，目的是為了避免補氣藥壅滯氣機，也是為了加強

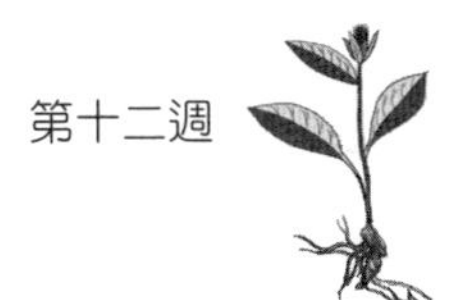

補氣藥的吸收利用，提高其治療效果。

① 人參

人參是五加科多年生草本植物人參的根。野生者稱為「野山參」，如把野生的苗移在園內培植，稱為「移山參」。人工栽培者稱為「園參」。因本品根似人形，所以稱為人參。性溫，味甘、微苦。以野生的「野山參」品質最好，價格也最貴。以枝大，條粗，質硬，完整無損，漿足，紋細，蘆長，碗（蘆上的碗狀莖痕）密，紋細，有圓蘆，鬚根上珍珠點較多者為佳。人工栽培者的「園參」，以身長支大，條粗質硬，蘆（根莖）長者為佳。其中經蒸過的稱為紅參；經硫黃熏再曬乾者，稱為生曬參、白乾參、皮尾參等；經糖浸曬乾者，稱為白參、白抄參、糖參。現代研究證實，在人參的鬚根內，有效成分含量較多，所以其藥用價值不能忽視。

功效

能大補元氣，強心固脫，安神生津，主要用於治療虛損勞傷，食少倦怠，嘔吐便溏，虛咳喘促，自汗暴脫，驚悸健忘，眩暈頭痛，陽痿尿頻，消渴，婦女崩漏，小兒慢驚等，可用於各種久虛不復，氣血津液不足之證。現代對本品的研究較多，發現了人參皂苷等多種有效成分，提示了人參具有「適應原」樣作用，能增強機體對各種有害刺激的防禦能力，可抗疲勞，興奮中樞神經，促進性腺和腎上腺的功能，能刺激造血器官，降低血糖，加強心臟功能，調節膽固醇代謝，還具有抗過敏，抗利尿等多種作用。

藥性歌

人參甘苦，元氣大補，生津補氣，虛脫能固。

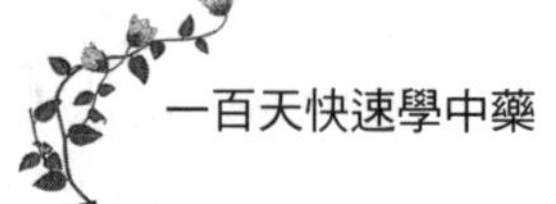

主治病症

（1）元氣虛衰：人體如元氣急速地虛弱，就會外脫，出現面色蒼白，脈微細或無，血壓下降等，可單用本品，或與其他固脫之品配合使用。如表現為汗多口渴，脈散大者，屬氣陰外脫，可配合麥冬、五味子以益氣斂陰；如見四肢發冷、冷汗淋漓、脈微細欲絕者，屬陽氣外脫，可配合附子、煅龍骨、煅牡蠣等。如為病久體虛，元氣衰弱者，可表現為倦怠乏力，神情萎頓，脈虛無力，可配合黃芪、白朮等補氣藥同用。

（2）脾胃氣虛：脾胃氣虛表現為倦怠乏力，大便稀溏，不思飲食等，可配合白朮、茯苓、山藥等同用。

（3）肺氣虛衰：肺氣不足，可見喘促氣短，語言低微，可配合黃芪、五味子等補肺斂氣。

（4）津氣虧虛：在熱性病中，因邪熱耗傷津氣而致口渴、多汗、神倦者，可與知母、石膏等配合，以清熱邪而養津氣；如在消渴病中津氣不足而見口渴多飲者，則與天花粉、石斛、生地等配合，以清胃而養津氣。

（5）氣不攝血：對於因氣虛不能攝血的出血病症，應重用本品以補氣攝血。臨床上每配合黃芪、白朮、當歸等。

此外，本品還用於氣血不足的心悸、健忘、失眠等證；腎氣不足的陽痿、遺精、婦女崩漏、帶下等證；氣虛不能生血的血虛證等。現代把本品作為主要的保健品，製成口服液、膠囊等，每與蜂王漿等配合。還有用本品作為美容品的原料。用法用量

本品可入煎劑，用量為1.5～9克，但如用野山參、移山參等較為昂貴的人參，往往單獨煎汁後兌入煎劑內服。在用於補益元氣固脫時，用量較大，可用至15～20克以上。用於丸散劑內，每次用1～3克。如屬慢性虛弱之體用本品調補時，可用人參切片時時噙化，每日用1～3克。噙（ㄑㄧㄣˊ）：含著。

簡便方

（1）四君子湯（《局方》）：人參（去蘆）、茯苓（去皮）、白朮、炙甘草各等分，共為細末，每次用6克，水煎服。治療臟腑虛弱，心腹脹滿，不思進食，腸鳴泄瀉，嘔吐氣逆等。

（2）參附湯（《濟生方》）：人參15克，熟附子30克，分為4份，每用1份加生薑10片水煎服。治療陽虛氣喘、自汗、盜汗、氣短頭暈等證。本方還可用於陽氣外脫而致面色蒼白，四肢發冷，脈微細欲絕，血壓下降者。

（3）玉壺丸（《仁齋直指方》）：人參、天花粉各等分，生用為末，煉蜜製成丸，如梧桐子大，每服30丸，麥冬煎湯送下。治療消渴病口渴飲水極多者。

（4）人參粉：紅參或生曬參研粉，每服2克，每日2次。治療冠心病、慢性心力衰竭。

注意事項

本品雖為補藥中較常用者，對於多種虛證都有一定的效果，但切不可濫用。本品性溫，對於陰虛火旺、津枯內燥之證，用之不當，可助火生熱。為了減少人參的副作用，對所用的人參種類應加以選擇：如紅參、高麗參（別直參），性偏溫，適用於陽氣不足或虛寒者，但對陰虛火旺者忌用；生曬參、皮尾參性質較平和，適用於氣虛而口渴者，但對濕熱內盛的水腫、尿澀痛者不宜。此外，本品也不可過量或長期使用，否則，不僅浪費藥品，而且會發生一些副作用。如近年來出現了「人參濫用綜合症」這一名稱，即是指在濫用人參後，造成了失眠、易於激動，血壓升高，或性情抑鬱，食欲減退，血壓下降，有過敏反應等。有報導指出，每日用人參粉0.3克以上，日久就可能出現以上綜合症。

在慢性病症的使用季節上，以冬季為宜，在夏日久服也可助熱生火。為了減少本品壅滯氣機的弊病，每與陳皮、木香等理氣藥同用。本品對各種濕邪內盛的病症也不可單獨使用，如屬氣虛而濕盛者，當與化濕之品配合使用。

文獻記載，本品畏五靈脂，反藜蘆，但在治療氣虛血瘀證時，人參與五靈脂每配合使用，未見不良反應。

每日練習

1. 補氣藥的作用是什麼？使用補氣藥應注意哪些問題？
2. 人參有哪些主要的功效？主治哪些病症？

3

① 西洋參

西洋參是五加科植物西洋參的根，又名洋參、花旗參。性寒，味甘，微苦。以野生者較為貴重，條均，質硬，體輕，表面橫紋緊密，氣清香，味濃者為佳。

功效

補氣養陰，清火生津。治療氣陰不足導致的口渴、五心煩熱，咳血，神情萎頓等病症。本品主要有效成分是人參皂苷等，其藥理作用與人參大體相仿。

藥性歌

西洋參寒，生津潤乾，氣陰耗傷，用之能堪。

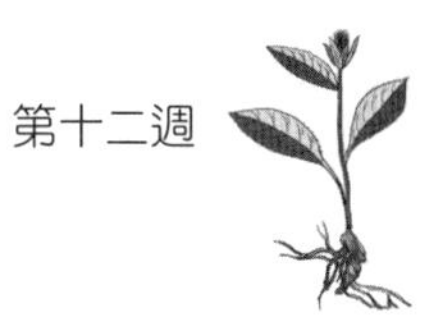

主治病症

本品的作用與人參相似，但因其性較寒，尤善生津，所以凡是氣陰兩傷之證，而又不宜用溫藥者，用本品較適宜。在臨床上主要用於下列病症：

（1）陰虛火旺證：本品性寒而能生津，所以對陰虛火旺引起的咳血、五心發熱、口渴心煩等病症，可與麥冬、貝母、地骨皮、知母、生地等配合。

（2）熱性病氣陰耗傷證：在熱性病過程中，熱邪易耗傷氣陰，出現身熱、口渴、舌紅、脈細數等表現，尤其是夏暑季節感受暑熱之邪而致熱盛陰傷。本品既能補氣，又能生津，所以較為適用。每與生地、石斛、天花粉、麥冬等配合。

（3）肺胃陰虛證：在熱性病後期和內科雜病中，因肺胃陰液虧虛而見口乾、乾咳、舌燥、胃內嘈雜，或作乾嘔等，可用本品配合麥冬、石斛、山藥、沙參等，以補益肺胃之陰。

用法用量

本品可入煎劑，但一般要另煎，兌入煎好的藥液中內服，每次用3～6克。也可用於丸散劑內，每次用1～2克。對於慢性虛衰者，需長期用者，也可切片時時噙化，每日用1～2克。

簡便方

治腸紅方（《類聚要方》）：西洋參5克，桂圓肉20克，共蒸湯服。治療大便時時出血，神倦面黃者。

注意事項

本品性寒，對於脾胃虛寒而便溏食少者不宜。

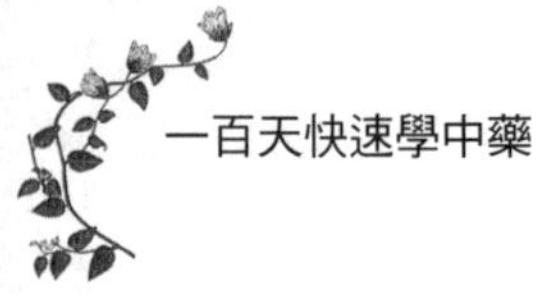

② 黨參

黨參是桔梗科多年生植物黨參及其同屬多種植物的根，又名上黨人參、黃參。性微溫，味甘。以產於山西潞州者為佳，稱為「潞黨參」。以條粗壯，頂端有獅子盤頭，質柔潤，氣味濃，味微甜，嚼之無渣者為佳。另有一種「明黨參」，係傘形科多年生草本植物明黨參的根，其作用為潤肺化痰、養胃和中，與黨參不同，不能代替黨參使用。

功效

能補中益氣，生津養血。治療中氣不足引起的食少便溏，四肢倦怠；肺氣虧虛引起的氣短咳喘，語言無力，聲音低弱；氣虛不能生血引起的面色萎黃，頭暈心悸等病症。現代研究發現本品中含有多種皂苷、多糖等藥效成分，可興奮神經系統，增強機體的抵抗力，增強造血功能，降血壓，對化療和放射線引起的血細胞下降有升高作用。

藥性歌

黨參甘溫，可代人參，補中益氣，能助血生。

主治病症

本品主治病症與人參大體相同，古方中用人參者，多數可用本品替代。但本品的性質較為平和，力量也較弱，且在補氣生血作用方面較勝，所以多用於一般的脾、肺氣虛證和氣血兩虧證。治療氣血不足時，可與當歸、熟地、白芍等補血藥配合。如遇正氣外脫的危重病症，則以用人參為好。

本品也可外用，如配合黃柏為末外用，治療小兒口瘡。

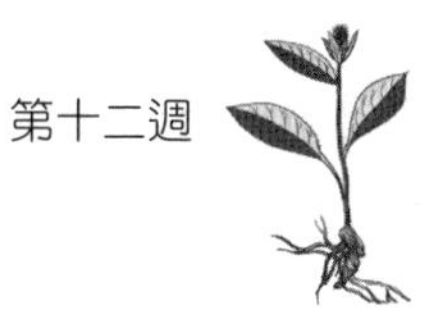

用法用量

本品多生用，為了增強其補中益氣的作用，也可用炒黨參或炙黨參。入煎劑用9～15克，如用於急重病症，可加大到30～90克。入丸散劑用量酌減。

簡便方

（1）上黨參膏（《得配本草》）：黨參500克切片，沙參250克切片，桂圓肉120克，水煎濃汁收膏，每用一小酒杯，以沸水沖服，也可沖入煎劑裡。治療脾肺氣虛，聲音無力，周身倦怠。

（2）參芪安胃散（《喉科紫金集》）：黨參（焙）、黃芪（炙）各6克，茯苓3克，甘草1.5克，白芍2.1克，水煎服。治療服寒涼峻劑後脾胃受傷，口舌生瘡者。本方對口瘡反覆發作，但無火熱之象者較宜，如有明顯的火熱表現，則不宜用本方。

注意事項

本方使用注意與人參相似，對各種濕濁內盛、氣機鬱滯的病症應慎用，以免助濕戀邪或壅滯氣機。又有人提出，因本品有降血壓作用，所以對於各種低血壓、虛脫病症，不宜用本品，而應投用人參。

③ 太子參

太子參是石竹科多年生草本植物異葉假繁縷的塊根，又名孩兒參、童參。性平，味甘、微苦。以身乾，飽滿，黃白色，無鬚根者為佳。

功效

能補肺健脾，益氣生津。治療脾虛食少，口渴氣短者。

> **藥性歌**
>
> 太子參甘，補益脾肺，兼能生津，潤燥止渴。

主治病症

（1）脾肺氣虛：本品補益脾肺的作用與人參、黨參相似，但藥力較輕。用以治療脾虛食少，倦怠乏力時，可配合白朮、山藥、茯苓等；在治療肺虛氣短，語言無力時，可配合百合、山藥、黃芪等。本品透過補益脾肺，也可止汗和化痰消腫。

（2）氣虛津傷：本品質潤味甘，除補氣外，還能生津。如對肺燥津傷而咳嗽少痰者，可配合沙參、麥冬等；對胃陰傷而口渴、舌光紅者，可配合石斛、天花粉、麥冬等；對心氣陰不足所致的心悸、失眠，可配合五味子、酸棗仁、丹參等。

用法用量

本品一般生用，因力量較單薄，所以一般用量較大，入煎劑用15～30克，用量大者可增至60克。

簡便方

治自汗方（《陝西中草藥》）：太子參9克，浮小麥15克，水煎服。治療自汗。

注意事項

本品按「十八反」之說，不與藜蘆配伍。

每日練習

1. 西洋參、黨參與人參功用的主要不同點是什麼？

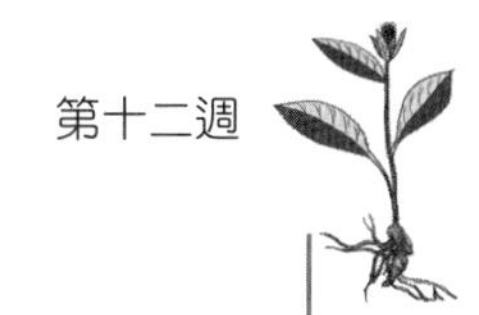

2. 太子參能否代人參或黨參用？為什麼？

4

① 黃芪

黃芪是豆科多年生植物蒙古黃芪或膜莢黃芪的根，又名黃耆、綿黃耆等。耆是長者之意，本品為各種補藥之長，而色黃，所以稱為黃耆，後衍化名為黃芪。性微溫，味甘。以條粗長，斷面黃白色，味甜，有粉性者為佳。

功效

藥性歌

黃芪甘溫，補氣固衛，攝血利水，癰疽得潰。

能補氣固表，利尿消腫，托毒排膿，生肌。治療氣短乏力，食少便溏，中氣下陷所致的久瀉脫肛，面色萎黃，口乾消渴，崩漏帶下，表虛自汗，氣虛水腫，癰疽難潰或久潰不斂等病症。現代還多用於糖尿病、慢性腎炎蛋白尿等。現代研究發現，本品含多種多糖等有效成分，

具有增強免疫功能、強壯、強心、利尿、降壓、降血糖、升高白細胞等作用。

主治病症

（1）脾胃氣虛：本品可用於一般的脾胃虛證，如見倦怠乏

力，食少便溏者，可與人參或黨參、白朮、茯苓等配合；如脾胃陽氣虛衰者，可見四肢清冷，口淡，完穀不化，則配合附子、肉桂等；如中氣虛而下陷，證見久瀉久痢不癒，脫肛，臟器下垂者，可與升麻、柴胡、黨參、白朮等補氣升提藥配合。

（2）肺虛表弱：肺主衛表，所以肺氣虛者除了可出現咳逆短氣外，還可表現為衛表不能固外，經常感冒，或自汗等。對肺虛咳喘者，可配合人參、蛤蚧、五味子等以補斂肺氣；對表虛自汗者，可配合煅牡蠣、麻黄根、浮小麥、糯稻根等以固表止汗；對表虛易感冒者，可配合防風、白朮等以固衛表之氣。

（3）脾虛水腫：對因脾虛而水濕內停者，用本品以補脾利水。如見肢體水腫，小便不利者，可配合白朮、防己等以健脾利水。

（4）氣虛出血：如因氣虛不能攝血而致出血難止者，可用本品配合人參、當歸、白朮等補氣藥，使氣得充實而行攝血之職，則出血自止。

（5）經絡痹阻：本品透過補氣，能促使氣血流通，所以對因氣虛血滯而造成的肢體麻木、半身不遂之症每可用之，可配合桃仁、紅花、地龍等。

（6）癰疽難潰：本品能透過補氣而托毒外出，所以對癰疽因氣虛無力托毒外出、日久不能潰破者，可配合當歸、皂角刺等活血散結藥以托毒，促使癰疽早潰。

用法用量

本品如生用則作用側重於益衛固表、利水消腫、托毒排膿等方面，多用於治療表虛諸證、水腫、瘡瘍等；如炙用則補氣作用較強，多用於各種內傷虛證。還有單用黃芪皮者，則其固表益衛的作用尤勝。本品入煎劑用10～15克，但在單用或治療某些病症時，可用較大量，如治慢性腎炎蛋白尿時，可用至30～60克，在

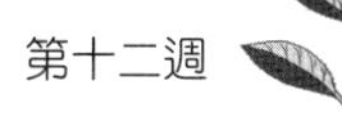

《醫林改錯》補陽還五湯中，本品用至120克，是全方其他五味藥總量的5倍。

簡便方

（1）玉屏風散（《局方》）：防風、黃芪各30克，白朮60克，共研末，每次用9克，加生薑3片水煎服。治療自汗，也可用以預防感冒。

（2）透膿散（《外科正宗》）：黃芪120克，穿山甲（炒為末）3克，皂角刺4.5克，當歸6克，川芎9克，用水煎服。治療各種癰疽瘡瘍內膿已成而不潰破者。

（3）黃芪湯（《千金要方》）：黃芪120克，瓜蔞、炙甘草、茯神各90克，乾地黃150克，俱切，用水煎，分三次服，每日一劑，連用10天。治療消渴，可用治糖尿病。

（4）黃芪粥：黃芪30克，煎汁去渣，加粳米150克煮粥，晨起空腹食用，每日1次，15～30天為1個療程。治療胃下垂、子宮脫垂等臟器下垂病症。

注意事項

本品能補氣，所以對邪實氣壅的病症不宜。此外，如用於肝陽上亢、陰虛內熱、胸腹痞脹等病症，或可助長邪實，或可更壅氣機。此外，本品也不可盲目大劑量使用，因「氣有餘便是火」，其性溫熱，用之不當，有化火傷陰之弊。

② 大棗

大棗是鼠李科落葉灌木或小喬木植物棗樹的成熟果實，又名紅棗。性溫，味甘。以色紅、肉厚、核小、味甜者為佳。

功效

能補益脾胃氣血，緩和藥性。治療脾胃虛弱和氣血不足的各種病症。現代研究提示本品不僅營養豐富，而且有保護肝臟、增強肌力、調整免疫功能等作用。

藥性歌

大棗甘溫，補益脾胃，能養氣血，調和營衛。

主治病症

（1）脾胃、氣血虛弱：本品能補益脾胃，並能補氣養血，對於各種脾胃、氣血虛弱的病症，每與人參或黨參、白朮、當歸、黃芪、白芍等配合使用。也常用於各種補益的食療法中。

（2）營衛失調：如感受外邪引起營衛失調，會出現惡風寒、自汗等症狀，可與生薑和其他解表藥配合，調和營衛。

此外，本品也有緩和諸藥的作用，用於藥性較為峻猛的方劑中，可以減少藥物的副作用，保護脾胃之氣。近年來有報導，用本品治療過敏性紫癜、肝炎等。

本品也可打爛煎湯外洗，治療諸瘡日久不癒者。

用法用量

本品可入煎劑內，每用10～15克，或用3～5枚。也可用於丸藥內。

簡便方

（1）棗參丸（《醒園錄》）：大棗10枚（蒸軟去核）、人參3克，放飯鍋內蒸爛，搗勻為丸，如彈子大。治療各種氣虛體虛之證。

（2）二灰散（《三因方》）：紅棗（連核燒存性）、百藥煎各等分，研細末，每次服6克，米湯調下。治療吐血、咳血。

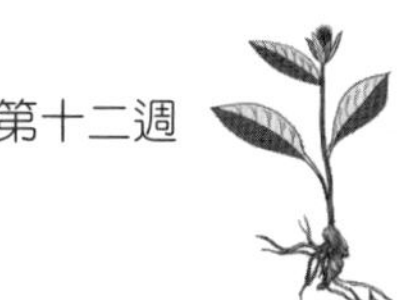

注意事項

本品性質平和，但對氣機壅滯而腹脹者，不可濫用。

每日練習

1. 黃芪的主要功效和主治病症是什麼？與人參有何異同？
2. 大棗的功用和主治病症有哪些？

5

補血藥

凡能補血養血的藥物稱為補血藥，其氣味多甘溫或甘平，質地較為滋膩。因產生血虛的原因各有不同，所以在治療血虛證時，應根據導致血虛的原因進行治療，除了選用補血藥外，還應針對血虛的原因配合相應的藥物。如因氣虛而導致血虛者，應與補氣藥並用；如因出血而導致血虛者，則應配合止血之品；如兼有陰虛者，應與補陰藥並用。

正因為補血藥多滋膩，所以對火熱、濕濁等實邪尚盛者不可濫用，在邪盛之時誤用滋補，易致戀邪難解。另外，滋膩之品每能礙胃和造成氣機壅滯，所以在使用補血藥時，應注意配伍行氣健脾之品。

① 熟地

熟地是玄參科多年生草本植物地黃的根，經加工炮製而成，又名熟地黃。性微溫，味甘。以質柔軟，內外皆呈漆黑色，斷面滋潤，黏性大，有甜味者為佳。

功效

補血，滋養肝腎陰液。治療各種血虛和肝腎虧虛病症。

藥性歌

熟地甘溫，補腎之珍，婦科要藥，養血堪能。

主治病症

（1）血虛諸證：本品為補血主藥，對於血虛而面色萎黃，頭昏，眩暈，心悸失眠等病症，以及婦女血虛經少、經閉，崩漏等，每配伍當歸、白芍等。

（2）肝腎陰虛證：本品又是補腎生精的重要藥物，在滋補肝腎方中每用之，多配伍山茱萸、山藥等，治療腎虛的腰膝痠軟，頭暈目眩，遺精，消渴等病症。

用法用量

本品入煎劑用10～30克，也可配入丸散劑內。

簡便方

（1）四物湯（《局方》）：熟地黃、當歸、川芎、白芍各等分，為粗末，每用9克，水煎服。治療血虛血滯所致的月經不調，臍腹作痛，崩漏，頭昏心悸。

（2）地黃飲子（《宣明論方》）：熟地黃、巴戟天（去

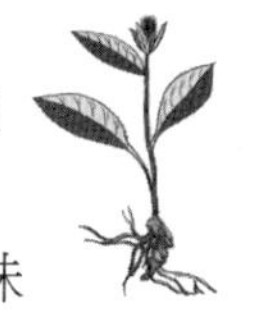

心）、山茱萸、石斛、肉蓯蓉（酒浸，焙）、附子（炮）、五味子、官桂、白茯苓、麥門冬（去心）、石菖蒲、遠志（去心）各等分，為末，每次用9克，加生薑5片、棗1枚，薄荷同煎服。治療中風半身不遂、言語難出者。

（3）六味地黃丸（《小兒藥證直訣》）：熟地24克，山萸肉、山藥各12克，澤瀉、茯苓、丹皮各9克，研末。煉蜜為丸，每次服6～9克，用溫開水送服。治療腎陰不足而致腰膝痠軟，頭暈目眩，耳鳴耳聾，盜汗遺精，消渴，骨蒸勞熱，舌燥咽乾，足跟作痛，小便淋漓，舌紅少苔。

注意事項

本品性滋膩，易礙胃助濕，所以對濕盛者不宜用，如脾胃虛弱者，可配合砂仁、陳皮之類，以理氣健胃。

② 當歸

當歸是傘形科多年生草本植物當歸的根。本品的命名，或謂因本品為婦女要藥，如同婦女盼丈夫歸來一樣；或謂本品能使氣血各有所歸。性溫，味甘、辛。以主根大，身長，枝根少，斷面黃白色，氣味濃厚者為佳。產於甘肅省者品質較好，有用「東當歸」「粉綠當歸」「歐當歸」作當歸用者，質較次。

功效

能補血和血，調經止痛，止咳平喘，潤燥滑腸。治療血虛，面色萎黃，眩暈，心悸，月經不調，經閉，痛經，虛寒腹痛，腸燥便秘，

藥性歌

當歸辛溫，補血有功，兼能活血，潤腸便通。

風濕痺痛，跌打損傷，癰疽瘡瘍，咳逆氣喘等病症。現代研究發現，本品有抗惡性貧血、增加冠狀動脈血流量、降低心肌耗氧量、提高機體免疫功能等作用，並能保護肝細胞、抗菌、止喘等。

主治病症

（1）血虛血瘀諸證：本品既能補血，又能活血，補中有動，行中有補，被稱為「血中之聖藥」，在血虛、血瘀證中有廣泛的應用。如對血虛而頭昏、目眩、心悸健忘、失眠者，可配合熟地、川芎、白芍等；如兼有氣虛，可配合人參或黨參、黃芪、白朮等。

如婦女月經不調、痛經、經閉、產後腹痛等證，屬血虛，或血虛兼有血瘀者，本品是治療的主藥。如屬氣滯血瘀者，可配合香附、桃仁、紅花等；如偏於寒凝血滯者，可配合肉桂、艾葉等；如偏於血熱血滯者，則配合丹皮、生地、赤芍等。

因血凝而致的疼痛，本品具辛溫散寒的作用，所以對寒凝血瘀者，每可配合其他溫通藥，如頭痛配合川芎、細辛、白芷等；胸脇痛常配合柴胡、鬱金、枳殼、延胡索等；虛寒腹痛常配合桂枝、白芍、木香等；風寒濕痺阻經絡所引起的骨節、肌肉疼痛，可配合羌活、桂枝、海風藤、雞血藤等。對於其他原因造成的疼痛，本品透過不同的配伍也可應用。如對濕熱痢疾腹痛，可配合白芍、黃連、黃芩、木香等清利濕熱藥；治療跌打損傷所引起的疼痛，多配合乳香、沒藥、蘇木等。

對血液瘀滯所引起的癰疽瘡瘍和多種腫瘤，也每用本品治療。如配合金銀花、連翹、山甲片等，治療瘡瘍初起；在癰疽後期，因氣血虧虛而難以癒合時，每與黃芪、肉桂等配合。治療各種腫瘤，每配合三稜、莪朮等。

（2）腸燥便秘：本品性潤，能通便，對老人、病久體虛者尤

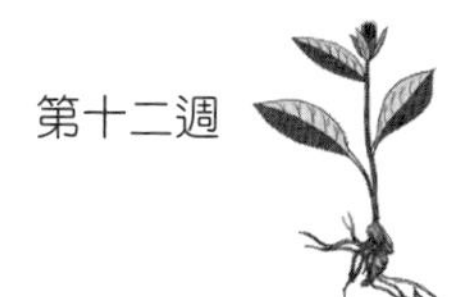

宜，每配合肉蓯蓉、麻仁、柏子仁等。

（3）久咳氣喘：本品對久咳不癒和氣喘日久者，可用本品配合蘇子、半夏、茯苓等。現代報導有用本品製成注射液注射於穴位而治慢性支氣管炎者。

現代對本品的臨床研究甚多，除了傳統用法外，還製成注射液治療心律失常，缺血性中風，各種關節、肌肉、神經痛，血栓閉塞性脈管炎等。還用其配合白僵蠶製成抗排異反應的藥品，有較好的效果。

用法用量

本品的不同部位功用有所側重：當歸頭多用於身體下部的出血病症，如便血、尿血、崩漏等；當歸身多用於補益陰血；當歸尾的活血化瘀作用較強；全身則有養血活血作用。本品生用，長於補血、調經、潤腸通便；用酒炙，偏於活血散血；治療面部疾病，用酒製；用於出血病症則可用炭；在痰證的治療中可用薑汁製等。

本品入煎劑用5～10克，用於補血、活血、通便時，量可酌加。也可用於丸散劑中。

簡便方

（1）當歸丸（《聖濟總錄》）：當歸（切，焙）30克，乾漆（炒煙出）、川芎各15克，研極細末，煉蜜為丸，如梧桐子大，每次服20丸，溫酒送下。治療未婚女子閉經。

（2）當歸散（《儒門事親》）：當歸30克，龍骨60克（炒赤），香附（炒）9克，棕櫚毛灰15克，共為末，每次空腹米湯調服9～12克。治療婦女血崩。

（3）當歸散（《聖惠方》）：當歸、桂心、地龍（微炒）、白僵蠶（微炒）、威靈仙、漏蘆、川芎、白芷各30克，共為細末，每次用6克，熱酒調服。治療全身關節肌肉疼痛不止。

注意事項

本品性溫，一般不宜多服久服，對內熱較甚或邪熱方盛者尤應慎用。另因本品質潤，對脾胃虛寒而便溏者不宜使用，如必須要用，可用土炒當歸，或配合健脾之品。

每日練習

1. 使用補血藥應注意哪些問題？
2. 熟地和當歸的功用與主治病症有何異同之處？

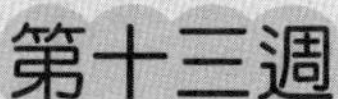

第十三週

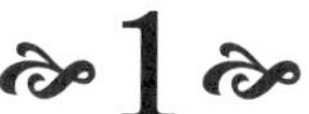

1

① 白芍

白芍是毛茛科多年生草本植物芍藥的根，又名白芍藥、金芍藥。本植物的命名，據說是芍藥從綽約二字，即女性的風姿，以喻該花的美麗。性微寒，味苦、酸。以根粗長，勻直，質堅實，粉性足，表面潔淨者為佳。

功效

能養血柔肝，緩急止痛。治療頭痛眩暈，胸脇疼痛，腹痛，四肢攣痛，血虛萎黃，月經不調，自汗盜汗等病症。現代研究發現，本品可抑制腸胃的蠕動，有鎮靜、解痙、抗菌和調整體內免疫功能等作用。近年還發現本品有一定的抗癌變和抗肝纖維化作用。

藥性歌

白芍酸寒，養血平肝，緩急止痛，斂陰止汗。

主治病症

（1）營血不足：本品能補血，所以對血虛諸證，每與當歸、熟地等補血藥配合。營氣為人體血液的主要組成部分，營氣與衛氣又必須相互調和，才能固攝體表，如營衛不和，就會汗出、惡風，本品能斂營和陰，每與桂枝配合以調和營衛，汗多者可配煅龍骨、煅牡蠣等。

（2）肝陰不足，筋脈攣急：肝為剛臟，須由肝陰來柔養，肝主筋脈，亦需肝陰充足以滋養。所以如肝陰不足，肝氣就不能舒

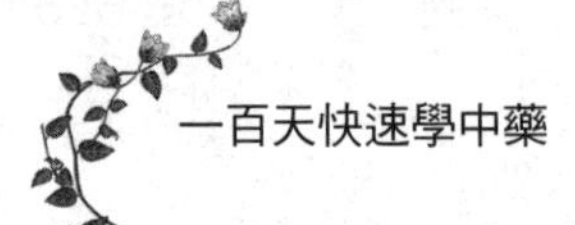

展，筋脈也會攣急而疼痛。肝陰不足而胸脇疼痛者，每配合川楝子、延胡索等；脘腹或手足攣急而疼痛者，每配合甘草；如肝氣犯於脾而致腹痛、便泄者，可配合防風、白朮等以健脾柔肝。

（3）肝陰不足，肝陽上亢：如肝陽缺少肝陰的涵養就會上亢，本品具有養肝陰而平肝的作用，所以對肝陰不足而肝陽上亢，引起頭痛、眩暈，耳鳴、目脹者，可配合生地、川牛膝、丹皮等以養陰平肝。

近年來有用本品配合烏賊骨為末，內服治療胃和十二指腸潰瘍；配合乾薑為末，內服治療婦女白帶日久不癒者。

用法用量

本品多生用，但為了緩和其酸寒之性，增強其和中緩急作用，也可用酒炒白芍。入煎劑用5～12克，如用於緩急止痛，量可酌增。如用於丸散劑中，每次用1～5克。

簡便方

（1）芍藥湯（《朱氏集驗醫方》）：製香附120克，肉桂、延胡索（炒）、白芍藥各90克，共為細末，每服6克，用開水調服。治療婦女脇痛。

（2）當歸芍藥散（《金匱要略》）：當歸90克，芍藥500克，茯苓120克，澤瀉250克，川芎90克，共為散，每用2克，用酒和服。治療婦女妊娠腹痛，可用於因血虛、瘀血引起的各種病症。

注意事項

本品性寒，凡疼痛因虛寒而引起者不能投用。痰濕內盛者也不宜用，以防戀邪助濕。本品與赤芍雖為同一植物，但作用一補一瀉、一收一散，在功效和主治病症等方面都有不同，應注意區別運用。

② 何首烏

何首烏是蓼科多年生植物何首烏的根，又名赤首烏、地精、首烏。因傳說服用本品後能使白髮轉黑，所以名為首烏。性微溫，味苦、甘、澀。以外表呈紅褐或紫褐色，質重，堅實，顯粉性者為佳。古書載，本品有赤白兩種，但一般都用赤首烏，而白首烏是蘿藦科植物大根牛皮消或白首烏的塊根，與赤首烏的作用相似。

功效

能補肝腎，養血祛風，潤腸通便，截瘧解毒。治療肝腎陰虛引起的鬚髮早白，血虛頭暈，腰膝痠軟，筋骨痠痛，遺精，崩漏，帶下，久痢，瘧疾，癰腫瘰鬁，痔瘡等病症。現代研究證實，本品有降血脂、減輕動脈粥樣硬化、強壯神經、促進腸管蠕動等作用。

藥性歌

首烏苦甘，益腎養肝，補血通便，生熟宜勘。

主治病症

（1）血虛及肝腎陰虛證：本品兼有澀味，所以在補益陰血的同時，還可固澀精氣。對於血虛而引起的頭昏眩暈，心悸失眠，可配合當歸、白芍等補血藥同用；對肝腎陰虛而引起的腰膝痠軟，耳鳴，遺精，鬚髮早白等，可配合地黃、女貞子、菟絲子、山茱萸等補益肝腎藥。

（2）腸燥便秘：本品性潤，特別是生用者，對於血虛腸液虧虛而引起的便秘可單用，也可與其他潤腸通便藥，如當歸、麻仁、柏子仁等同用。臨床上對某些需用生大黃攻下的病症，如膽道感染、膽結石、黃疸等，如病人體質較弱，或年齡較大，可用生首烏代替。

（3）久瘧不止：對於氣血不足而瘧疾久發不止者，可用本品配合人參等以補益氣血而止瘧。

（4）瘡瘍諸證：本品有解毒作用，可用於癰疽、瘰鬁等瘡瘍疾病，可配合有關方藥，亦可單用生者煎汁外敷。又因本品能補血而祛風，所以對血燥生風而致的皮膚搔癢、瘡疹者，可配合當歸、荊芥、防風、蟬蛻等以養血祛風。

近年有報導，用本品治療高脂血症、百日咳等。

用法用量

本品生者，多用於通便、止瘧和外科瘡瘍，而作補益者，都用熟首烏，或稱製首烏。可作煎劑，特別是作為通便用時，須入煎劑。一般用10～15克，但生首烏用於通便，可用20～30克。本品多用於丸散劑，便於長期服用，量酌減。

簡便方

（1）烏牛丸（《經驗方》）：首烏、牛膝（銼）各500克，用好酒1000CC浸7天，曬乾，搗為末，煉蜜為丸，如梧桐子大，每服30～50丸。治療筋骨痿軟，腰膝痠痛，不能行走，遍身搔癢。

（2）何首烏散（《外科精要》）：防風、苦參、何首烏、薄荷各等分，共為粗末，每次用15克，加水、酒各半，煎沸後外洗。治療全身瘡腫癢痛。

注意事項

本品生者有緩瀉通便作用，所以便溏者慎用。製首烏為補益之品，如濕濁較盛者不宜使用。生首烏用量不可過大，否則會引起中毒，嚴重者可出現痙攣、呼吸麻痹等危重症狀。

③ 阿膠

阿膠是馬科動物驢的皮，經加工熬製而成的膠塊，又名驢皮膠。性平，味甘。主產於山東省東阿縣，故名阿膠，是為道地者。以色勻，質脆，半透明，斷面光亮，無腥氣者為佳。近年有用豬皮加入某些中藥製成的「新阿膠」，但能否與阿膠有相同的作用，還有待進一步的研究。

功效

能滋陰潤燥，補血止血。治療血虛而面色萎黃，眩暈心悸，心煩失眠，肺燥，勞嗽咯血，吐血衄血，尿血便血，崩漏，妊娠胎漏等。現代研究發現本品有增加外周血液中的紅細胞、白細胞、血小板數量，提高機體的免疫功能，促進對鈣質的吸收，對抗創傷性休克、出血性休克等作用。

藥性歌

阿膠甘平，止血良品，補血安胎，潤燥滋陰。

主治病症

（1）血虛諸證：本品為補血滋陰的良品，對血虛而引起的面色萎黃，頭昏眩暈，心悸失眠等證，可配合熟地、當歸、人參、黃芪等補益氣血藥同用。對於血虛而妊娠胎動不安者，每配合川斷、茯苓、苧麻根等同用。

（2）各種出血：本品既能補血，又能收斂止血，所以在各種出血病症中每用之。如對咯血、吐血者，每用蛤粉同炒，並配合白芨、三七等；對婦女崩漏、尿血、便血等，每用蒲黃同炒，並配合生地、茜草、地榆等。

（3）陰虛內燥：本品能滋養陰液，對於肺陰虛損燥咳者，可配合沙參、麥冬、知母、杏仁等；對陰虛火旺而虛煩失眠者，可配合黃連、雞子黃等；對陰虛風動而肢體抽搐者，可配合龜甲、鱉甲、牡蠣等以滋陰息風。

近年有用本品治療進行性肌營養障礙、白細胞減少症、血小板減少性紫癜、先兆流產等病的報導。

用法用量

本品用蒲黃或蛤粉炒製後稱為阿膠珠，主要用於各種出血病症。一般入煎劑時，應另加黃酒或水蒸化後再兌入煎好的藥劑中。一般用6～15克。

簡便方

（1）阿膠飲（《聖濟總錄》）：阿膠（炙）30克，人參60克，共研末，每用8克，用豉湯加蔥白同煎，在咳嗽發作時溫服。治療咳嗽日久不癒者。

（2）膠艾湯（《小品方》）：阿膠（炙）、艾葉各60克，水煎分3次服。治療妊娠胎動出血、腹痛。

（3）膠蜜湯（《仁齋直指方》）：阿膠（炒）6克，連根蔥白3片，蜜2匙，先煎蔥白，去蔥白，加阿膠、蜜，食前服。治療老人體虛便秘。

注意事項

本品質滋膩，能礙胃，對脾胃虛弱，消化不良，胸腹痞滿，苔膩宜慎用。

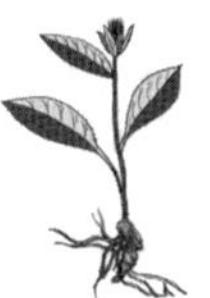

每日練習

1. 白芍、何首烏、阿膠的功效和主治病症有何異同之處？
2. 補血藥中分別具有止血、活血作用的藥物是什麼？

2

補陰藥

陰是人體陰液的總稱，而每一臟腑又有各自的陰，以與各臟腑的陽相互協調。上述的血液也是陰液的一部分，但本節所說的陰虛，主要是指各臟腑之陰液不足，所以這裡所說的補陰藥是指能補充各臟腑陰液不足的藥物。補陰藥又稱為養陰藥、滋陰藥，其性味多甘寒或鹹寒、酸寒，有補充臟腑陰液的作用。在各臟腑之中，尤以肺胃與肝腎的陰液不足較為重要。因胃為後天之本，體內的陰液主要靠胃對水穀的消化，胃液充足，則生化之源不竭，全身的陰液就有保證。而胃與肺又有金土相生的關係，胃陰充則肺陰也足，胃陰虛則肺陰也虧，所以肺胃陰虛常並見，故補肺胃之陰每聯繫在一起。腎為先天之本，腎陰中包括了腎精在內，是體內化生陰液的重要條件，所以腎陰在體內也有很重要的作用。而肝陰來自腎陰，又有「乙癸同源」之說，肝腎陰虛也常並見，所以補益肝腎陰液又常聯繫在一起。

從臨床見證來看，肺陰不足的主要表現為乾咳咯血，咽乾顴紅等；胃陰不足的主要表現為口渴，胃嘈，乾嘔，舌光紅等；肝陰不足的表現為目澀，視物模糊，眩暈等；腎陰不足的表現為頭暈耳鳴，腰膝痠軟，盜汗遺精等。但由於肺胃、肝腎之陰每並虛，所以上述表現可合併出現。

陰虛的原因較為複雜：有因稟賦素屬陰虛者，有因大病之後陰虛未復者。此外，血虛日久可發展為陰虛；陽虛日久也會出現陰虛，或表現為陰陽兩虛。所以在運用補陰藥時，要根據陰虛的不同臟腑、不同程度，以及引起陰虛的不同原因，選擇不同的藥物和與不同的藥物相配伍。因補陰藥性質較為滋膩，用之不當會礙胃或戀邪，所以在運用時，每要與健脾行氣藥配合，對於濕邪尚盛者、火熱未解者應慎用。

① 北沙參

北沙參是傘形科多年生草本植物珊瑚菜的根，又名銀條參、北條參。因本品形類似參而多生於沙地，所以名為沙參。性微寒，味甘、苦。以條粗、色黃白，質堅脆者為佳。

功效

能養陰潤肺，益胃生津。治療肺熱燥咳，勞嗽痰血，熱性病津傷口渴等。

藥性歌

沙參甘苦，肺陰可補，亦養胃陰，止渴有功。

主治病症

（1）肺陰不足：對於肺陰不足，肺熱燥咳，乾咳少痰，肺勞久咳，咽乾音啞者，可單用煎服，治療肺熱咳嗽，也可與貝母、麥冬、百合等配合。咳勢甚者可配合馬兜鈴、桔梗、紫菀等。

（2）胃陰不足：對於胃陰不足，如熱性病見口渴，乾嘔，舌質紅絳，內科雜病見嘈雜，胃脘隱痛，舌光紅，可配合麥冬、石斛、玉竹等。

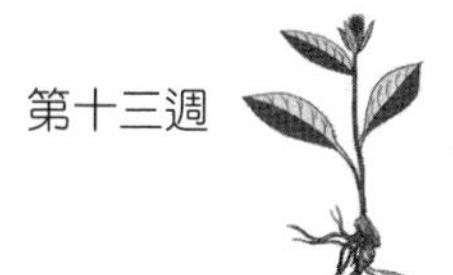

用法用量

本品多生用入煎劑，用6～15克。一般對慢性肺胃陰虛者，用量較少，對熱性病陰傷口渴者，用量較大。煎煮宜較長時間，以便有效成分能煎出。

簡便方

（1）沙參麥冬湯（《溫病條辨》）：沙參、麥冬各9克，玉竹6克，甘草3克，桑葉、白扁豆、天花粉各4.5克，水煎服。治療燥傷肺胃，津液耗傷而口渴、乾咳少痰，舌紅少苔。

（2）治乾咳方（《衛生易簡方》）：北沙參、麥冬、知母、川貝、熟地、鱉甲、地骨皮各120克，或作丸，或作膏，每晨服9克，開水下。治療陰虛火旺，咳嗽無痰，骨蒸勞熱，肌膚乾燥，口苦心煩。

注意事項

本品側重於養陰，適用於肺燥咳嗽，對外感風寒而引起的咳嗽並不適宜。按「十八反」，本品不宜與藜蘆同用。

② 麥冬

麥冬是百合科多年生草本植物麥門冬的塊根，又名麥冬、寸冬。因其葉類似麥，過冬而不凋，所以稱為麥冬。性寒，味甘、微苦。以表面淡黃白色，肥大，質柔，氣香，味甜，嚼之發黏者為佳。

功效

能養陰生津，潤肺止咳，清心除煩。治療肺燥乾咳，虛勞咳嗽，津傷口渴，心煩失眠，內熱消渴，腸燥便秘等病症。現代研究證實，本品能提高心肌收縮力及耐缺氧能力，並可調節機體的免疫功能。

藥性歌

麥冬甘寒，滋肺潤乾，補益胃陰，清心除煩。

主治病症

（1）肺陰不足：本品能用於肺陰不足，肺有燥熱而引起的乾咳氣逆，咽乾鼻燥，每配合桑葉、杏仁、阿膠等。對於勞嗽日久咳血者，可配合百合、沙參、生地等。

（2）胃陰不足：本品能用於胃陰虧虛引起的口渴、口舌乾燥，舌紅少苔者，每配合玉竹、沙參等。對於腸胃陰液不足而便秘者，也可利用本品的滋潤之性，與其他潤腸通便藥配合使用。

（3）心陰虛而心火旺：本品可養心陰而清心火，對於雜病心陰虛而心火旺而致心煩，心悸失眠者，每配合生地、酸棗仁、川連等；對於熱性病中腎陰虛而心火旺，即心腎不交者，可配合阿膠、川連等。對於溫熱病邪入心營而神昏、舌絳者，可配合生地、竹葉心、犀角等以清心營之邪熱。對心氣陰不足而致心悸、脈散大等，可配合人參、五味子等以養心之氣陰，近年製成口服液或注射液，廣泛應用於各種心血管疾病。

本品也可外用，如用煎液漱口，治療齒衄等。

用法用量

本品一般生用；如用於滋補藥中，可用酒製麥冬；如用於清心安神，可用朱砂拌麥冬。歷代本草書中載，麥冬心服後令人心煩，主張抽去心後再用。但現代藥理研究對此尚未能證實。每次用6～12克。

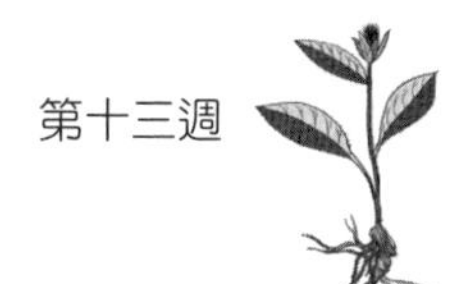

簡便方

（1）麥門冬飲子（《聖惠方》）：生麥冬汁、生小薊汁、生地黃汁各40CC，相和後，在鍋內略溫，調入伏龍肝末3克服。治療吐血、衄血不止。

（2）麥門冬湯（《金匱要略》）：麥冬、人參各10克，半夏5克，甘草6克，粳米100克，大棗5枚，水煎服，一晝夜分4次服，治療火逆上氣，咽喉不利。

注意事項

本品性寒而較滋膩，凡脾胃虛寒而便溏腹脹、痰濕內盛和風寒外束未解者，均不宜投用。

每日練習

1. 補陰藥的主要作用是什麼？在使用時應注意哪些問題？
2. 北沙參、麥冬的功用和主治病症有何異同？

3

① 天冬

天冬是百合科多年生攀援狀草本植物天門冬的塊根，又名天門冬、明天冬。性寒，味甘、苦。以條粗壯，色黃白，半透明者為佳。

功效

能養陰生津，潤肺清心，滋補腎陰。治療肺燥乾咳，虛勞咳嗽，津傷口渴，心煩失眠，消渴，腸燥便秘等病症。現代研究發現本品有促進免疫的作用。

藥性歌

天冬甘苦，肺腎雙補，虛火可平，還治腸枯。

主治病症

（1）肺燥咳嗽：本品能滋養肺陰，所以對肺陰不足而引起的乾咳少痰，或痰中帶血之證，每配合沙參、麥冬、貝母、百合等。

（2）腎陰虧虛：本品還有滋補腎陰的作用，且味苦而兼能降火，所以對腎陰虧虛而有陰虛火旺，表現為潮熱，消渴，遺精者較為適宜，每配合生地或熟地、知母、黃柏等。

（3）潤腸通便：本品性滋潤，對於腸燥便秘者，可與其他潤腸藥，如玄參、麥冬、知母等配合使用。

近年來，用本品製成片劑、注射液等，治療各種乳房腫塊，如小葉增生等，或治療惡性淋巴瘤等，取得了較好效果。配合白花蛇舌草等治療乳腺癌也有一定的效果。

用法用量

本品一般生用，如用於滋補，亦可用酒蒸天冬。入煎劑用6～15克，如單味用，可達60克。

簡便方

（1）三才丸（《儒門事親》）：天冬（去心）、人參、熟地各等分，共研細末，煉蜜為丸，如櫻桃大，每用含化服。治療咳嗽。

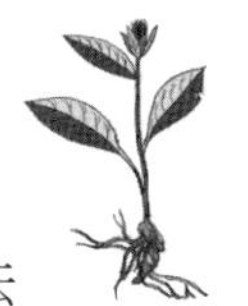

（2）天門冬丸（《本事方》）：天門冬30克（水泡，去心），炙甘草、杏仁（去皮尖，炒熟）、貝母（去心，炒）、白茯苓（去皮）、阿膠（蛤粉炒珠）各15克，為細末，煉蜜為丸，如彈子大，含化一丸嚥津，日夜可服10丸。治療吐血、咯血。

注意事項

本品性寒而滑利，所以對脾胃虛寒、便溏泄瀉者不宜服用。

② 石斛

石斛是蘭科多年生常綠草本植物黃草石斛、金釵石斛或鐵皮石斛及其他同屬植物的莖，又名林蘭。性微寒，味甘、淡。黃草石斛以臺灣、四川嘉定所產者為佳；鐵皮石斛以湖北老口加工的「楓斗」為佳，產於安徽霍山的品質亦佳，稱為「霍石斛」；金釵石斛以兩廣產者為佳。均以色金黃，有光澤，體輕，質柔韌者為佳。本品以秋季收者品質較好。

功效

能滋陰清熱，養胃生津。治療各種胃陰虧虛而引起的口乾煩渴，食少乾嘔，病後虛熱，目暗不明等病症。現代研究提示，本品所含的石斛鹼有一定的止痛退熱作用，其煎劑內服，可促進胃液的分泌，有助消化。

藥性歌

石斛甘淡，生津尤善，舌紅苔少，鮮品久煎。

主治病症

（1）熱病傷津：在熱性病中，因邪熱耗傷陰津而致口乾舌燥，舌紅少苔，脈細數者，每配合生地、麥冬同用。但如邪熱未盡，則應與清邪熱藥配伍使用。

（2）雜病胃陰不足：在雜病中因胃陰不足而致不思進食，胃中嘈雜，胃脘隱痛，或有燒灼感，乾嘔或呃逆，或口乾舌燥，舌光紅少苔者，可配合麥冬、白芍、竹茹等。

（3）肝腎虧虛：本品有補益肝腎陰液的作用，所以對肝腎陰虛導致的視力減退，視物昏矇、白內障等，可配合青葙子、天冬、生地、枸杞子、菊花等。對肝腎不足而引起的肢體痿軟無力，也可與其他補益肝腎藥配伍使用。

用法用量

本品生用，如用鮮者，則滋養陰液的作用更強。入煎劑宜久煎，用5～15克，鮮品可酌加。

簡便方

（1）清熱保津法（《時病論》）：鮮石斛、連翹（去心）各9克，天花粉6克，鮮生地、麥冬（去心）各12克，參葉2.4克，水煎服。治療溫熱病傷津，舌苔變黑而乾燥者。

（2）石斛散（《聖濟總錄》）：石斛、仙靈脾各30克，蒼朮（米泔水浸，切，焙）15克，共研細末，每次用6克，以米湯調服，每日2次。治療雀目（即夜盲症）。

注意事項

本品性寒，具清潤之性，故對脾胃虛便溏，邪熱尚盛及濕濁未去者當慎用。

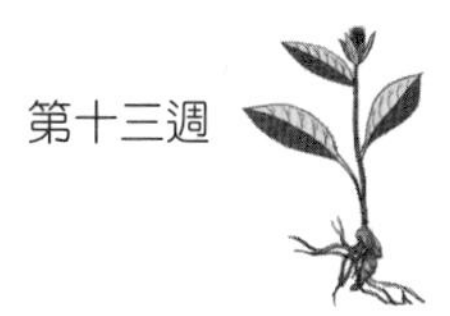

③ 玉竹

玉竹是百合科多年生草本植物玉竹的根莖，又名葳蕤、葳蕤。性平，味甘。以身乾，條長，飽滿，色黃白，柔潤，不泛油者為佳。

功效

能滋養肺、胃、心等臟腑的陰液。治療肺胃陰傷，燥熱咳嗽，舌乾口渴等病症。現代研究發現，本品中含有強心苷，並有降血脂和降血糖的作用。

藥性歌

玉竹甘平，性能滋潤，補益肺胃，亦可養心。

主治病症

（1）肺陰不足：本品對熱性病中肺陰受傷和雜病的肺燥乾咳病症都能適用。對肺陰不足而口乾渴，咳嗽少痰者，可配合沙參、麥冬、貝母、瓜蔞皮等。

（2）胃陰不足：本品對熱性病中津傷口渴或雜病的胃陰不足者，可配合生地、沙參、麥冬等。

本品還可與薄荷、淡豆豉等解表藥配合，治療感受外邪而陰液不足，表現為發熱惡寒，咳嗽咽痛，口乾而渴者。另外，本品還有補益心陰的作用，可配合黨參製成流浸膏，治療氣陰兩虛的心絞痛。

用法用量

本品生用則清養之力較強，如蒸用則潤養之力較勝，但現代臨床上基本上都是生用。入煎劑可用10～15克，如單用或用於強心，則可用至30克。

簡便方

（1）玉竹麥門冬湯（《溫病條辨》）：玉竹、麥冬各9克，沙參6克，生甘草3克，水煎服。治療秋燥傷及胃陰者。

（2）加減葳蕤湯（《通俗傷寒論》）：葳蕤9克，生蔥白2～3枚，桔梗5克，白薇3克，淡豆豉10克，薄荷4克，炙甘草1.5克，紅棗2枚，水煎服。治療陰虛感冒風溫，及冬溫咳嗽，咽乾痰結者。

注意事項

因本品性滋潤，對痰濕內盛、脾胃素虛、寒凝氣滯者均忌服。另外，本品有類腎上腺皮質激素的作用，可引起心動過速和血壓升高，所以對心率過快及高血壓者應慎用。

每日練習

1. 麥冬與天冬的功用和主治病症有何異同處？
2. 天冬、石斛、玉竹的功效和主治病症有何異同處？

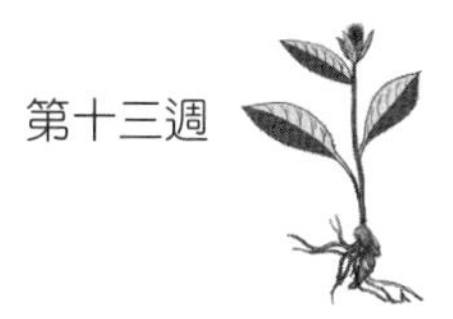

4

① 百合

百合是百合科多年生草本植物百合或細葉百合的肉質鱗莖，又名白百合。因其根為眾瓣合成，所以名為百合。也有謂本品能治百合病，故以百合名之。性微寒，味甘、微苦。以瓣勻肉厚，色黃白，質堅，筋少者為佳。有野生和家種之別，野生者鱗片小而厚，味較苦；家種者鱗片闊而薄，味不太苦，但藥效也差一些。

功效

能養陰潤肺止咳，清心安神。治療肺燥乾咳和心火內盛、心神不安者。

藥性歌

百合清補，味甘微苦，肺燥心悸，蓮棗同煮。

主治病症

（1）肺陰虛而燥咳：本品既能補肺陰，又味苦能清肺火，所以對肺燥有熱而久咳者較為適宜，可配合生地、貝母、麥冬等。

（2）心火旺而心神不安：本品可清心火，所以對熱性病後期餘熱未清，腎陰已傷而心火上亢者，可配合生地、知母等；對於雜病中心神失寧而坐立不安，心悸失眠者，可配合其他清心安神藥。

本品性質平和，清補兼備，所以常用於食療方中，如與蓮子、紅棗等同煨，治療氣血不足、脾胃肺氣陰兩虛者。

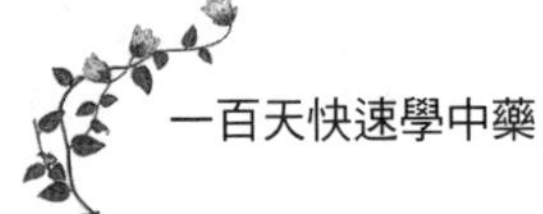

用法用量

本品入煎劑一般用10～30克。單用或作食療，用量可酌增。

簡便方

（1）百合固金湯（《慎齋遺書》）：熟地、生地、當歸身各9克，白芍、甘草各3克，桔梗、玄參各2.4克，貝母、麥冬、百合各4.5克，水煎服。治療肺熱咽痛，咳嗽，咯血者。

（2）百合煎（《經驗廣集》）：百合適量，拌蜜蒸或煮，頻食。治療肺癰。

（3）百合粥：百合50克，切碎加少許粳米及蜂蜜，煮粥食用。可潤肺止咳，用於慢性支氣管炎患者。

注意事項

本品性質和緩，可以長期服用，但對濕濁較甚、氣機壅滯者不宜。

② 山茱萸

山茱萸是山茱萸科落葉小喬木山茱萸的成熟果實，又名山萸肉、萸肉、蜀棗、棗皮等。性微溫，味酸、澀。以乾燥，肉厚，柔潤，色紫紅，無核，無雜質者為佳。

功效

能補益肝腎，澀精固脫。治療眩暈耳鳴，腰膝痠軟，陽痿遺精，遺尿尿頻，崩漏，帶下，大汗虛脫，內熱消渴等病症。現代研究發

藥性歌

萸肉酸溫，補腎固脫，昏眩崩帶，喘促汗多。

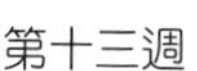

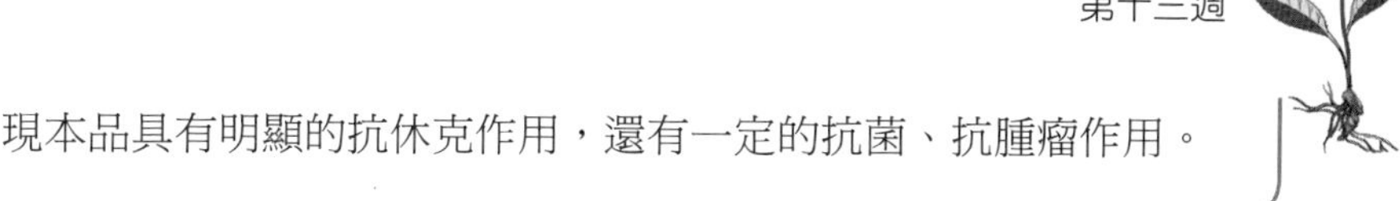

現本品具有明顯的抗休克作用，還有一定的抗菌、抗腫瘤作用。

主治病症

（1）肝腎虧虛：本品為補肝腎、益精氣的要藥，廣泛用於各種肝腎虛衰的病症中，不僅可補腎陰，也可補精助陽。如對肝腎不足而致腰膝痠軟，頭暈耳鳴，骨蒸潮熱者，每配合熟地、山藥等；對於腎陽虛衰的陽痿早洩，遺精滑精等，也可與補骨脂、當歸等配合。

（2）滑脫諸證：本品味酸能收澀，也是一味常用的固澀藥。如對遺精、滑精、遺尿等病症，不僅可補腎治本，也可固澀以治標，常與金櫻子、覆盆子、桑螵蛸等配合。對表虛不固的自汗、盜汗，也可與五味子、黃芪、浮小麥等配合；如虛喘不休，大汗而虛脫者，則可與人參、附子等配合使用。

本品與熟地都是補肝腎的要藥，但熟地偏於補腎陰，兼能補血，本品則偏於補肝陰，兼能助陽收澀。在肝腎虛衰的病症中，兩味藥又常配合使用，相得益彰。

用法用量

本品可生用，如用蒸萸肉，則滋補肝腎之力更強。入煎劑中用4～10克，如單用劑量可加倍，治療虛脫時，可用至30～60克。

簡便方

（1）地黃丸（《小兒藥證直訣》）：熟地24克，山茱萸肉、山藥各12克，澤瀉、丹皮、白茯苓各9克，共為末，煉蜜為丸，如梧桐子大，小兒每次用3丸溫水空腹化服。治療小兒腎虛囟門不合，神氣不足，面色不華者。本方現廣泛用於各種肝腎陰虛的病症，如糖尿病、動脈硬化、腰膝痠軟、頭暈目眩等，又名六味地黃丸。

（2）治遺尿方（《方龍潭家秘》）：山茱萸60克，益智仁30克，人參、白朮各24克，分為10劑，水煎服。治療老人小便不能自制，或遺尿。

注意事項

本品功在補澀，所以凡火熱、濕熱、痰熱等實邪未去者，均不宜使用。因本品兼能助腎陽，所以相火亢盛而陽強不痿者不宜。本品具收斂之性，所以表邪未盡及小便淋澀者也不宜用。

③ 墨旱蓮

墨旱蓮是菊科一年生植物鱧腸的全草，又名旱蓮、旱蓮草、鱧腸。性寒，味甘、酸。以身乾，色墨綠，無雜質者為佳。

功效

能滋陰益腎，涼血止血。治療肝腎陰虛引起的頭暈目眩，鬚髮早白，以及陰虛血熱引起的吐血、衄血、尿血、便血，崩漏等病症。

藥性歌

旱蓮甘酸，滋養腎肝，性寒涼血，出血得安。

主治病症

（1）肝腎陰虛：本品補肝腎屬清補、平補，性不滋膩，每與女貞子配合，治療肝腎陰虛所致的腰膝痠軟，頭暈目眩，耳鳴遺精等病症。

（2）陰虛血熱的出血：本品性寒，能涼血而止血，所以對陰虛而血熱出血的病症較為適宜。可以單用，也可配合生地、阿膠、側柏葉、藕節等涼血和止血之品。

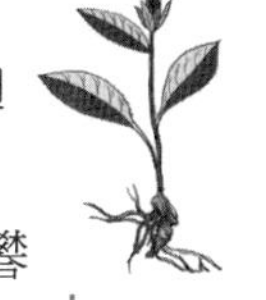

此外，本品還能單用煎服治療熱痢，或用本品的煎液加白礬外洗，治療婦女陰癢等疾。本品鮮者搗爛外用可治外傷出血。

用法用量

本品一般生用，也可用鮮品絞汁服用。入煎劑用10～15克，如用鮮品或單用則加倍。

簡便方

（1）二至丸（《醫方集解》）：墨旱蓮、女貞子各等分，墨旱蓮熬膏，女貞子研末，用蜜製為丸，每次服6～12克，每日2次。治療肝腎不足引起的頭目昏花，腰背痠痛，下肢痿軟等病症。

（2）便血方（《家藏經驗方》）：墨旱蓮焙乾研末，每次用6克，米湯送下，治腸風便血。

注意事項

因本品性涼，所以對脾胃虛寒者應慎用。

每日練習

百合、山茱萸、墨旱蓮同為補陰藥，其功用和主治病症有何異同？

5

① 龜甲

龜甲是龜科動物烏龜的腹甲，但現在其背甲也入藥，又名龜殼、龜板。性寒，味甘、鹹。以塊大，無殘肉，甲上有血跡（血甲）者為佳。

功效

能滋陰潛陽，益腎健骨，養血安神，固經止血。治療陰虛陽亢或熱性病陰液大傷後虛風內動的痙厥，頭暈目眩，心煩不寧，五心煩熱，以及腎虛引起的腰膝痠軟，筋骨不健，小兒囟門不合，心虛驚悸，失眠，健忘等病症。

藥性歌

龜甲甘鹹，腎精可填，固經止崩，虛陽可潛。

主治病症

（1）陰虛內熱或陰虛風動：本品既能補陰，又能潛陽。對於肝腎陰虛而骨蒸勞熱、五心煩熱者，可配合知母、黃柏、生地等養陰清熱之品；對陰虛而虛風內動，痙厥、手足蠕動者，可配合生地、白芍、牡蠣、鱉甲等滋陰息風之品；對陰虛陽亢而頭暈目眩、下午顴面烘熱之證，可用本品配合石決明、川牛膝、菊花、生地等以滋陰潛陽。

（2）腎虛骨痿：對於腎虛而引起的各種痿證，本品屬血肉有情之品，能填充精血腎陰。用於腰膝痠軟、筋骨不健，小兒囟門不合，齒生緩慢，行走遲緩等病症，可配合熟地、當歸、鎖陽

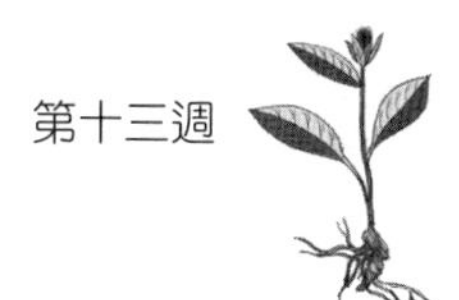

等。

（3）腎虛崩漏：本品能補腎而固沖任之脈，對腎虛而沖任不固的婦女崩漏、月經過多等病症，可配合熟地、山茱萸、山藥等。

（4）血虛心神不安：本品對於心血不足而驚悸，失眠，健忘等病症，與龍骨、遠志、茯神等配合，有養血安心神的作用。

用法用量

本品可熬膏，或入於膏劑之內，也常用於煎劑中，用10～30克，應先煎。本品現多生用，但如用醋炙酥後用，不僅易粉碎，而且有效成分較易煎出。

簡便方

（1）補腎丸（《丹溪心法》）：黃柏（炒）、龜甲（酒炙）各45克，乾薑6克，牛膝30克，陳皮15克，共為末，用薑汁或酒製丸，如梧桐子大，每次服70丸。治療筋骨痿軟，氣血虛弱者。

（2）龜柏薑梔丸（《醫學入門》）：龜甲90克，黃柏30克，炒乾薑3克，梔子7.5克，共為細末，酒糊為丸，開水送服。治療赤白帶下，日久不癒，時腹痛者。

注意事項

本品性滋膩而偏寒，所以脾胃虛弱，食少便溏，內有濕邪者均應慎用。

② 鱉甲

鱉甲是鱉科動物鱉的背甲。性寒，味鹹。以形大，完整，無殘肉者為佳。

功效

能滋陰潛陽，軟堅散結。治療熱性病陰傷後虛風內動而痙厥，及各種陰虛內熱和久瘧、瘧母，婦女經閉、積塊等病症。

藥性歌

鱉甲鹹寒，滋陰潛陽，能息肝風，積塊得散。

主治病症

（1）陰虛內熱或陰虛風動：本品既能補陰，又能潛陽。對於肝腎陰虛而骨蒸勞熱、五心煩熱者，可配合青蒿、知母、黃柏、生地等養陰清熱之品；對陰虛而虛風內動，痙厥、手足蠕動者，可配合生地、白芍、牡蠣、龜甲等滋陰息風之品；對陰虛陽亢而頭暈目眩、下午顴面烘熱之證，可用本品配合石決明、川牛膝、牡蠣、菊花、生地等以滋陰潛陽。

（2）積聚腫塊：本品能軟堅散結，對於氣血痰濕瘀積所形成的各種積聚腫塊有消散的作用。如對久瘧後形成的瘧母（肝脾腫大），可配合柴胡、青皮、赤芍等疏肝活血藥；對腹腔內的其他腫塊，也可配合莪朮、三稜等散結藥。

本品的作用與龜甲相似，但龜甲的滋腎陰之力較強，兼能強健筋骨、固經止血，而本品補肝陰力較勝，兼能消散結塊。

用法用量

本品多生用，如能用醋炙酥後用，則有利於粉碎和煎出有效

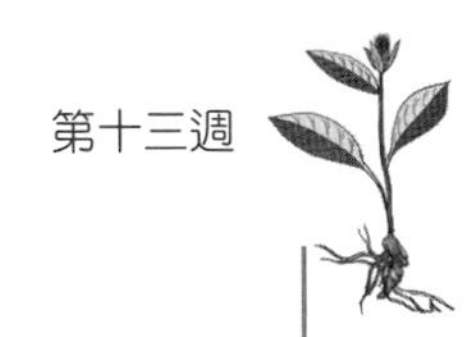

成分。入煎劑用10～30克。

簡便方

（1）消積散（《甄氏家乘方》）：鱉甲（炙酥，研極細）30克，琥珀（研極細）9克，大黃（酒拌炒），共研細後作散劑。每早晚服6克，用白開水送下。治療腹中各種積聚腫塊。

（2）鱉甲散（《聖濟總錄》）：鱉甲（銼成片）、蛤粉（與鱉甲共炒香，呈黃色）各30克，熟地45克（焙乾），共為細末，每次用5克，以茶水送下。治療吐血不止。

注意事項

本品性滋膩而偏寒，所以脾胃虛弱，食少便溏，內有濕邪者均應慎用。另外，因本品有散結作用，所以孕婦以不用為宜。

每日練習

1. 龜甲和鱉甲的功用、主治病症有何異同？
2. 分別舉出能補肺陰、胃陰、肝陰、腎陰的藥物。

第十四週

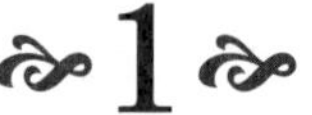

補陽藥

陽氣為人體生命力的主要來源和表現，陽氣不足可導致多種疾病，而能補養人體陽氣的藥物，稱為補陽藥，又稱助陽藥。補陽藥多屬甘溫或辛熱之品，所以補陽藥也可看作是一類溫裡藥。因腎陽是人體諸陽氣之本，所以補益腎陽的方法在補陽法中有很重要的地位。以下所討論的補陽藥即主要是介紹補腎陽藥，至於補養其他臟腑陽氣的藥物，則在溫裡藥中已做了介紹。應該指出，在溫裡藥中也有部分是具有補腎陽作用的，在學習時可前後聯繫。

人體陽氣的虛衰也有許多原因，除了有先天稟賦不足而陽虛外，可因重病或久病後引起腎陽的虛衰，特別是氣虛日久可發展為陽虛。另外，腎陰的不足，也可導致腎陽的衰微。所以在治療腎陽虛衰病症時，應注意針對陽虛的發生原因和兼證的不同而配伍其他治法。

補陽藥的性質大多較為溫燥，如使用不當，就會耗傷陰液或助長火熱，所以在運用時應予注意。

① 鹿茸

鹿茸是脊椎動物鹿科梅花鹿或馬鹿等雄鹿頭上尚未骨化而帶茸毛的幼角，又名斑龍珠。性溫，味甘、鹹。以粗壯，主枝圓，頂端豐滿，質嫩，毛細，皮色紅棕（花鹿茸）或灰褐（馬鹿茸），油潤光澤，下部無稜線者為佳。

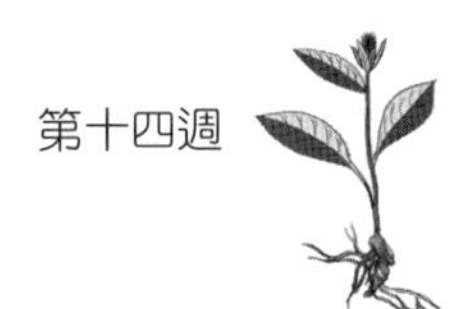

功效

能生精補髓，益腎助陽，強筋健骨。治療虛勞羸瘦，精神倦怠，頭暈目眩，耳鳴耳聾，目暗，腰膝痠軟，陽痿滑精，子宮虛冷、崩漏等病症。現代研究發現，本品中所含鹿茸精有激素樣作用，能促進生長發育，提高機體的工作能力，減少疲勞，改善熱量代謝，增加血液中血細胞數量等。

藥性歌

鹿茸鹹、甘，溫腎補衰，
能填精血，痿弱必參。

主治病症

（1）腎陽虛衰：人體腎陽虛衰可出現形寒肢冷，腰膝痠軟，尿頻或遺尿，陽痿不育，宮寒不孕，或因腎陽虛不能納氣而喘，影響到脾陽不足而泄瀉等。本品對上述病症可單獨研末服，也可與人參、肉蓯蓉、潼蒺藜、巴戟天等補腎溫陽藥配合使用。

（2）腎虧精血虛：本品屬血肉有情之品，不僅能溫陽，還有補益精血、充填精髓的作用，所以可用於久病精血虧虛和其他的許多慢性虛弱病症。如腎虧而精血虧虛者，見氣怯神疲，面色無華或黧黑，頭暈目眩，健忘心悸等表現，可與熟地、當歸、山茱萸等配合使用。

（3）腎虛痿弱：對於因腎虛而引起的小兒發育不良，囟門遲合，齒遲、行遲等，可用本品配合熟地、山茱萸、茯苓、龜甲等補腎藥同用。

另外，本品還用於婦女沖任不固而致的崩漏、帶下清稀，瘡瘍陰證久潰不斂等病症。

近年來用本品治療各種貧血、血小板減少症等。

用法用量

本品現代一般不入煎劑，而是研末吞服，或入丸散劑用，每次用量0.6～2克。也可製成20％的鹿茸酒，每次服10CC，每日3次。還能製成鹿茸精注射液作肌肉注射，每次2CC，每日或隔日一次。

簡便方

（1）黑丸（《濟生方》）：鹿茸（酒浸）、當歸（酒浸）等分，為細末，煮烏梅膏子為丸，如梧桐子大，每次用50丸，以米湯送下。治療精血耗竭，面色黧黑，耳聾目昏，口乾多飲，腰痛腳軟，小便白濁，上燥下寒者。

（2）鹿茸散（《古今錄驗方》）：鹿茸（炙）、當歸、乾地黃各60克，葵子、蒲黃各50克，共為細末，每次用酒送服2克，每日3次。治療尿血。

注意事項

本品性溫助陽，對陰虛陽亢和實熱內盛者忌用。本品也不宜一次大量使用或連續大量使用，有報導每日用5～6克，連用1週後出現鼻衄、頭昏等反應。

② 肉蓯蓉

肉蓯蓉是列當科一年生寄生草本植物肉蓯蓉的帶鱗片的肉質莖，又名大芸、淡大芸。因本品補而不峻，性質較平和，具從容之性，而根呈肉質，所以稱為肉蓯蓉。性溫，味甘、鹹。以條粗壯，色赤褐，質柔潤者為佳。春採者名「甜蓯蓉」，秋採者因用鹽醃製以去水分，稱為「鹹蓯蓉」（鹽蓯蓉）。

功效

能補腎助陽，潤腸通便。治療陽痿，不孕，腰膝痠軟，下肢清冷，筋骨無力，腸燥便秘等病症。

藥性歌

蓯蓉甘溫，精血得生，溫補腎陽，大便通順。

主治病症

（1）腎陽虛衰：本品補腎陽溫而不燥，又能益精血，補而不膩，可用於腎虛所致陽痿，腰膝冷痛，不育不孕之證，每與熟地、當歸、菟絲子、蛇床子、川斷、巴戟天、杜仲等補腎藥配合使用。

（2）腸燥便秘：本品質潤多液，可滑腸通便，對老人、體虛者因腎陽虧虛、腸液不足而致的便秘尤為適宜，每配合當歸、麻仁等，也可單用煎服。

用法用量

本品一般生用，鹹蓯蓉有固澀作用，宜用於尿頻及滑精之證。入煎劑用10～15克。

簡便方

（1）肉蓯蓉丸（《聖惠方》）：肉蓯蓉（酒浸一宿，去皮，炙乾）、蛇床子、遠志、五味子、防風（去蘆）、附子（炮裂，去皮、臍）、菟絲子（酒浸3日，曝乾）、巴戟、杜仲（去粗皮，炙微黃）各30克，以上研為末，煉蜜製丸，如梧桐子大，每日空腹服30丸，溫酒或鹽湯送服。治療下元虧虛，腎精不足諸證。

（2）潤腸丸（《濟生方》）：肉蓯蓉（酒浸，焙）60克，沉香（別研）30克，共為細末，用麻仁汁為丸，如梧桐子大，每次服70丸，空腹米湯送下。治療老人、虛人腸燥便秘。

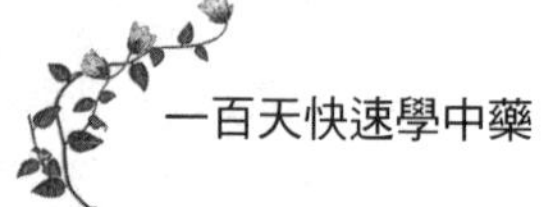

注意事項

本品性溫助陽，又能滑腸，所以凡陰虛火旺、內有實熱及大便溏泄者不宜用。

③ 冬蟲夏草

冬蟲夏草是麥角菌科植物冬蟲夏草菌的子座及其寄生主蝙蝠蛾科昆蟲綠蝙蝠蛾幼蟲的屍體，又名蟲草。性溫，味甘。以完整，蟲體豐滿肥大，外色黃亮，內色白，子座短粗者為佳。

功效

能益腎補肺，壯陽益精，止咳定喘。治療痰飲咳喘，虛喘，咯血，自汗，盜汗，陽痿遺精，腰膝痠軟，病後久虛不復等病症。實驗證明，本品有一定的平喘、抗結核菌、降壓、抗腫瘤、提高免疫功能、改善心血管功能、延緩衰老、改善腎功能等作用。

> **藥性歌**
>
> 蟲草甘溫，補肺益腎，虛喘自汗，與肉同燉。

主治病症

（1）腎陽虛衰：本品補腎陽溫而不燥，在補陽的同時也有益精的作用。可單用泡酒服，治療腎虛陽痿遺精，也可配合熟地、山茱萸、仙靈脾等；配合杜仲、川斷、狗脊等，可治療腎虛腰痛。

（2）虛性咳喘：本品能補益肺腎，又能止咳定喘，所以常用於治療各種因肺虛或肺腎兩虛引起的咳喘。對於慢性久病者，可以單用，也可配合沙參、貝母、蛤蚧等補肺化痰止咳平喘藥。

（3）體虛自汗：本品可用於病後體虛不復，怕冷自汗，倦

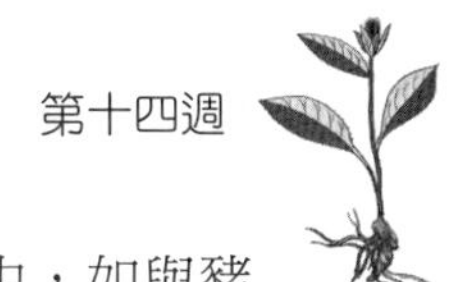

怠乏力者，可配合其他補虛藥，也可用於各種食療方中，如與豬肉、雞、鴨等燉服等。

近年來發現本品對肝纖維化有較好的防治作用，多單用或配合黃芪、桃仁等藥。

用法用量

本品一般用於調補，多作食療用，也可配入煎劑內，或研末配合其他煎劑送服，或配於丸散劑內。如用於燉服或入煎劑，用5～10克，研末吞服每次2～3克。由於本品較昂貴，多用蟲草菌絲體作為代用品製成一些沖劑、口服液或膠囊等中成藥。

簡便方

蟲草鴨（《綱目拾遺》）：冬蟲夏草3～5枚，老雄鴨1隻，去肚雜，劈開鴨頭，把藥置於肚內，用線紮好，加醬油、酒等蒸爛服用。治病後虛損不復。

注意事項

本品性偏溫，對陰虛內熱者不宜單用。本品作用較和緩，對各種虛證每需長期服用方能取得效果。

每日練習

1. 什麼是補陽藥？主要用於哪些病症？
2. 鹿茸、肉蓯蓉、冬蟲夏草的功用和主治病症有何異同？

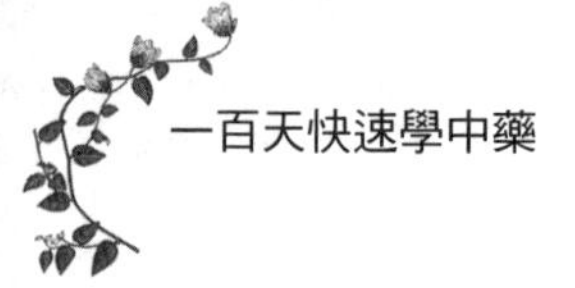

2

① 淫羊藿

淫羊藿是小檗科多年生草本植物淫羊藿及箭葉淫羊藿等同屬其他植物的全草，又名仙靈脾。傳說本品能促使羊發情，所以稱為淫羊藿。性溫，味辛、甘。以身乾，葉片多，色黃綠者為佳。

功效

能溫補腎陽，強壯筋骨，祛風濕。治療腎陽虛衰引起的陽痿遺精，筋骨痿軟，風濕痹痛，肢體麻木拘攣等病症。現代藥理研究證實，本品有催淫作用，可興奮性欲。動物實驗提示本品有降壓、抗過敏、抗炎、調整免疫功能、抗衰老、抗病毒等作用。

藥性歌

淫羊藿溫，壯陽補腎，強壯筋骨，善治痿證。

主治病症

（1）腎陽虛衰：本品性溫熱而能補腎陽，可用於腎陽虛所致陽痿少精，腰膝冷痛，不育不孕，小便頻數等證，可單用泡酒服，也可與熟地、當歸、菟絲子、蛇床子、川斷、巴戟天、杜仲等補腎藥配合使用。

（2）筋骨痿痹：本品能補腎陽，又因辛溫而能通絡祛風濕，所以對風濕久痹，中風偏癱等證，可以配合桑寄生、威靈仙、絡石藤、狗脊等同用。

本品還用於老人肺腎虧虛所致的咳喘和腎虛引起的牙痛等，

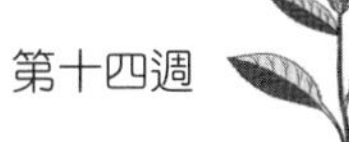

臨床上廣泛用於腎陽虛衰諸證，如更年期綜合症、泌尿生殖系統的多種疾病，治療高血壓病、神經衰弱、高脂血症、中風癱瘓、增生性脊椎炎、頸椎病等。近年本品還應用於冠心病的治療，對改善心絞痛和心電圖有一定效果。

用法用量

本品多生用，也可炙用，以緩其辛溫燥性，增強補益作用。入煎劑用6～12克，如短期用，量可稍大。亦可配入丸散劑內，或製成酊劑、浸膏片、注射液。

簡便方

（1）仙靈脾散（《聖惠方》）：仙靈脾、威靈仙、川芎、桂心、蒼耳子各30克，研細為散，每用3克，溫酒調服，不計時。治療風濕痹痛，全身走竄無定處。

（2）固牙散（《奇效良方》）：仙靈脾為粗末，煎湯漱口。治療牙痛。

注意事項

本品辛溫而燥，陰虛內熱者忌用，如久服或劑量過大，可致口渴、噁心、頭暈、鼻衄、腹脹。

② 杜仲

杜仲是杜仲科落葉喬木植物杜仲的樹皮，又名木棉、思仙。據說曾有一位名叫杜仲的人服本品後成仙，所以把本品稱為杜仲。性溫，味甘、微辛。以皮厚，塊大，無粗皮，斷面絲多，內表面暗紫色者為佳。

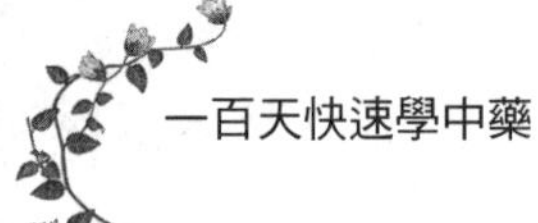

功效

能補肝腎，強筋骨，安胎，降血壓。治療腎虛腰痛，筋骨無力，妊娠漏血，胎動不安，高血壓病等病症。現代研究發現本品有較好的降血壓作用，還可增強腎上腺皮質、機體免疫等功能，有利尿、鎮靜、鎮痛、強心、抗炎等作用。

藥性歌

杜仲甘溫，能補肝腎，強筋壯骨，安胎效穩。

主治病症

（1）肝腎不足，筋骨痿弱：本品能補肝腎、強筋骨，所以對各種腰痛、腰膝痠軟、筋骨痿弱、肢體癱瘓等病症都能投用。如對腎虛腰痛者，每配合桑寄生、補骨脂、胡桃肉等；對肝腎不足而筋骨痿軟者，每配合川斷、熟地、山茱萸、牛膝等；對腎虛引起的耳鳴、眩暈，可配合熟地、天麻、磁石等。

（2）腎虛胎動不安：本品可用於腎虛引起的胎動不安，妊娠漏血，習慣性流產等，每配合白朮、川斷、苧麻根等。

本品還常用於腎虛引起的陽痿、遺精、尿頻等病症，並可治療高血壓病，對腎虛型者尤宜，如兼有肝火亢盛，可配合夏枯草、決明子、黃芩等。

用法用量

本品現在臨床多生用，但炙炒後可增強其補益肝腎的作用，所以宜炒製。入煎劑用6～12克，單味使用量可酌增。

簡便方

（1）思仙散（《活人心統》）：川木香3克，八角茴香、杜仲（炒，去絲）各9克，水煎服。治療腰痛。

（2）杜仲飲（《聖濟總錄》）：杜仲（去粗皮，炙）45克，川芎30克，附子（炮裂，去皮、臍）15克，共銼粗末，每次用10克，加生薑煎服。治療中風筋脈攣急，腰膝無力。

注意事項

本品性溫，對陰虛火旺者不宜。

每日練習

淫羊藿、杜仲的功用和主治病症有何異同？

3

收澀藥

人體的氣血、津液、精汗、大小便等，在正常的新陳代謝過程中都是由各有關臟腑管理控制著的，如臟腑功能失常，對其運行、分泌、排泄等必然會失控，從而發生氣血、津液外脫，汗大出，遺精、滑精，尿頻多，帶下頻多，崩漏，久痢，久咳久喘，以及瘡口日久不斂等病症。對這類病症的治療就要採用收斂固澀的方法。凡具有收斂固澀作用，治療各種滑脫病症的藥物，稱為收澀藥，又稱固澀藥、收斂藥。

收澀藥大多味酸、澀，所以能收斂固澀。根據它們作用的不同，又可分為斂汗固脫藥、斂肺止咳藥、澀腸止瀉藥、固精縮尿藥、收斂止血藥、收澀斂瘡藥等類，但往往一藥兼有多種收斂固澀作用，所以很難嚴格地將它們歸入某一類中。

對上述病症的治療，收澀藥多屬治標之品，雖然可以防止正氣的進一步耗散，但這些病症的發生多是因正氣大虛所致，所以還應根據其發生的原因，配合培補正氣的藥物，標本同治，這樣才能收到較好的效果。

本品因性收澀，所以對於實邪未盡者，如表邪尚在、實熱內盛、濕痰阻滯等，一般不宜使用，以免「閉門留寇」。但在收澀藥中也有部分藥兼有祛邪作用，這些藥在使用時自然不必拘於邪盡之說。

① 五味子

五味子是木蘭科多年生落葉木質藤本植物五味子和華中五味子的成熟果實，前者稱「北五味子」，後者稱「南五味子」。因本品皮肉甘酸，果核味辛苦，並有鹹味，所以名為五味子。性溫，味酸。以身乾，粒大，果皮紫紅，肉厚，柔潤者為佳。一般認為北五味子的品質較好，滋補肺腎、生津斂陰的作用較強，多用於補益方中；南五味子則滋補作用較弱，多用於寒飲在肺的咳喘病症中。

功效

能收斂固澀，益氣生津，補腎寧心。治療久嗽虛喘，夢遺滑精，遺尿尿頻，久瀉不止，自汗盜汗，津傷口渴，短氣脈虛，內熱消渴，心悸失眠等病症。現代研究發現本品能增強中樞神經系統的興奮與抑制過程，提高工作效率，調節心血管系統和血壓，並能強心、增強腎上腺皮質功能，還有降穀丙轉胺酶、抗菌、抗病毒等作用。

藥性歌

五味子酸，滑脫能關，益氣生津，心神得安。

主治病症

（1）滑脫諸證：本品對自汗、盜汗、久咳、久喘、久瀉、遺精、遺尿等多種滑脫病症都有治療作用。在治療自汗、盜汗時，每配合牡蠣、麻黃根、浮小麥等；在治療汗多虛脫時，每配合人參、麥冬；在治療寒飲內伏的咳喘實證時，每配合乾薑、細辛、麻黃等，而治療其虛證時，則配合熟地、山茱萸等；在治療脾腎陽虛的久瀉時，每配合補骨脂、肉豆蔻等；在治療腎虛遺精、遺尿時，每配合桑螵蛸、龍骨、金櫻子、覆盆子等。

（2）氣陰耗傷：本品有益氣生津的作用，尤其與甘味藥同用，有「酸甘化陰」之效。對於熱性病中氣陰耗傷或雜病中氣陰不足的口渴、汗多者，可配合人參、麥冬、知母、天花粉等。

（3）心神不安：本品能補腎寧心，所以每用以治療心腎虧虛而引起的心神不安，常配合麥冬、酸棗仁、茯神、地黃等。本品近來製成糖漿等治療神經衰弱的心悸、失眠、健忘等證。

近年本品及其所含的五仁醇用於各種肝病，有較好的降酶作用。

用法用量

本品一般生用，特別是用於降酶者，不宜入煎劑，因其降酶有效成分在高溫下會破壞，可以製成粉劑或入丸、片劑內用。但製熟後可增加其滋補肺腎的作用。入煎劑，打碎後用，使在種仁內的有效成分易於煎出。每次用1.5～9克。如用於治肺寒咳喘，用量較小，如用於滋補方中，量稍大。作散劑內服，每次用2～3克。

簡便方

（1）五味細辛湯（《雞峰普濟方》）：白茯苓120克，甘草、乾薑、細辛各90克，五味子75克。共為細末，每次用6克，水煎服。治療感受風寒，咳嗽不已。

（2）五味子散（《本事方》）：五味子60克，吳茱萸15克。同炒香熟，研末，每次用6克，陳米湯送服。治療腎泄，久瀉不癒，每於清晨必作泄者。

注意事項

本品性收斂，用之不當有斂邪之弊，所以外邪未解者不宜用。對風寒、寒飲在肺者，雖可用本品，但應與細辛、乾薑等辛開之品配合。

② 烏梅

烏梅是薔薇科落葉喬木植物梅的未成熟果實（青梅）的加工薰製品，去核稱烏梅肉。性平，味酸、澀。以乾燥，體大，肉厚，柔潤，核小，味極酸者為佳。

功效

能斂肺澀腸，生津安蛔。治療肺虛久咳，久痢滑腸，虛熱消渴，蛔蟲引起的腹痛和膽道蛔蟲病等病症。現代研究證實本品有抗菌、抗真菌和抗過敏等作用，並能促進膽道收縮。

藥性歌

烏梅酸澀，療久痢咳，止血安蛔，生津止渴。

主治病症

（1）肺虛久咳：對肺虛久咳痰少者，可配合杏仁、訶子、罌粟殼等以斂肺止咳。

（2）久痢久瀉：對於瀉痢日久，正氣已虛者，可與肉豆蔻、

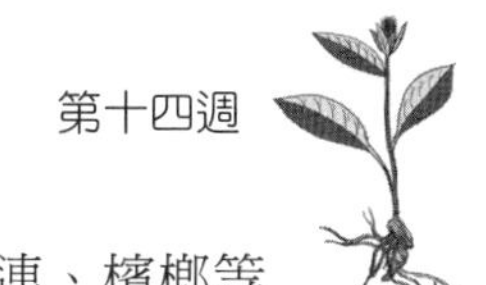

訶子等配合，以斂腸止瀉。如濕熱未盡者，可配合黃連、檳榔等清化濕熱。現代臨床上有用本品治療長期應用激素或廣譜抗生素而引起的腸道二重感染和急性菌痢的報導。

（3）津傷口渴：本品味酸，能斂陰生津，特別與甘味藥同用，可「酸甘化陰」。對暑熱傷津和消渴等證，可單用，也可與麥冬、石斛、天花粉等配合。

（4）蛔蟲腹痛和膽道蛔蟲病：本品有安蛔的作用，對蛔蟲引起的腹痛及膽道蛔蟲病，可配合花椒、黃連等以安蛔止痛。

（5）出血病症：利用本品的收斂作用可治療各種出血病症，如崩漏、便血、尿血等，可與其他止血藥物配合。

由於本品酸澀性較強，所以本品外用可腐蝕　肉、消退痔核。如用5%的烏梅注射液注射於痔核，有很好的枯痔作用。本品為末，或燒炭研末，可外用治　肉、瘡口不斂等。

用法用量

本品一般生用，如用於瀉痢、出血病症，可用烏梅炭。入煎劑用3～10克。如用於治療蛔蟲腹痛、膽道蛔蟲病，可用至15克以上。

簡便方

（1）烏梅丸（《聖惠方》）：烏梅20枚（炙乾），黃連30克。共研細末，加蠟如棋子大，以蜜為丸，如梧桐子大，每次服10～20丸，每日3次。治痢疾不能進食。

（2）治久咳方（《本草綱目》）：烏梅肉（微炒）、罌粟殼（去筋膜，蜜炒）各等分，為末，每次用6克，睡前用蜜湯調下。治療久咳不已。

注意事項

本品性收斂，一般不宜用於實邪引起的病症，但對某些腸道的感染性疾病，本品可例外使用。

每日練習

1. 收澀藥的性味、功用、主治病症是什麼？在使用時應注意哪些問題？

2. 五味子與烏梅的功用和主治病症有何異同？

4

① 訶子

訶子是使君子科落葉喬木植物訶子或絨毛訶子的成熟果實，又名訶黎勒。性平，味苦、酸、澀。以黃棕色，有光澤，堅實者為佳。

功效

能澀腸止瀉，斂肺止咳，清泄肺火。治療各種久痢，久瀉，久咳，久喘等病症。現代研究提示，本品有較強的抗菌止痢作用。

藥性歌

訶子苦酸，斂肺治喘，能澀大腸，失音得痊。

主治病症

（1）久瀉久痢：本品酸澀之性較強，對於大腸滑脫不收而致的久瀉久痢，甚至伴有脫肛者有固腸止澀作用，每與罌粟殼、乾薑等配合；如久痢而腸中濕熱未盡，可配合木香、黃連、甘草等清化濕熱之品。

（2）肺虛咳喘：本品能收斂肺氣，對於肺虛咳喘者，可配合杏仁、貝母、五味子等。

對於久咳肺虛有火而聲音嘶啞者，可配合桔梗、甘草等。本品也可用於陰虛、風寒、疲勞等原因引起的聲音嘶啞，可配合木蝴蝶、蟬蛻等。

用法用量

治療肺有虛火、聲音嘶啞者宜生用，治療久咳久瀉等則宜煨用。入煎劑用3～10克。

簡便方

（1）訶子飲（《濟生方》）：訶子（去核）、杏仁（泡，去皮尖）各30克，通草7.5克，共為粗末，每用12克，加煨生薑5片，水煎食後溫服。治療久咳語聲不出。

（2）訶黎勒散（《聖惠方》）：訶子（煨，用皮）9克，白礬（燒灰）300克，共研為末，每用6克以粥湯送服。治療老人久瀉不止。

注意事項

本品為收澀藥，一般不能用於外邪未盡或濕濁痰熱內鬱之證。但現代臨床上，本品也用於治療急性痢疾和突然發生的失音，這是本品用法的特殊之處。

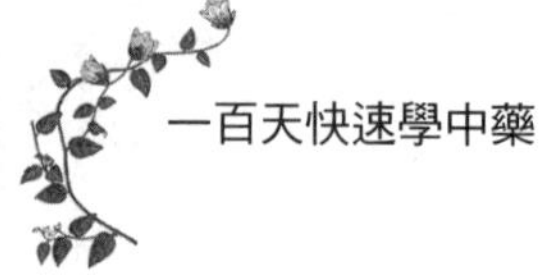

② 肉豆蔻

肉豆蔻是肉豆蔻科高大喬木植物肉豆蔻樹的成熟種仁，又名肉蔻、肉果、玉果。性溫，味辛。以體大，體重，質堅實，油性足，破開後香氣強烈者為佳。

功效

能溫中行氣，澀腸止瀉。治療久瀉不止，虛寒氣滯，脘腹脹痛，食少嘔吐等病症。

藥性歌

肉蔻辛溫，能澀脾腎，虛寒久瀉，中焦氣順。

主治病症

（1）脾腎虛寒久瀉：本品兼具溫澀兩方面的作用，既可暖脾胃，又可暖腎。對於脾虛作泄者，可配合黨參、白朮等；對脾腎虛寒而久瀉不止者，可配合附子、訶子等；對腎陽不足而引起的腎泄（五更泄），每配合五味子、補骨脂、吳茱萸同用。

（2）脾胃虛寒氣滯：本品具辛溫之性，能溫中行氣，對於中焦虛寒、氣機不暢而脘腹脹痛之證，可配合木香、半夏、乾薑等。

用法用量

本品在目前臨床上用生者為多，但應以煨過去油者較好，可緩和其藥性，減少副作用。入煎劑用3～10克，如用於丸散劑內，每次用1.5～3克。

簡便方

（1）肉豆蔻丸（《宣明論方》）：肉豆蔻、檳榔、輕粉各

0.3克，黑牽牛45克（研取頭末），共研末，麵糊為丸，綠豆大，每用10～20丸，煎連翹湯送下，每日3次。治療水濕內停，腹脹如鼓，身體尚壯實者。

（2）四神丸（《內科摘要》）：肉豆蔻、五味子各30克，補骨脂60克，吳茱萸15克，為末，另用生薑120克，紅棗50枚，共煮，去薑、水，用棗肉和上藥末為丸，如梧桐子大。每用50～70丸，空腹服。治療脾腎虛弱，五更作泄，飲食不思者。

注意事項

本品屬固澀藥，凡實邪未盡者不宜使用。本品具一定的毒性，不可過量使用，有報導一次服用7.5克肉豆蔻粉而發生眩暈譫妄者。

每日練習

訶子、肉豆蔻在功用和主治病症方面有何異同處？

5

① 桑螵蛸

桑螵蛸是螳螂科昆蟲大刀螂，或小刀螂，或巨斧螳螂的卵鞘。性平，味甘、鹹。以身乾，卵鞘大，色黃，未經卵化者為佳。如已孵化，則不能供藥用。

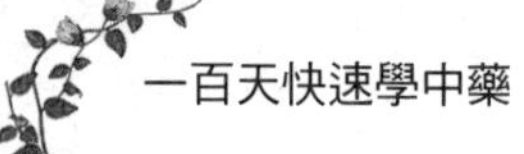

功效

能補腎助陽，固精縮尿。治療腎虛所引起的遺精，滑精，遺尿，尿頻，帶下，陽痿等病症。

藥性歌

桑螵蛸甘，縮尿力專，補腎助陽，能固精關。

主治病症

（1）腎虛不固：對於腎虛而引起的遺精、遺尿、尿頻、尿濁、帶下等病症，本品能補能斂，可單用，也可與熟地、芡實、桑螵蛸等補腎固澀藥並用。對腎虛陽痿可配合熟地、淫羊藿、仙茅等。本品以固澀小便的作用最為特長，也可配合益智仁、山藥等。

（2）腎虛陽痿：本品具有補腎助陽的作用，所以對腎虛引起的陽痿、早洩等較為適用，每配合菟絲子、補骨脂、肉蓯蓉、潼蒺藜等。

用法用量

本品宜炒用，如生用易致腹瀉。也可用鹽炒，以增其補腎固精之力。入煎劑用3～10克。

簡便方

桑螵蛸散（《本草衍義》）：桑螵蛸、遠志、石菖蒲、龍骨、人參、茯神、當歸、龜甲（醋炙）各30克，共為末，每晚睡前用人參湯送服6克。治療健忘，小便頻數。

注意事項

本品具溫澀之性，凡陰虛內熱和膀胱濕熱引起的尿頻、尿澀痛，不能用本品。

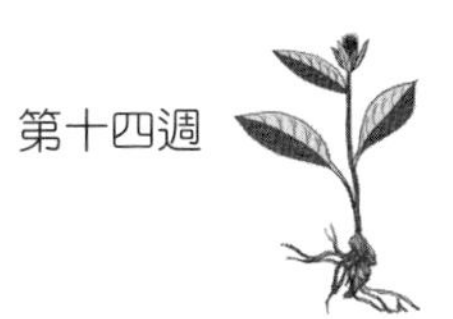

② 烏賊骨

烏賊骨是烏賊科動物曼氏無針烏賊或金烏賊的內殼，又名海螵蛸。性微溫，味鹹、澀。以身乾，色白，完整者為佳。

功效

能收斂止血，固精止帶，制酸止痛，收濕斂瘡。治療崩漏下血，肺胃出血，創傷出血，遺精，帶下，胃痛吐酸，濕瘡濕疹和皮膚潰瘍多膿等病症。

藥性歌

烏賊骨鹹，固精止帶，收斂止血，胃痛得減。

主治病症

（1）出血諸證：本品能收斂止血，用於內外的各種出血病症。如崩漏下血，可配合茜草、阿膠、蒲黃等；對肺胃出血，可配合白芨、三七等；對尿血，可配合蒲黃、側柏葉等。可單用研末外敷治療外傷出血。

（2）腎虛不固：對於腎虛引起的帶下等證，本品可配合黨參、白朮、山藥、芡實等；對腎虛引起的遺精，可配合山茱萸、金櫻子、潼蒺藜、菟絲子等。

（3）胃痛吐酸：本品能制酸，所以可與貝母或白芍配合，治療胃痛和胃酸過多。

本品外用還有收濕斂瘡的作用，所以用於瘡口日久不斂，或膿液過多，可配合煅石膏、冰片等；也可用於濕疹，可配合黃柏、青黛等。

現代還有用本品研末調服，治療哮喘。

用法用量

本品一般生用，入煎劑用6～12克。用於丸散劑，每次服1.5～3克。

簡便方

（1）治吐衄方（《聖惠方》）：烏賊骨研為細末，用粥湯調下6克。治療吐血、衄血。

（2）治漏下不止方（《千金要方》）：烏賊骨、當歸各60克，鹿茸、阿膠各90克，蒲黃30克。共為細末，每服3克，空腹用酒送下。治療婦人漏下不止。

注意事項

本品具有收斂止血的作用，但臨床上還應注意針對出血的原因採取措施。

每日練習

1. 訶子、石榴皮的作用有何異同處？
2. 桑螵蛸和烏賊骨的功用和主治病症有何異同？

國家圖書館出版品預行編目資料

一百天快速學中藥／楊進醫師作. －－初版. －－臺北市：華志文化, 2017.08
面；　公分. －－（醫學健康館：11）
ISBN　978-986-5636-88-3（平裝）

1.中藥材

414.3　　106010792

華志文化事業有限公司
系列／醫學健康館 11
書名／一百天快速學中藥

作者　楊進醫師
執行編輯　簡煜哲
美術編輯　楊雅婷
封面設計　王志強
文字校對　陳欣欣
版面執行　張淑貞
總編輯　黃志中
社長　楊凱翔
出版者　華志文化事業有限公司
電子信箱　huachihbook@yahoo.com.tw
地址　116台北市文山區興隆路四段九十六巷三弄六號四樓
電話　02-22341779
印製排版　辰皓國際出版製作有限公司

總經銷商　旭昇圖書有限公司
地址　235新北市中和區中山路二段三五二號二樓
電話　02-22451480
傳真　02-22451479
郵政劃撥　戶名：旭昇圖書有限公司（帳號：12935041）

出版日期　西元二〇一七年八月初版第一刷
書號　C211

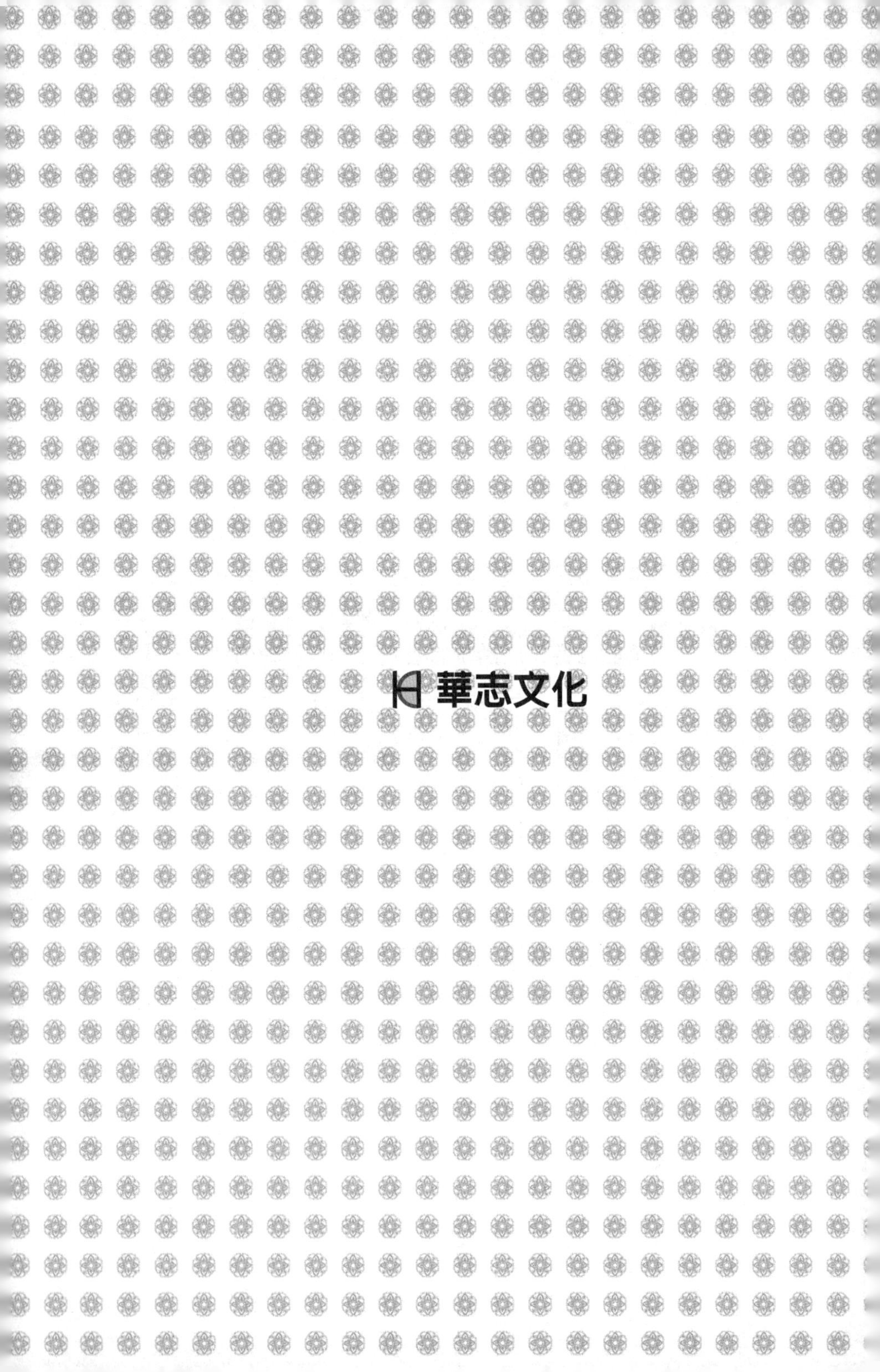
華志文化